全国高等职业教育药品类专业
国家卫生健康委员会"十三五"规划教材

供药学类、药品制造类、食品药品管理类、
食品工业类等专业用

# 微生物与免疫学

## 第 2 版

主 编 凌庆枝 魏仲香
副主编 陈芳梅 吴正吉 汪晓静

编 者 （以姓氏笔画为序）

吴正吉 （重庆医药高等专科学校） 侯云华 （无锡卫生高等职业技术学校）

汪晓静 （山东医学高等专科学校） 凌庆枝 （宁波卫生职业技术学院）

张丹丹 （黑龙江中医药大学佳木斯学院） 阎小芹 （潍坊护理职业学院）

陈芳梅 （广西卫生职业技术学院） 魏仲香 （聊城职业技术学院）

人民卫生出版社

图书在版编目（CIP）数据

微生物与免疫学／凌庆枝,魏仲香主编.—2 版
.—北京:人民卫生出版社,2018
ISBN 978-7-117-26538-6

Ⅰ.①微… Ⅱ.①凌…②魏… Ⅲ.①微生物学－高
等职业教育－教材②免疫学－高等职业教育－教材 Ⅳ.
①R37②R392

中国版本图书馆 CIP 数据核字（2018）第 191295 号

| 人卫智网 | www.ipmph.com | 医学教育、学术、考试、健康,<br>购书智慧智能综合服务平台 |
| 人卫官网 | www.pmph.com | 人卫官方资讯发布平台 |

**微生物与免疫学**
第 2 版

主　　编：凌庆枝　魏仲香
出版发行：人民卫生出版社（中继线 010-59780011）
地　　址：北京市朝阳区潘家园南里 19 号
邮　　编：100021
E - mail：pmph @ pmph.com
购书热线：010-59787592　010-59787584　010-65264830
印　　刷：三河市宏达印刷有限公司
经　　销：新华书店
开　　本：850×1168　1/16　印张：17
字　　数：400 千字
版　　次：2013 年 8 月第 1 版　2018 年 12 月第 2 版
　　　　　2025 年 1 月第 2 版第 13 次印刷（总第 21 次印刷）
标准书号：ISBN 978-7-117-26538-6
定　　价：58.00 元

打击盗版举报电话：010-59787491　E-mail：WQ @ pmph.com
（凡属印装质量问题请与本社市场营销中心联系退换）

# 全国高等职业教育药品类专业国家卫生健康委员会
# "十三五"规划教材出版说明

《国务院关于加快发展现代职业教育的决定》《高等职业教育创新发展行动计划（2015-2018年）》《教育部关于深化职业教育教学改革全面提高人才培养质量的若干意见》等一系列重要指导性文件相继出台，明确了职业教育的战略地位、发展方向。为全面贯彻国家教育方针，将现代职教发展理念融入教材建设全过程，人民卫生出版社组建了全国食品药品职业教育教材建设指导委员会。在该指导委员会的直接指导下，经过广泛调研论证，人民卫生出版社启动了全国高等职业教育药品类专业第三轮规划教材的修订出版工作。

本套规划教材首版于2009年，于2013年修订出版了第二轮规划教材，其中部分教材入选了"十二五"职业教育国家规划教材。本轮规划教材主要依据教育部颁布的《普通高等学校高等职业教育（专科）专业目录（2015年）》及2017年增补专业，调整充实了教材品种，涵盖了药品类相关专业的主要课程。全套教材为国家卫生健康委员会"十三五"规划教材，是"十三五"时期人卫社重点教材建设项目。本轮教材继续秉承"五个对接"的职教理念，结合国内药学类专业高等职业教育教学发展趋势，科学合理推进规划教材体系改革，同步进行了数字资源建设，着力打造本领域首套融合教材。

本套教材重点突出如下特点：

1. 适应发展需求，体现高职特色　本套教材定位于高等职业教育药品类专业，教材的顶层设计既考虑行业创新驱动发展对技术技能型人才的需要，又充分考虑职业人才的全面发展和技术技能型人才的成长规律；既集合了我国职业教育快速发展的实践经验，又充分体现了现代高等职业教育的发展理念，突出高等职业教育特色。

2. 完善课程标准，兼顾接续培养　本套教材根据各专业对应从业岗位的任职标准优化课程标准，避免重要知识点的遗漏和不必要的交叉重复，以保证教学内容的设计与职业标准精准对接，学校的人才培养与企业的岗位需求精准对接。同时，本套教材顺应接续培养的需要，适当考虑建立各课程的衔接体系，以保证高等职业教育对口招收中职学生的需要和高职学生对口升学至应用型本科专业学习的衔接。

3. 推进产学结合，实现一体化教学　本套教材的内容编排以技能培养为目标，以技术应用为主线，使学生在逐步了解岗位工作实践，掌握工作技能的过程中获取相应的知识。为此，在编写队伍组建上，特别邀请了一大批具有丰富实践经验的行业专家参加编写工作，与从全国高职院校中遴选出的优秀师资共同合作，确保教材内容贴近一线工作岗位实际，促使一体化教学成为现实。

4. 注重素养教育，打造工匠精神　在全国"劳动光荣、技能宝贵"的氛围逐渐形成，"工匠精神"在各行各业广为倡导的形势下,医药卫生行业的从业人员更要有崇高的道德和职业素养。教材更加强调要充分体现对学生职业素养的培养,在适当的环节,特别是案例中要体现出药品从业人员的行为准则和道德规范,以及精益求精的工作态度。

5. 培养创新意识,提高创业能力　为有效地开展大学生创新创业教育,促进学生全面发展和全面成才,本套教材特别注意将创新创业教育融入专业课程中,帮助学生培养创新思维,提高创新能力、实践能力和解决复杂问题的能力,引导学生独立思考、客观判断,以积极的、锲而不舍的精神寻求解决问题的方案。

6. 对接岗位实际,确保课证融通　按照课程标准与职业标准融通,课程评价方式与职业技能鉴定方式融通,学历教育管理与职业资格管理融通的现代职业教育发展趋势,本套教材中的专业课程,充分考虑学生考取相关职业资格证书的需要,其内容和实训项目的选取尽量涵盖相关的考试内容,使其成为一本既是学历教育的教科书,又是职业岗位证书的培训教材,实现"双证书"培养。

7. 营造真实场景,活化教学模式　本套教材在继承保持人卫版职业教育教材栏目式编写模式的基础上,进行了进一步系统优化。例如,增加了"导学情景",借助真实工作情景开启知识内容的学习;"复习导图"以思维导图的模式,为学生梳理本章的知识脉络,帮助学生构建知识框架。进而提高教材的可读性,体现教材的职业教育属性,做到学以致用。

8. 全面"纸数"融合,促进多媒体共享　为了适应新的教学模式的需要,本套教材同步建设以纸质教材内容为核心的多样化的数字教学资源,从广度、深度上拓展纸质教材内容。通过在纸质教材中增加二维码的方式"无缝隙"地链接视频、动画、图片、PPT、音频、文档等富媒体资源,丰富纸质教材的表现形式,补充拓展性的知识内容,为多元化的人才培养提供更多的信息知识支撑。

本套教材的编写过程中,全体编者以高度负责、严谨认真的态度为教材的编写工作付出了诸多心血,各参编院校对编写工作的顺利开展给予了大力支持,从而使本套教材得以高质量如期出版,在此对有关单位和各位专家表示诚挚的感谢!教材出版后,各位教师、学生在使用过程中,如发现问题请反馈给我们( renweiyaoxue@ 163. com) ,以便及时更正和修订完善。

人民卫生出版社

2018 年 3 月

# 全国高等职业教育药品类专业国家卫生健康委员会
## "十三五"规划教材
## 教材目录

| 序号 | 教材名称 | 主编 | 适用专业 |
|---|---|---|---|
| 1 | 人体解剖生理学(第3版) | 贺 伟 吴金英 | 药学类、药品制造类、食品药品管理类、食品工业类 |
| 2 | 基础化学(第3版) | 傅春华 黄月君 | 药学类、药品制造类、食品药品管理类、食品工业类 |
| 3 | 无机化学(第3版) | 牛秀明 林 珍 | 药学类、药品制造类、食品药品管理类、食品工业类 |
| 4 | 分析化学(第3版) | 李维斌 陈哲洪 | 药学类、药品制造类、食品药品管理类、医学技术类、生物技术类 |
| 5 | 仪器分析 | 仼玉红 闫冬良 | 药学类、药品制造类、食品药品管理类、食品工业类 |
| 6 | 有机化学(第3版)* | 刘 斌 卫月琴 | 药学类、药品制造类、食品药品管理类、食品工业类 |
| 7 | 生物化学(第3版) | 李清秀 | 药学类、药品制造类、食品药品管理类、食品工业类 |
| 8 | 微生物与免疫学* | 凌庆枝 魏仲香 | 药学类、药品制造类、食品药品管理类、食品工业类 |
| 9 | 药事管理与法规(第3版) | 万仁甫 | 药学类、药品经营与管理、中药学、药品生产技术、药品质量与安全、食品药品监督管理 |
| 10 | 公共关系基础(第3版) | 秦东华 惠 春 | 药学类、药品制造类、食品药品管理类、食品工业类 |
| 11 | 医药数理统计(第3版) | 侯丽英 | 药学、药物制剂技术、化学制药技术、中药制药技术、生物制药技术、药品经营与管理、药品服务与管理 |
| 12 | 药学英语 | 林速容 赵 旦 | 药学、药物制剂技术、化学制药技术、中药制药技术、生物制药技术、药品经营与管理、药品服务与管理 |
| 13 | 医药应用文写作(第3版) | 张月亮 | 药学、药物制剂技术、化学制药技术、中药制药技术、生物制药技术、药品经营与管理、药品服务与管理 |

| 序号 | 教材名称 | 主编 | 适用专业 |
| --- | --- | --- | --- |
| 14 | 医药信息检索(第3版) | 陈 燕 李现红 | 药学、药物制剂技术、化学制药技术、中药制药技术、生物制药技术、药品经营与管理、药品服务与管理 |
| 15 | 药理学(第3版) | 罗跃娥 樊一桥 | 药学、药物制剂技术、化学制药技术、中药制药技术、生物制药技术、药品经营与管理、药品服务与管理 |
| 16 | 药物化学(第3版) | 葛淑兰 张彦文 | 药学、药品经营与管理、药品服务与管理、药物制剂技术、化学制药技术 |
| 17 | 药剂学(第3版)* | 李忠文 | 药学、药品经营与管理、药品服务与管理、药品质量与安全 |
| 18 | 药物分析(第3版) | 孙 莹 刘 燕 | 药学、药品质量与安全、药品经营与管理、药品生产技术 |
| 19 | 天然药物学(第3版) | 沈 力 张 辛 | 药学、药物制剂技术、化学制药技术、生物制药技术、药品经营与管理 |
| 20 | 天然药物化学(第3版) | 吴剑峰 | 药学、药物制剂技术、化学制药技术、生物制药技术、中药制药技术 |
| 21 | 医院药学概要(第3版) | 张明淑 于 倩 | 药学、药品经营与管理、药品服务与管理 |
| 22 | 中医药学概论(第3版) | 周少林 吴立明 | 药学、药物制剂技术、化学制药技术、中药制药技术、生物制药技术、药品经营与管理、药品服务与管理 |
| 23 | 药品营销心理学(第3版) | 丛 媛 | 药学、药品经营与管理 |
| 24 | 基础会计(第3版) | 周凤莲 | 药品经营与管理、药品服务与管理 |
| 25 | 临床医学概要(第3版)* | 曾 华 | 药学、药品经营与管理 |
| 26 | 药品市场营销学(第3版)* | 张 丽 | 药学、药品经营与管理、中药学、药物制剂技术、化学制药技术、生物制药技术、中药制药技术、药品服务与管理 |
| 27 | 临床药物治疗学(第3版)* | 曹 红 | 药学、药品经营与管理、药品服务与管理 |
| 28 | 医药企业管理 | 戴 宇 徐茂红 | 药品经营与管理、药学、药品服务与管理 |
| 29 | 药品储存与养护(第3版) | 徐世义 宫淑秋 | 药品经营与管理、药学、中药学、药品生产技术 |
| 30 | 药品经营管理法律实务(第3版)* | 李朝霞 | 药品经营与管理、药品服务与管理 |
| 31 | 医学基础(第3版) | 孙志军 李宏伟 | 药学、药物制剂技术、生物制药技术、化学制药技术、中药制药技术 |
| 32 | 药学服务实务(第2版) | 秦红兵 陈俊荣 | 药学、中药学、药品经营与管理、药品服务与管理 |

| 序号 | 教材名称 | 主编 | | 适用专业 |
| --- | --- | --- | --- | --- |
| 33 | 药品生产质量管理(第3版)* | 李洪 | | 药物制剂技术、化学制药技术、中药制药技术、生物制药技术、药品生产技术 |
| 34 | 安全生产知识(第3版) | 张之东 | | 药物制剂技术、化学制药技术、中药制药技术、生物制药技术、药学 |
| 35 | 实用药物学基础(第3版) | 丁丰 | 张庆 | 药学、药物制剂技术、生物制药技术、化学制药技术 |
| 36 | 药物制剂技术(第3版)* | 张健泓 | | 药学、药物制剂技术、化学制药技术、生物制药技术 |
| | 药物制剂综合实训教程 | 胡英 | 张健泓 | 药学、药物制剂技术、药品生产技术 |
| 37 | 药物检测技术(第3版) | 甄会贤 | | 药品质量与安全、药物制剂技术、化学制药技术、药学 |
| 38 | 药物制剂设备(第3版) | 王泽 | | 药品生产技术、药物制剂技术、制药设备应用技术、中药生产与加工 |
| 39 | 药物制剂辅料与包装材料(第3版)* | 张亚红 | | 药物制剂技术、化学制药技术、中药制药技术、生物制药技术、药学 |
| 40 | 化工制图(第3版) | 孙安荣 | | 化学制药技术、生物制药技术、中药制药技术、药物制剂技术、药品生产技术、食品加工技术、化工生物技术、制药设备应用技术、医疗设备应用技术 |
| 41 | 药物分离与纯化技术(第3版) | 马娟 | | 化学制药技术、药学、生物制药技术 |
| 42 | 药品生物检定技术(第2版) | 杨元娟 | | 药学、生物制药技术、药物制剂技术、药品质量与安全、药品生物技术 |
| 43 | 生物药物检测技术(第2版) | 兰作平 | | 生物制药技术、药品质量与安全 |
| 44 | 生物制药设备(第3版)* | 罗合春 | 贺峰 | 生物制药技术 |
| 45 | 中医基本理论(第3版)* | 叶玉枝 | | 中药制药技术、中药学、中药生产与加工、中医养生保健、中医康复技术 |
| 46 | 实用中药(第3版) | 马维平 | 徐智斌 | 中药制药技术、中药学、中药生产与加工 |
| 47 | 方剂与中成药(第3版) | 李建民 | 马波 | 中药制药技术、中药学、药品生产技术、药品经营与管理、药品服务与管理 |
| 48 | 中药鉴定技术(第3版)* | 李炳生 | 易东阳 | 中药制药技术、药品经营与管理、中药学、中草药栽培技术、中药生产与加工、药品质量与安全、药学 |
| 49 | 药用植物识别技术 | 宋新丽 | 彭学著 | 中药制药技术、中药学、中草药栽培技术、中药生产与加工 |

| 序号 | 教材名称 | 主编 | 适用专业 |
|---|---|---|---|
| 50 | 中药药理学(第3版) | 袁先雄 | 药学、中药学、药品生产技术、药品经营与管理、药品服务与管理 |
| 51 | 中药化学实用技术(第3版)* | 杨 红　郭素华 | 中药制药技术、中药学、中草药栽培技术、中药生产与加工 |
| 52 | 中药炮制技术(第3版) | 张中社　龙全江 | 中药制药技术、中药学、中药生产与加工 |
| 53 | 中药制药设备(第3版) | 魏增余 | 中药制药技术、中药学、药品生产技术、制药设备应用技术 |
| 54 | 中药制剂技术(第3版) | 汪小根　刘德军 | 中药制药技术、中药学、中药生产与加工、药品质量与安全 |
| 55 | 中药制剂检测技术(第3版) | 田友清　张钦德 | 中药制药技术、中药学、药学、药品生产技术、药品质量与安全 |
| 56 | 药品生产技术 | 李丽娟 | 药品生产技术、化学制药技术、生物制药技术、药品质量与安全 |
| 57 | 中药生产与加工 | 庄义修　付绍智 | 药学、药品生产技术、药品质量与安全、中药学、中药生产与加工 |

说明：* 为"十二五"职业教育国家规划教材。全套教材均配有数字资源。

# 全国食品药品职业教育教材建设指导委员会
## 成员名单

主 任 委 员：姚文兵　中国药科大学

副主任委员：刘　斌　天津职业大学　　　　　　　马　波　安徽中医药高等专科学校

冯连贵　重庆医药高等专科学校　　　袁　龙　江苏省徐州医药高等职业学校

张彦文　天津医学高等专科学校　　　缪立德　长江职业学院

陶书中　江苏食品药品职业技术学院　张伟群　安庆医药高等专科学校

许莉勇　浙江医药高等专科学校　　　罗晓清　苏州卫生职业技术学院

昝雪峰　楚雄医药高等专科学校　　　葛淑兰　山东医学高等专科学校

陈国忠　江苏医药职业学院　　　　　孙勇民　天津现代职业技术学院

委　　　员（以姓氏笔画为序）：

于文国　河北化工医药职业技术学院　杨元娟　重庆医药高等专科学校

王　宁　江苏医药职业学院　　　　　杨先振　楚雄医药高等专科学校

王玮瑛　黑龙江护理高等专科学校　　邹浩军　无锡卫生高等职业技术学校

王明军　厦门医学高等专科学校　　　张　庆　济南护理职业学院

王峥业　江苏省徐州医药高等职业学校　张　建　天津生物工程职业技术学院

王瑞兰　广东食品药品职业学院　　　张　铎　河北化工医药职业技术学院

牛红云　黑龙江农垦职业学院　　　　张志琴　楚雄医药高等专科学校

毛小明　安庆医药高等专科学校　　　张佳佳　浙江医药高等专科学校

边　江　中国医学装备协会康复医学　张健泓　广东食品药品职业学院
　　　　装备技术专业委员会　　　　张海涛　辽宁农业职业技术学院

师邱毅　浙江医药高等专科学校　　　陈芳梅　广西卫生职业技术学院

吕　平　天津职业大学　　　　　　　陈海洋　湖南环境生物职业技术学院

朱照静　重庆医药高等专科学校　　　罗兴洪　先声药业集团

刘　燕　肇庆医学高等专科学校　　　罗跃娥　天津医学高等专科学校

刘玉兵　黑龙江农业经济职业学院　　郏枝花　安徽医学高等专科学校

刘德军　江苏省连云港中医药高等职业　金浩宇　广东食品药品职业学院
　　　　技术学校　　　　　　　　　周双林　浙江医药高等专科学校

孙　莹　长春医学高等专科学校　　　郝晶晶　北京卫生职业学院

严　振　广东省药品监督管理司　　　胡雪琴　重庆医药高等专科学校

李　霞　天津职业大学　　　　　　　段如春　楚雄医药高等专科学校

李群力　金华职业技术学院　　　　　袁加程　江苏食品药品职业技术学院

# 前　言

随着中国特色社会主义进入新时期,健康中国已成为国家战略,全面建成小康社会是当今的主要目标。全民健康是全面小康的基础,没有全民的健康,就没有全面的小康。健康中国战略的实施,必然需要更多的健康类人才和生命健康产品,医药类高等职业教育在健康中国战略的实施过程中必将担当培养人才的重任,而相应的教材建设则是实现此目标的重要抓手。

本教材是全国高等职业教育药品类专业国家卫生健康委员会"十三五"规划教材。微生物与免疫学是医药类高等职业教育药品类专业重要的专业基础课,本教材主要针对药品类各专业特点,遵守国家卫生健康委员会"十三五"规划教材的编写原则,根据职业教育特点,注重实用性、科学性、理论联系实际。微生物方面以微生物的细胞结构为线索,从原核微生物、真核微生物到非细胞微生物,在主要概述这几类微生物特性的基础上,重点阐述微生物与药学的关系。免疫学方面主要概述免疫的基本概念,参与免疫的细胞、分子,免疫应答的过程和类型,免疫学在医药上的应用。编写形式方面融入了现代信息技术。

参加本教材编写的共有 8 所学校的 8 位教师,他(她)们都是长期工作在高等职业教育教学与科技研发第一线的教师,具有丰富的教学经验,分别是宁波卫生职业技术学院的凌庆枝、聊城职业技术学院的魏仲香、广西卫生职业技术学院的陈芳梅、重庆医药高等专科学校的吴正吉、山东医学高等专科学校的汪晓静、黑龙江中医药大学佳木斯学院的张丹丹、无锡卫生高等职业技术学校的侯云华、潍坊护理职业学院的阎小芹(排名不分先后)。本书是编写组集体劳动的结晶,其中第一章由凌庆枝编写,第二章由凌庆枝、侯云华编写,第三章由张丹丹编写,第四章由吴正吉编写,第五章由汪晓静编写,第六、第九章由阎小芹编写,第七、第八章由陈芳梅编写,第十章、第十一章由魏仲香编写。全书的微生物学部分由凌庆枝统稿,免疫学部分由魏仲香统稿,侯云华担任编写秘书。本教材在编写过程中,得到了全国食品药品职业教育教材建设指导委员会的指导,得到了人民卫生出版社的帮助支持以及各编写人员所在单位的大力支持,在此一并致以衷心的感谢。

本次教材编写时间较紧,加上编者水平有限,经验尚显不足,书中的缺点和错误在所难免,恳请使用本教材的教师、学生以及有关专家提出宝贵意见,以利于进一步完善和提高。

编者

2018 年 12 月

# 目　　录

# 第一章

## 微生物与微生物学

**导学情景** ∨

情景描述：

六一儿童节后的一天早晨，小明急着去上学，将未喝完的半碗鲜牛奶敞口放在餐桌上，等他中午回家拿起再喝时，牛奶已不是早晨的味道，变得酸酸的。小明下午上学后问老师才知道，鲜牛奶变成酸味原来是被微生物发酵之后变质的缘故。

学前导语：

自然界中生活着一类我们人类仅凭肉眼不能直接看见的生物，在我们人类生活的周围，它们可谓无处不在，这群生物就是微生物。

在大自然中，无论是繁华的都市、广阔的田野，还是在高山之巅、海洋之底，到处都有微生物的身影，它们和植物、动物及人类共同组成了地球上的生物大家庭，使自然界充满勃勃生机。

## 第一节　微生物及微生物学概述

### 一、微生物及微生物学的概念

微生物（microorganism）是一类个体微小、构造简单，人们需借助显微镜才能看清其个体形态的微小生物的总称。

微生物学（microbiology）是研究微生物的形态、结构、生理、生化、遗传、变异等生命活动规律的一门科学，是生物学的分支学科之一。

虽然人们对微生物的认识只有几百年的历史，但微生物却很早就生活在地球上，据研究，地球诞生至今已有46亿多年，而最早的微生物在35亿年前就已出现了，可人类自诞生至今只有几百万年的历史。

### 二、微生物的特点

微生物和动植物一样，具有生物最基本的特征——新陈代谢、生长繁殖、遗传变异。此外，微生物还有其自身的一些特点及其独特的生物多样性。

**1. 种类多、数量大、分布广**　微生物种类繁多，迄今为止，人们所知道的微生物有10余万种。

1

但科学家们估计目前已知的微生物种类只占地球实际存在的微生物总数的20%,据此推测,微生物很可能是地球上物种数量最多的一类生物。

虽然人们仅凭肉眼看不到微生物,但我们却生活在一个充满着微生物的世界中。在自然界中,除了"明火"、火山喷发的中心区和人工制造的"无菌场所"外,可以说微生物是无处不在、无孔不入。人类正常生活的地方也是微生物生长存在的适宜场所,其中土壤是多种微生物的大本营。此外,甚至85km的高空、2000m深的地层、近100℃的温泉、-250℃的极寒冷环境等地方均有微生物的踪影。

除了存活在自然环境中外,微生物还生存在动植物和人体内部,如人的肠道中经常居住着100~400种不同的微生物,总数可达100万亿之多。人们一双普通的手上带有细菌4万~40万个,即使刚刚清洗过,也有300个左右的细菌,但这些细菌绝大多数不是致病菌。

**2. 个体微小、比表面积大、吸收多、转化快**　绝大多数微生物的个体极其微小,需借助显微镜放大几十倍、几百倍甚至几万倍才能看清。微生物的大小常用 $\mu m$( $1m = 10^6 \mu m$ )或 $nm$( $1m = 10^9 nm$ )来表示。但是,也有极少数微生物是肉眼可见的,如一些藻类和真菌。

微生物的体积微小,其比表面积却大。比表面积是指某一物体单位体积所占有的表面积(即表面积和体积之比),物体的体积越小,其比表面积就越大。如果将人的比表面积值设定为1,则大肠埃希菌的比表面积可达30万。

微生物有巨大的比表面积,这有利于微生物在其生命活动时与环境中的物质、能量和信息进行交换,表现为对营养物质吸收多、转化快。微生物能利用的物质十分广泛,是其他生物望尘莫及的。凡动植物能利用的、不能利用的,甚至对动植物有毒的物质,都可以被微生物所分解利用。

人们可以利用微生物"胃口"大、"食谱"广的特性,发挥其"微生物工厂"的作用,使大量基质在短时间内转化为有用的医药、食品或化工产品,使有害化为无害、无用变为可用。

**3. 新陈代谢能力强、生长旺、繁殖速度快**　由于微生物的新陈代谢能力特别强,使它们的"胃口"变得很大,如发酵乳糖的细菌在1小时内可分解是其自身重100~1000倍的乳糖。微生物代谢速率是任何其他生物所不及的,如大肠埃希菌在合适条件下,每小时可消耗相当于自身重量2000倍的糖,而人体消耗同样量的糖则需40年之久。

微生物的这个特性为它们高速生长、繁殖提供了充分的基础保障,从而以惊人的速度繁殖。绝大多数微生物的繁殖方式为无性"二分裂法",繁殖速度极快,如大肠埃希菌在合适的条件下,约每20分钟可繁殖1代,据此计算,1个细菌10小时可繁殖成10亿个。实际上,由于受各种条件(如营养物质的消耗、代谢废物的积累等)的限制,这种几何级数的繁衍只能维持几小时,是不可能无限制地翻番繁殖的。

另外,微生物的代谢类型多种多样,既可以以 $CO_2$ 为碳源进行自养型生长,也可以以有机物为碳源进行异养型生长;既可以以光能为能源,也可以以化学能为能源;既可在有氧条件下生长,又可在无氧条件下生长,甚至可以兼性需氧或厌氧。微生物代谢的中间体和产物更是多种多样,可用于生产各种各样的工业产品,如酸、生物碱、醇、氨基酸、维生素、抗生素等。

**4. 适应力强、易变异**　微生物对环境条件,甚至是对恶劣的"极端环境"也具有惊人的适应性,这是高等动植物无法比拟的。如大多数细菌能耐-196~0℃的低温;一些嗜盐菌能在接近饱和盐水

（32%）的环境下正常生存；许多微生物，尤其是产芽孢的细菌可在干燥条件下保藏几十年。

由于微生物的个体一般都是单细胞、简单多细胞或非细胞，通常都是单倍体，加上它们新陈代谢旺盛、繁殖快的特点，并且与外界环境的接触面大，所以很容易受外界条件的影响而发生性状变化。尽管变异的概率只有 $10^{-10} \sim 10^{-5}$，但微生物仍可以在短时间内产生大量变异的后代，在外界环境条件发生剧烈变化时，变异了的个体能适应新的环境而生存下来。

微生物很容易发生变异，且可在短时间内出现大量的变异后代，这种不稳定性既会带来不利影响，又可以被人们利用。如常见的病原菌耐药性变异给临床药物治疗带来困难，但利用微生物的变异也可制备疫苗；又如利用变异对生产菌种进行改造，获得优良品种，提高产量，最典型的例子是青霉素的发酵生产，通过改良菌种由最初发酵产物只含 20U/ml 上升至近 10 万 U/ml。反之，变异也可使优良菌种退化，影响生产。微生物适应性强、易变异的特点也是造成其种类繁多的原因之一。

**5. 结构简单，是研究生命科学规律的理想材料**　微生物的结构简单，绝大多数是单细胞或个体结构简单的多细胞，甚至无细胞结构，仅有 DNA 或 RNA。

微生物虽然结构简单，但却承载着生命活动的功能。随着生物科学研究的深入，人们逐渐认识到微生物不是一个独立的分类类群。由于它们具有个体微小、形态结构简单、生长繁殖快速、代谢类型多样、分布广泛、容易发生变异、生物学特性比较接近、大多数能够在试管或锥形瓶中生长，且便于保存等特点；而且，对它们的研究一般都要采用显微镜、分离、灭菌和培养等方法技术，生物的代谢过程也与高等动植物的代谢模式相同或相似，如酿酒酵母的乙醇发酵机制和脊椎动物肌肉的糖酵解十分相似，可见其酶系是相同的，这些特征使微生物当之无愧地成为研究阐明许多生命基本过程的理想材料。科学家们以微生物作为研究材料，已经获得了许多有关生命机制的研究成果。如在深入研究肺炎双球菌的基础上，发现遗传物质的化学性质是 DNA，明确了生物遗传物质的本质问题。

近年来，微生物研究发展迅速，并与相关的学科形成了交叉和渗透，如基因工程技术的应用就是微生物学技术与分子生物学技术、发酵技术等的完美结合。

## 三、微生物的分类及细菌的命名

**1. 微生物在自然界生物中的地位**　生物分类学的始祖——瑞典植物学家林奈（Carolus Linnaeus，1707—1778）在 200 多年前将生物划分为动物界和植物界。自从人们发现并逐步认识了微生物以后，科学家们习惯地将微生物分别归入动物界或植物界的低等类型。例如原生动物没有细胞壁，能运动，不进行光合作用，故被归入动物界；藻类有细胞壁，能进行光合作用，则被归于植物界。但是，有些微生物兼具动物和植物共同的特征，将它们归入动物界或植物界都不合适。因此，Haeckel 在 1866 年提出三界系统，将生物分为动物界、植物界和原生生物界（protista），他将那些既非典型动物也非典型植物的单细胞微生物归属于原生生物界。在这一界中包括细菌、真菌、单细胞藻类和原生动物，将细菌称为低等原生生物，其余类型则称为高等原生生物。到 20 世纪 50 年代，人们利用电子显微镜观察微生物细胞的内部结构，发现典型细菌的核与其他原生生物的核有很大不同。前者的核物质不被核膜包围，后者全都有核膜，并进一步揭示两类细胞在其他方面也有不同。随后提出了原核生物与真核生物的概念。在此基础上，1969 年 Whittaker 提出生物分类的五界系统，即原核生物界、原生生物界、真菌界、植物界和动物界。微生物分别归属于五界中的前三界,其中原核生物界包括各类细菌,原生生物界包括单细胞藻类和原生动物,而真菌界包括真菌和黏菌。

Jahn 等于 1949 年曾提出六界系统,即后生动物界、后生植物界、真菌界、原生生物界、原核生物界和病毒界。我国学者王大耜等于 1977 年也提出过六界系统的设想,即在 Whittaker 五界系统的基础上加上病毒界。美国学者 Raven 等于 1996 年提出了六界系统,即动物界、植物界、原生生物界、真菌界、真细菌界和古细菌界。

对整个生物的分类划界有不同的分类系统,除了已确定的动物界和植物界外,其余各界都是随着人类对微生物的深入研究和认识后才发展建立起来的。100 多年来,从两界系统发展到三界、四界、五界和六界系统,这是一个由低到高、由浅到深的认识过程,如图 1-1 所示。

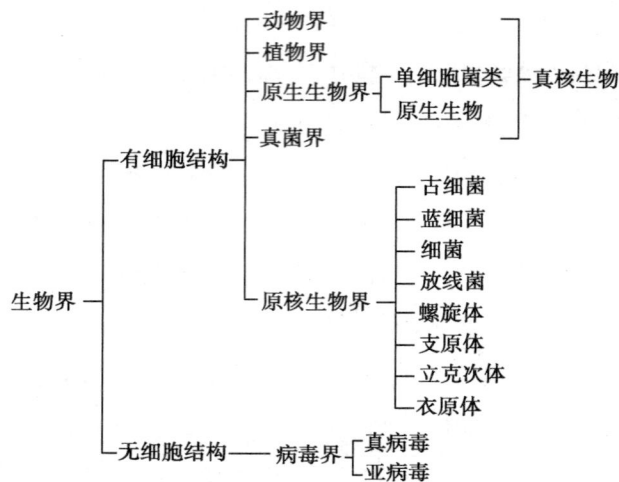

图 1-1　微生物在生物界中的分类位置(跨越四个生物界别)

**2. 微生物的分类**　按有无细胞结构,微生物可分为 3 种类型(表 1-1)。

表 1-1　微生物的种类

| 细胞结构 | 核结构 | 微生物类群 | |
| --- | --- | --- | --- |
| 无细胞结构 | 无核 | 病毒 | 卫星病毒 |
| | | | 类病毒 |
| | | 亚病毒 | 朊粒 |
| 有细胞结构 | 原核 | 细菌 | 古细菌 |
| | | 放线菌 | 真细菌 |
| | | 支原体、衣原体、螺旋体、立克次体 | 蓝细菌 |
| | 真核 | 酵母菌 | |
| | | 真菌 | |
| | | 藻类 | |
| | | 原生动物 | |

（1）原核细胞型微生物：原核生物由单细胞组成，仅有原始核和裸露的 DNA，无核膜和核仁，没有细胞器。此类微生物包括细菌、放线菌、蓝细菌、古细菌、支原体、衣原体、螺旋体、立克次体等。

（2）真核细胞型微生物：真核生物大多由多细胞组成，细胞具有高度分化的核，有核膜和核仁，且有多种细胞器，如内质网、核糖体、线粒体等。此类生物包括真菌、藻类和原虫等。

（3）非细胞型微生物：此类微生物无细胞结构，仅由 1 种核酸（DNA 或 RNA）和蛋白质组成，必须寄生于活细胞内。此类微生物主要是病毒。

**3. 微生物的分类单位**　与动植物一样，微生物的分类单位自上而下可依次分为界（kingdom）、门（phylum）、纲（class）、目（order）、科（family）、属（genus）、种（species）。微生物分类中常用种和属，种是最基本的分类单位，在种以下还可分为亚种、菌株和型等。

（1）属：是指生物学性状基本相同，具有密切关系的一些种组成的集体。

（2）种：是一大群表型特征高度相似，亲缘关系极其接近，与同属内其他种有着明显差异的菌株的总称。在微生物中，一个种只能用该种的一个典型菌株（type strain）作为具体标本，该典型菌株就是这个种的模式种（type species）。在实际中，有时分离到的纯种具有某个明显而稳定的特征，与模式种不同，称为亚种（subspecies，subsp.）。

（3）型：曾用于表示细菌种内的细分，且现在已废除，目前尚在使用的是以"型"作后缀，如生物型（biotype）、血清型（serotype）、噬菌体型（phagotype）等。

（4）菌株：又称为品系或株（在病毒中称毒株），表示任何由一个独立分离的单细胞繁殖而成的纯种群体。因此，一种微生物的每一不同来源的纯培养物均可称为该菌种的一个株。

**4. 细菌的命名**　细菌的命名一般采用国际通用的拉丁文双名法。其学名（scientific name）由属名和种名两部分组成，前面为属名，用名词并以大写字母开头；后面为种名，用形容词表示，全部小写，印刷时用斜体字。常在种名之后加上命名者的姓氏（用正体字），也可省略。在少数情况下，当该种是一个亚种时，学名就应按"三名法"构成，具体如下：

（1）"双名法"：即属名+种名。

例如金黄色葡萄球菌：*Staphylococcus aureus* Rosenbach

大肠埃希菌（即大肠杆菌）：*Escherichia coli*

（2）"三名法"：即属名+种名+亚种名（亚种名缩写为"subsp."，用正体字，加上亚种名称）。

例如蜡状芽孢杆菌的蕈状亚种：*Bacillus cereus* subsp. *mycoides*

脆弱拟杆菌的卵形亚种：*Bacteroides fragilis* subsp. *ovatus*

（3）菌株的名称都放在学名的后面，可用字母、符号、编号等表示。

例如大肠埃希菌的两个菌株（B 和 $K_{12}$ 菌株）：*Escherichia coli* B（*E. coli* B）和 *Escherichia coli* $K_{12}$（*E. coli* $K_{12}$）

（4）通俗名称（common name）：除了学名外，细菌通常还有俗名。俗名简明、大众化，但不够确切。如结核分枝杆菌的学名为 *Mycobacterium tuberculosis*，俗名是结核杆菌，英文是 tubercle bacillus，常缩写为 TB。

点滴积累 ╲

1. 微生物是一类个体微小、构造简单，人们需借助显微镜才能看清其个体形态的微小生物的总称。

2. 微生物除具有生物最基本的特征——新陈代谢、生长繁殖、遗传变异外，还有其自身的一些特点及其独特的生物多样性：种类多、数量大、分布广；个体微小、比表面积大、吸收多、转化快；新陈代谢能力强、生长旺、繁殖速度快；适应力强、易变异；结构简单，是阐明生命科学规律研究的理想材料。

3. 微生物按有无细胞结构，可分为原核细胞型微生物、真核细胞型微生物、非细胞型微生物三大类。

4. 微生物的分类单位自上而下可依次分为界、门、纲、目、科、属、种。在种以下还可分为亚种、菌株和型等。

# 第二节　微生物与人类的关系

地球是目前唯一被人类所认知的生命的栖息地。虽然最早的微生物 35 亿年前就已出现在地球上了，但人类对微生物可谓"相识"甚晚，只有短短的几百年。事实上，人类从诞生时起就和微生物相依相存。绝大多数微生物对人类和动植物的生存是有益并必需的，人类也将微生物应用于生活和生产实践中。人类在适应和利用微生物的同时，又不断遭遇微生物所引起的各种疾病的危害，因此微生物对人类来讲既有有利的一面，也有有害的一面。

▶▶ 课堂活动

1. 地球上每年都有无数的动植物死亡，可是千万年过去了，怎么不见堆积如山的死亡的动植物尸体？

2. 微生物对人类的首要危害是引起疾病，请列举两种由微生物引起的疾病。

3. 试举例说明微生物与人们日常生活的密切关系。

微生物与人类社会的发展进步关系极为密切。在现代科学中，除医药科学之外，与人类健康关系最密切、贡献最重大的就是微生物学。现代微生物学是一个具有许多不同专业方向的大学科，它不仅对自然界中的物质循环起重要作用，而且对医药、现代工业、农业、生态、环境等领域都有重大影响，并促进了人类社会的进步、文明和发展。

## 一、微生物在自然界物质循环中的作用

自然界中氮、碳、硫等多种元素的循环是依靠微生物的代谢活动来进行的。例如在碳素循环中，地球上 90% 的 $CO_2$ 是由微生物的生命活动产生的；空气中的大量氮气只有依靠微生物的固氮、氨化、硝化等作用才能被植物吸收，土壤中的微生物能将动植物蛋白质转化为无机含氮化合物，以供植物生长的需要，而植物又为人类和动物所利用。死亡的动植物尸体通过微生物的不断分解，可转化

成其他生物体成长所需的营养物质,微生物与其他生产者一起共同推动着自然界中生物圈内的物质循环,使生态系统保持平衡。因此,没有微生物,就没有动植物和人类。

## 二、微生物与医疗卫生

微生物中的病原菌曾给人类带来巨大灾难。14 世纪中叶,鼠疫耶尔森菌($Yersinia\ pestis$)引起的瘟疫导致了欧洲约 1/3 的人死亡。即使是现在,人类社会仍然遭受着微生物病原菌引起的疾病的威胁。肺结核、疟疾、霍乱等正有卷土重来之势,艾滋病的防治形势非常严峻,还有正在不断出现的新的疾病,如疯牛病、埃博拉病毒病、大肠埃希菌 $O_{157}$、霍乱 $O_{139}$ 新致病菌株、SARS 病毒、西尼罗河病毒、禽流感病毒等,正在给人类带来新的疾病或灾难。

通过医疗卫生保健的一系列措施,如外科消毒手术的建立、寻找人畜重大传染病的病原体、免疫防治法的发明和推广应用、抗生素等药物的大规模生产和应用等,使原来猖獗的细菌性传染病得到了有效控制,天花等烈性传染病已绝迹,脊髓灰质炎也已基本消灭,乙型脑炎等流行病也在逐步控制和消灭中。另外,科研工作者对人类流感病毒开展了深入研究,肿瘤病毒的研究也十分活跃,还开展了对真菌毒素和细菌毒素、衣原体、支原体等的研究。正因为如此,人们的健康水平才得以大幅提高。可见,微生物与人类的医药卫生关系十分密切。

## 三、微生物与工业发展

微生物和工业生产与发展关系密切。我国的抗生素、氨基酸、有机酸、维生素、酿酒、酶制剂等产业的生产都已具相当规模,可见食品、医药等工业领域的生产与发展均离不开微生物。例如抗生素产量不断增加,质量逐步提高,品种逐渐增多,发酵单位也稳步上升,产品的产量居世界首位,远销世界各国。我国的一步发酵法生产维生素 C 和十五碳二元酸生产新工艺、十二碳二元酸及其衍生物工业化生产技术等都达到了国际先进水平。我国用微生物发酵法生产味精、枸橼酸、甘油、有机酸等,产量高、质量好,结束了过去许多产品依赖进口的局面。我国已成功地用微生物发酵法进行石油脱蜡,降低油品凝固点,以满足工业生产和国防建设的需要。以石油为原料发酵生产有机酸、酶制剂等都取得了很大进展。利用微生物法勘探石油和天然气,提高原油采收率,创造多种微生物采油工艺,应用范围不断扩大。细菌冶金的研究进展很快,分离选育了氧化力强的嗜酸细菌等,并成功地应用于铜、锰、铀、金、镍等矿物的浸出和提取。

通过食品罐藏防腐、酿造技术的改造、纯种厌氧发酵的建立、液体深层通气搅拌大规模培养技术的创建,以及代谢调控发酵技术的发明与应用,古老的酿造技术迅速发展为现代工业发酵新技术。

## 四、微生物与农业生产

微生物对发展当代农业生产具有显著的促进作用。我国已研制成功多种微生物农药,如防治农田害虫的苏云金杆菌、防治松毛虫等的白僵菌制剂、防治蚊子幼虫的球形芽孢杆菌制剂等。农用抗生素如春雷霉素、井冈霉素、庆丰霉素等逐渐推广应用。微生物除草剂也获得良好效果。微生物肥料方面,我国分离的根瘤菌、自生固氮菌、磷细菌、菌根菌等多种制剂的应用越来越广。生物固氮的研究在各个方面都取得了较大的进展。利用细菌产沼气等生物能源技术在农村普遍推广使用。糖化饲料、畜用生物制品的研究与应用进展显著。

植物病毒病害的防治工作取得了显著成绩,可利用分子生物学等手段对一些重要作物病毒病原体迅速作出鉴定,为综合防治提供科学依据。利用控制温度等生长条件、接种类病毒及病毒卫星RNA、创建抗病毒的转基因植物等多种途径防治植物病毒病获得成功。

## 五、微生物与环境保护

微生物与环境保护的关系越来越受到全人类的广泛重视。当前,由于人类工业化等生产活动,导致环境污染越来越严重,在保护环境的过程中,微生物的作用是极其重要的。如微生物是食物链中的重要环节、污水处理的关键角色,是自然界重要元素循环的主要推动者,还是环境污染和监测的重要指示生物等。

在环境污染治理方面,微生物也发挥重要作用。我国利用微生物处理有毒废水取得重要进展,选育出一批高效降解污染物的菌株,研究了合理的生物治理工艺,已用微生物处理含酚、氰、有机磷、有机氯、丙烯腈、硫氰酸盐、石油、重金属、染料等的废水。

## 六、微生物与医药学的发展

自从 1928 年弗莱明(Fleming)发现了青霉素以后,微生物与医药学就结下了不解之缘。现在微生物在抗生素、微生物免疫制剂与酶抑制剂领域、微生物毒素药物等方面都有广泛的应用,发展前景也更加广阔。

### (一) 微生物与抗生素

抗生素(antibiotic)是由微生物或高等动植物在其自身的生活过程中所产生的具有抗病原体或其他活性的一类次级代谢产物,并能干扰其他生活细胞生长发育功能的化学物质。

现有的抗生素主要来源于微生物,目前筛选新抗生素的产生菌更多的是从"稀有"菌中寻找、分离新的菌种。在英国和意大利,从真菌和稀有放线菌中筛选出的抗生素的产生率分别高达 60% 和 40%。在自然界,尤其是土壤中栖息着众多的抗生素产生菌,许多种有价值的抗生素产生菌都是从土壤中筛选出来的。

分子生物学的发展使新抗生素的来源从天然微生物扩展到由利用基因工程、细胞融合等新技术创造出来的微生物,即工程微生物。现在可以采用基因克隆,改变生物合成途径,或通过结合、转基因、原生质体融合、真菌的有性和无性周期进行重组;采用原生质体促进转化和转导、特定基因的定向克隆、基因文库的随机克隆等技术来构建微生物工程菌生产抗生素。

抗生素主要用于治疗各种传感染性疾病,但是面对层出不穷的人类和动植物的新疾病及许多致病菌日益增高的抗、耐药性,人类将面临巨大的威胁和挑战,对于新抗生素的寻找不能有丝毫放松,但微生物仍然是获取拯救人类药物的巨大资源库。

### (二) 微生物多糖

微生物多糖可由许多细菌和真菌产生。根据多糖在微生物细胞中的位置,可分为胞内多糖、胞壁多糖和胞外多糖。其中胞外多糖由于产量大,且易与菌体分离得到而被广泛关注。微生物多糖因有独特的理化特性和疗效,使其成为新药物的重要来源,同时也被作为稳定剂、增稠剂、成膜剂、乳化剂、悬浮剂和润滑剂等广泛应用于石油、化工、食品和制药等行业。

目前研究和应用最多的是真菌多糖,真菌多糖对于人体具有免疫调节和激活淋巴细胞、巨噬细胞等功能,从而可以提高人体抵御各种感染和抗肿瘤等能力。如香菇多糖(lentinan)就是一个典型的 T 细胞激活剂,它在体内和体外均能促进特异性细胞毒 T 淋巴细胞(CTL)的产生,并提高 CTL 的杀伤活性。

### (三) 微生物免疫制剂

制备免疫制剂来预防疾病已有几千年的历史。免疫防治是通过免疫方法使机体获得具有针对某种传染病的特异性抵抗力。机体获得特异性免疫力主要分为天然获得性免疫和人工获得性免疫两种类型。目前已知的疫苗可分为活苗、死苗、代谢产物和亚单位疫苗以及生物技术疫苗等。疫苗主要来自于微生物,是采用各种方法将微生物及其亚单位、代谢物等制作成可使机体产生一定免疫力的产品。

### (四) 微生物生产的酶抑制剂

生命的一切活动过程实质上都是由酶催化的生物化学反应。一旦某种酶的基因表达或其催化活性发生变化,机体可能就会显示出某种病变症状。利用微生物生产各种酶抑制剂来调整酶的表达量或酶的活性,有的已在临床上得到应用。例如与蛋白质代谢相关的酶抑制剂,如由蜡状芽孢杆菌(*Bacillus cereus*)产生的以硫醇蛋白酶为靶酶的硫醇蛋白酶抑素(thiolstatin)等;与糖代谢相关的酶抑制剂,如由灰孢链霉菌(*S. griseosporeus*)生产的以 α-淀粉酶为靶酶的 haim Ⅰ 等;与脂质代谢相关的酶抑制剂,如由枸橼酸青霉(*Penicillium citrinum*)生产的以 HMG-CoA 还原酶为靶酶的 compactin 等。目前在临床上已有多种酶抑制剂用于治疗非淋巴细胞白血病、高脂血症、糖尿病等疾患。

### (五) 微生物毒素药物

许多细菌和真菌可以产生毒素,如细菌毒素有葡萄球菌毒素、链球菌外毒素等,真菌毒素有黄曲霉毒素、棕曲霉毒素等。正如任何事物都有两面性一样,这些微生物毒素同样是人类的重要药物宝库,尤其是寻找新药的资源库。这些毒素的用途也是多个方面的:①可直接用作药物,如肉毒毒素可用于治疗重症肌无力和功能性失明的眼睑及内斜视;②以微生物毒素为模板,改造与设计抗癌和治疗新药;③作为外毒素菌苗使用;④作为超抗原(SAg)使用,许多微生物毒素本身就是超抗原,是多克隆有丝分裂原,激活淋巴细胞增殖的能力远比植物血凝素强,具有刺激频率高等特点,可用于治疗自身免疫病。

---

**点滴积累** ╲

1. 微生物与人类的关系非常密切,其中的病原微生物可以使人类产生疾病,而另一部分微生物又可以产生各种各样的药物来治疗疾病。自然界中的微生物大多数对人类是有益的。

2. 微生物与人类的生活和生产密切相关,如工业生产、农业生产、环境保护等行业离不开微生物,特别是食品与药品领域,微生物的应用非常广泛。

## 第三节 微生物学及其发展简史

人类认识、研究、利用微生物是一个逐步深入发展的过程,对微生物规律的揭示就形成了微生物学,而揭示微生物的相关规律并有效利用微生物的历程就是微生物学发展的历史。

### 一、微生物学及其分支学科

#### (一) 微生物学

简单来说,微生物学(microbiology)是研究微生物及其生命活动规律的科学。具体来说,微生物学是研究微生物的形态与结构、生理生化与代谢、遗传与变异、生态分布以及与人类、动物、植物、自然界之间的相互关系及其规律的一门科学。

学习、研究微生物的目的是为了充分利用微生物对人类有益的一面,开发微生物资源,使其更好地为人们的生活、生产服务;同时,控制微生物有害的一面,使微生物对人类的病害等得到有效的治疗和预防,促进人类的健康和社会的发展。

#### (二) 微生物学的分支学科

随着微生物学的不断发展,现已形成了基础微生物学和应用微生物学两大领域,研究领域和范围日益广泛与深入,已涉及医学、工业、农业和环境等许多方面,从而形成了许多不同的分支学科。按其研究对象,有细菌学、放线菌学、真菌学、病毒学、原生动物学等。按微生物所在的生态环境来分,有土壤微生物学、海洋微生物学、宇宙微生物学、环境微生物学等。按其功能与过程,可分为微生物生理学、微生物分类学、微生物遗传学、微生物生态学等。按应用范围来分,有工业微生物学、农业微生物学、医学微生物学、药学微生物学、食品微生物学等分支学科。

### 二、微生物学发展简史

#### (一) 我国古代对微生物的利用

由于大多数微生物的个体很小,需要在显微镜下才能观察到,古代人们并不认识微生物,但是在长期的生活与生产实践中,人们对微生物的认识和利用却有着悠久的历史,并积累了丰富的经验。我国人民很早就发明了制曲酿酒工艺。除文字记载外,在出土文物中经常出现酿酒和盛酒用具,自古以来,我国不乏名酒,可见古时我国劳动人民是已成功地掌握了酿酒这项微生物技术。在我国春秋战国时期,人们已能制醋和制酱。

在农业上,我国农民一向以利用有机肥为主,对于制作堆肥和厩肥有一套完整的技术,即利用有机质在微生物的作用下,腐解为简单的可供植物吸收的营养成分,在著名的农业著作《齐民要术》中已有详细论述。我国农民还懂得如何利用豆科植物与粮食作物进行轮作和间作,实际上是利用根瘤菌与豆科植物的共生固氮作用,以提高土壤肥力。

在古医书中,也有许多防止病原菌侵染和治病的措施,如种痘防天花,自宋朝就已经广泛应用了。所以,免疫接种法预防疾病在我国有悠久的历史。此外,还利用微生物如灵芝、茯苓等作为强身和治病的药剂。

**（二）微生物的发现**

1676 年,荷兰人 Leeuwenhoek 利用自制的简单显微镜首次观察发现了微生物。他当时所用的显微镜可以放大约 300 倍,他观察了雨水、血液和牙垢等物,描绘了细菌和原生动物等的形态与活动方式(图 1-2),这在微生物学的发展史上具有划时代的意义。此后,由于没有放大倍数更高的显微镜,对微生物的研究停滞了一段时间。该阶段人们对微生物的研究仅停留在形态描述上。

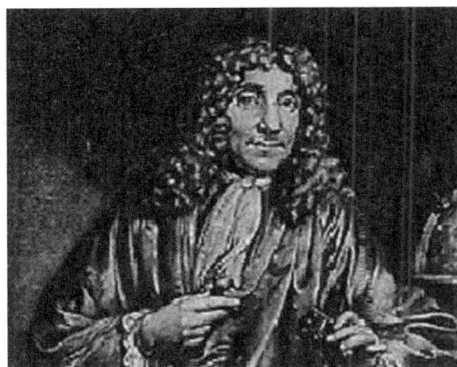

（a）荷兰生物学家,微生物学的
开山鼻祖——列文虎克

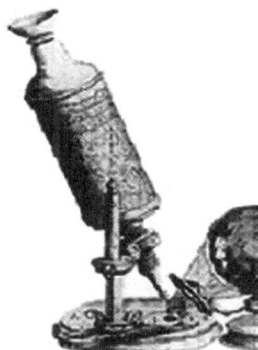

（b）列文虎克自制的单筒复式
显微镜(50×~300×)

**图 1-2　列文虎克和他自制的显微镜**

**（三）微生物学的奠基时期**

微生物学作为一门学科,是在 19 世纪中期才发展起来的。19 世纪 60 年代,在欧洲一些国家占有重要经济地位的酿酒工业和蚕丝业出现了酒变质与蚕病危害等问题,当时以法国人 Pasteur (1822—1895)(图 1-3)和德国人 Koch(1843—1910)为代表的科学家研究了微生物的生理活动,并与生产和预防疾病联系起来,为微生物学奠定了理论和技术基础。

巴斯德通过研究发现,未变质的陈年葡萄酒和啤酒中有一种圆球状的酵母细胞,而变质的酒中有一根根细棍似的乳酸杆菌,正是它们使得酒质变酸。他通过反复实验,终于找到了简便而有效的解决酒类、牛奶等变质的消毒方法,即时至今日仍在使用的巴氏消毒法(63℃ 30 分钟或 72℃ 15 秒)。

**图 1-3　微生物学奠基人之一
——法国科学家巴斯德**

巴斯德还用曲颈瓶实验彻底地否定了统治长久的微生物"自然发生"学说。该学说认为一切生物是自然发生的,可以从一些没有生命的材料中产生。巴斯德设计了有细长弯曲的长颈的玻璃瓶,内装有机物浸汁(图 1-4),将浸汁煮沸灭菌后,瓶口虽然开放,但不会腐败。这是由于空气虽能进入玻璃瓶,但其中所含有的微小生物不能从弯曲的细管进入瓶内,而附着在管壁上。一旦将瓶颈打破,或将瓶内的浸汁倾湿管壁,再倒回去,则瓶内的浸汁就有了微生物而腐败。这个实验证明了空气中含有微生物,并可引起有机质的腐败,否定了自然发生学说。

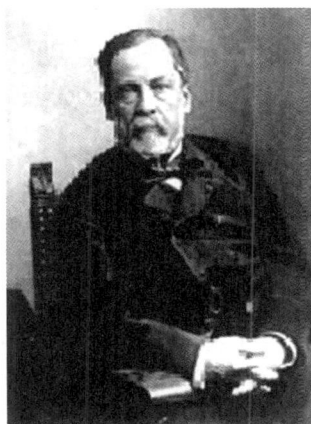

空气冲出开口

① 将未消毒的有机浸汁倒入烧瓶中　　在火焰下拉长烧瓶的瓶颈　　加热消毒有机浸汁

灰尘和微生物落在弯曲处

开口

长期

② 浸汁缓慢冷却　　消过毒的有机浸汁可保持许多年

短期

③ 将烧瓶倾斜，使含有微生物的灰尘接触消过毒的有机浸汁　　微生物在有机浸汁中生长

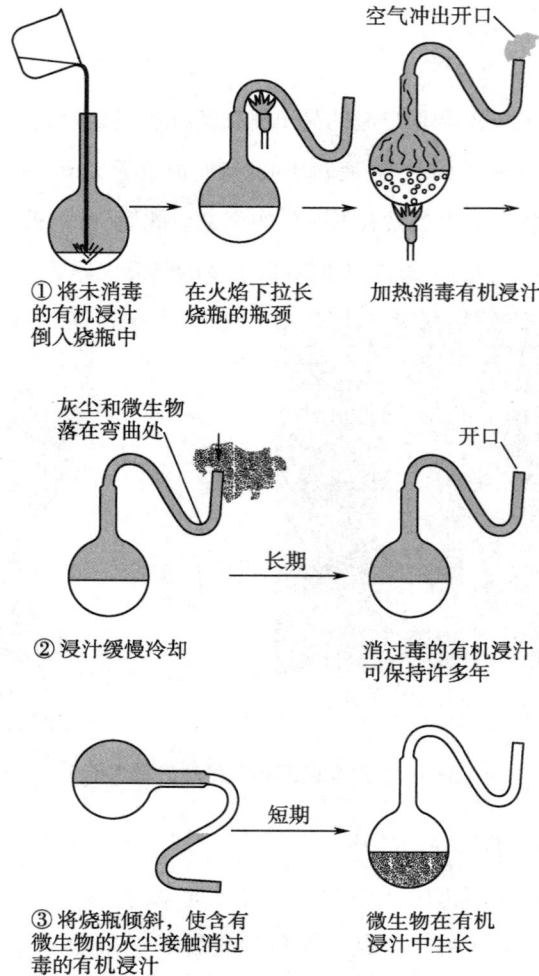

图 1-4　巴斯德曲颈瓶实验的图解示意

随后，巴斯德又对蚕病进行研究，发现蚕病是由微生物导致的一种传染病，并找到了预防方法，从而遏止了蚕业病害的蔓延。此外，巴斯德还证明鸡霍乱、炭疽病、狂犬病等都是由相应的微生物引起的，发明并使用了狂犬病疫苗。巴斯德为微生物学的发展建立了不朽的功勋，被誉为"微生物学之父"。

微生物学的另一位奠基人——德国医生柯赫（Koch）也为微生物学的发展作出了杰出贡献：①创造了固体培养基代替液体培养基：通过固体培养基可将环境或患者排泄物中的细菌分离成单个的菌落，从而建立了纯培养技术。②分离得到多种病原菌：利用纯培养技术，几年内他先后分离出炭疽杆菌（1877）、结核杆菌（1882）和霍乱弧菌（1883）等病原菌，在此后的短时间内世界各地相继发现了许多细菌性传染病的病原菌。③提出了确立病原菌的柯赫法则：即病原微生物总是在患传染病的机体中发现，健康机体中不存在，可以在体外获得病原菌的纯培养物；将病原菌接种于健康动物后能引起同样的疾病，并可从患病动物体内重新分离出相同的病原菌（图 1-5）。实践证明，Koch 法则对大多数病原菌的确定是实用的。在随后的研究中，这个法则得到了修正和发展。

在早期因受到了研究方法的限制，微生物学的发展速度比较缓慢，但是，初期的工作打开了微生物世界的大门，奠定了微生物形态学、生理学、分类学及医学微生物等各个方面的基础。

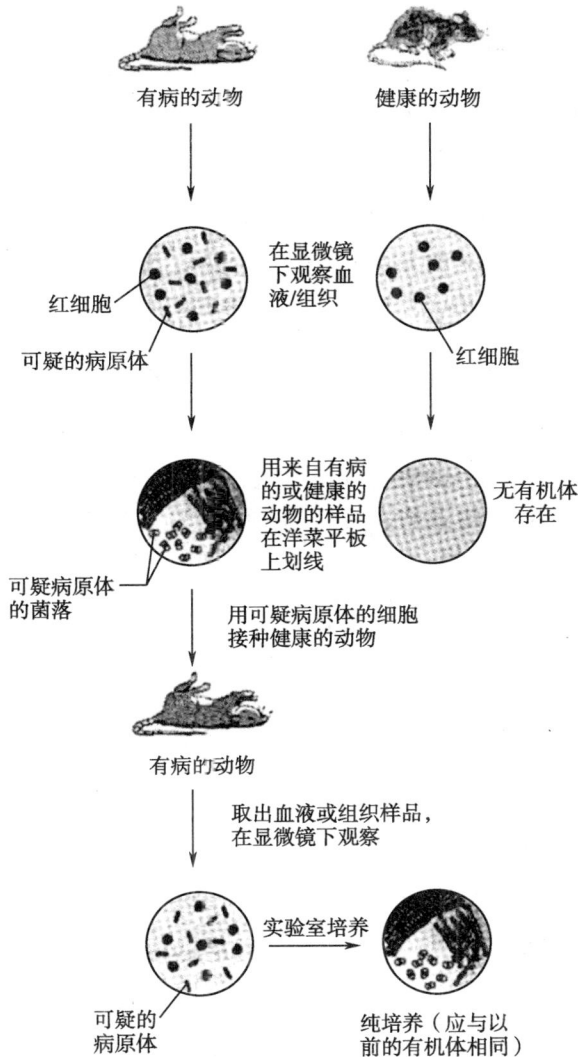

图 1-5　柯赫关于病原微生物研究实验的图解

（四）微生物学的发展时期

19 世纪后期到 20 世纪初期是微生物学全面发展的时期。

1897 年，德国人 Büchner 用酵母菌无细胞滤液进行乙醇发酵取得成功，建立了现代酶学，开创了微生物生物化学研究的新时代。

微生物学家 Winogradsky（1856—1953）发现在土壤中存在一类化能自养菌，它们只需氧化无机物就可以存活。他还着重研究了在温泉中生活的一种硫细菌，证明这种细菌能将 $H_2S$ 氧化成 S，并在菌体内积累硫颗粒。其后他还研究了铁细菌和硝化细菌，这不仅丰富了细菌的种类，而且揭示了新的一类代谢类型。

荷兰微生物学家 Beijerinck（1851—1931）首先发现了自然界中存在固氮细菌这一特殊类型的微生物。1888 年，他成功地自豆科植物的根瘤中分离出根瘤菌，揭示了共生固氮现象。

抗生素的发现及其在疾病治疗上的应用具有划时代的意义。1929 年，英国细菌学家 Fleming 在培养葡萄球菌的实验中发现了青霉素，后来，Florey 提纯了青霉素，用于治疗革兰阳性菌所引起的疾病,从而挽救了无数患者的生命。随后,科学家们纷纷从微生物中寻找抗生素。后来,氯霉素、四环素、金霉素等一系列抗生素被发现,为治疗和预防感染性疾病作出了重大贡献。

**（五）现代微生物学的发展**

20 世纪 30 年代以来,由于电子显微镜和放射性核素示踪技术的运用,人们将微生物学、生物化学、遗传学、细胞生物学、生物物理学和计算机科学等结合起来,在分子水平上进行研究,形成了现代微生物学的新分支——分子微生物学。

1941 年,Beadle 和 Tatum 根据在微生物上的研究结果,提出了"一个基因一个酶"的假说。1944年,Avery 等在研究细菌的转化因子时取得重要成果,发现了 DNA 的遗传作用,揭示了基因的化学本质,从而证实了遗传的物质基础。1953 年,Watson 和 Crick 发现并证明了 DNA 的双螺旋结构,被公认为是分子生物学诞生的标志,极大地促进了分子遗传学的发展。1961 年,Jacob 和 Monod 用实验证实了大肠埃希菌乳糖代谢的调节是由一套调节基因控制的,提出乳糖操纵子学说,建立了研究微生物代谢调控的基础。1965 年,Nirenberg 破译了 DNA 碱基组成的三联密码,揭示了生物同一性的本质。此外,DNA 复制机制、DNA 分子杂交、DNA 序列分析、蛋白质生物合成以及 PCR 技术等均以惊人的速度发展,极大地推动了相关学科和技术的发展。

## 三、微生物学发展趋势

微生物学的发展简史充分说明,微生物学对医药学、生命科学、工农业生产和人类社会的发展均已经产生了深远的影响。微生物学的未来发展趋势主要有以下几个方面:

**（一）微生物的基因组和后基因组**

目前已有许多微生物的基因组被测序,主要是模式微生物、病原微生物和特殊微生物。今后,人们将把研究扩大到与工农业生产和环境保护有关的重要微生物上,采用分子生物学和生物信息学等方法,重点研究基因组与细胞结构的关系,以及相关基因的功能。

**（二）微生物的多样性**

据估计,目前地球上能被培养的微生物种类可能还不到自然界中的微生物总数的1%。因此,在未来,微生物学家将大力发展新的分离培养技术,广泛深入地研究微生物的多样性,尤其加强研究在实验室中还不能培养的微生物,以及在极端环境中生长的微生物(嗜极微生物),发现新型微生物,促进工业化生产和提高对环境的保护。

**（三）微生物的深入综合利用**

21 世纪,人们将应用各种不同的新方法来深入开发和利用微生物,生产高质量的食品和其他新型实用的微生物产品,如新型酶制剂等。另外,利用微生物来降解土壤和水域中的污染物以及有毒物质,提高农业的产量和防治病虫害、防止食品和其他产品的微生物污染等亦将受到高度重视。

**（四）微生物之间、微生物与其他生物以及微生物与环境之间的相互关系**

随着微生物生态学研究的深入,人们将更深入地了解微生物与高等生物之间的各种关系,更有效地促进各种生物的协调发展,改善并维护生态平衡,促进人与自然的平衡与和谐发展。

**（五）微生物的致病性和寄主免疫机制**

新传染病（如SARS、禽流感等）的不断发生和旧传染病（如出血热和肺结核病等）的复发与传播，说明人类的生命和健康始终受到微生物的威胁。因此，人类应加强对微生物致病性和寄主免疫机制的研究，不断寻求延缓或阻止抗药性产生的途径，研究制造新的疫苗来防治严重危害人类健康的疾病。

总之，微生物学已经给生命科学等相关学科的研究带来了理论、技术和方法的革命，也为医疗卫生、工农业生产和环境保护的发展和人类社会的进步作出了重要贡献。随着对微生物研究的深入，以及对微生物资源的深入开发和利用，可以确认，微生物学仍是领先发展的学科之一，并将为人类的健康和社会经济的发展作出更大的贡献。

**点滴积累**  V

1. 微生物学是研究微生物及其生命活动规律的科学，其研究涉及微生物的形态与结构、生理生化与代谢、遗传与变异、生态分布以及与人类、动物、植物、自然界之间的相互关系及其规律。随着研究的深入，微生物学自身已经形成许多分支学科。另外，微生物学与其他学科进行了交叉与融合，形成了一些新的学科。
2. 微生物学发展史实际就是人们研究、揭示微生物的相关规律并有效利用微生物为人类服务的发展历程。

## 目标检测

### 一、选择题

**（一）单项选择题**

1. 人类历史上首先观察并描述微生物的科学家是（　　　　）

    A. 列文虎克　　　　　B. 科赫　　　　　C. 巴斯德　　　　　D. 琴纳

2. 微生物生理学的奠基人是（　　　　）

    A. 巴斯德　　　　　B. 列文虎克　　　　　C. 科赫　　　　　D. 李斯特

3. 观察微生物的基本设备是（　　　　）

    A. 电子显微镜　　　B. 普通光学显微镜　　C. 50×10 倍放大镜　　D. 望远镜

4. 与人相比，微生物的比表面积（　　　　）

    A. 小　　　　　B. 大　　　　　C. 相等　　　　　D. 无法比较

5. 细菌的命名一般采用（　　　　）

    A. 只命名为属　　　　　　　　　　B. 国际通用的拉丁文双名法

    C. 只命名为种　　　　　　　　　　D. 用英文命名

**（二）多项选择题**

1. 下列属于原核细胞型微生物的是（　　　　）

    A. 细菌　　　　　B. 放线菌　　　　　C. 真菌

    D. 病毒　　　　　E. 螺旋体

2. 对微生物的描述正确的是(　　)

　　A. 微生物的个体只能在显微镜下才能观察到

　　B. 微生物虽然结构简单,但具有生物的所有生命特征

　　C. 微生物的繁殖能力、适应能力均强,故可在自然界中一直无限制地繁殖下去

　　D. 微生物的标准菌株是菌种鉴定、质量控制的参考标准

　　E. 微生物及其代谢产物可用于制造食品、药品等,但也可使人类致病

3. 微生物的用途有(　　)

　　A. 用于酿酒　　　　　　　　　　B. 制备抗生素

　　C. 提供人体所需的某些维生素　　D. 污水处理

　　E. 农作物饲料

4. 微生物的特点有(　　)

　　A. 结构简单　　　　B. 比表面积大　　　　C. 易变异

　　D. 适应强　　　　　E. 分布广

5. 巴斯德在微生物学上的重大发现是(　　)

　　A. 发酵是由微生物引起的　　　　B. 低温灭菌保存葡萄酒

　　C. 无菌操作　　　　　　　　　　D. 确定生命自然发生学说

　　E. 首创了病原菌培养鉴定的方法

## 二、简答题

1. 举例简述微生物与人类的关系。

2. 举例简述微生物在制药工业中的应用。

## 三、实例分析

19世纪,当法国酿酒业遭遇变酸困境时,伟大的科学家巴斯德为了解决这一问题,首先用显微镜观察正常的葡萄酒和变酸的葡萄酒中究竟有什么不同。结果他发现,正常的葡萄酒中只能看到一种又圆又大的酵母菌,变酸的酒中则还有另外一种又细又长的细菌。他把这种细菌放到没有变酸的葡萄酒中,葡萄酒就变酸了。随后,他做了一个实验,把几瓶葡萄酒分成两组,一组在50℃的温度下加热并密封,另一组不加热,放置几个月后,当众开瓶品尝,结果加热过的葡萄酒依旧酒味芳醇,而没有加热的酒却把人的牙都酸软了。针对这个实例,请问:

(1)你从巴斯德的实验发现中得出什么结论? 变酸的酒中的细菌是怎么来的?

(2)如果你是巴斯德,你如何防止酒变酸?

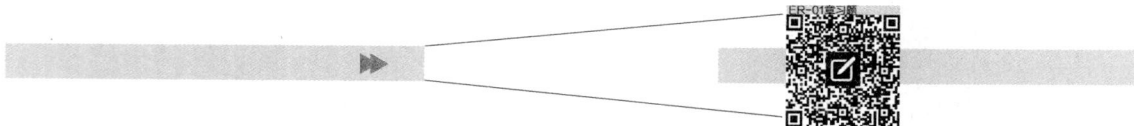

(凌庆枝)

# 第二章

## 原核微生物

### 导学情景

**情景描述：**

　　2008 年 10 月 6 日，原国家食品药品监管局接到云南省食品药品监管局报告，云南省某州 6 名患者使用了标示为黑龙江省某医药公司生产的 2 批刺五加注射液后出现严重不良反应，其中有 3 名患者死亡。随后，在调查中发现，7 月 1 日，昆明市特大暴雨造成某医药公司库存的刺五加注射液被雨水浸泡，该药业公司在云南省的销售人员张某从黑龙江某药业公司调来包装标签，更换后销售。经原中国药品生物制品检定所、云南省食品药品检验所检定，在被雨水浸泡过的刺五加注射液部分样品中检出多种细菌，多种细菌污染药品导致其变质，是导致患者发生不良反应和死亡的原因。

**学前导语：**

　　自然界中生活着一类微生物如细菌，被称之为原核微生物，它与人类关系密切。

　　原核微生物是微生物家族中的"主要成员"，其中与人类关系密切的主要有细菌、放线菌、螺旋体、支原体、衣原体和立克次体等。

## 第一节　细菌

　　细菌是一类个体微小、结构简单、具有细胞壁，并以二分裂方式进行繁殖的单细胞原核细胞型微生物。细菌种类繁多，在自然界中分布广泛，其中大多数对人有益，少数可引起人和动植物的疾病。

　　本节主要介绍细菌的形态、结构、生理、遗传、变异和消毒、灭菌、药物敏感性及致病性等基础知识，对于鉴别细菌、研究、开发利用细菌以及诊断和防治细菌性疾病具有十分重要的意义。

### 一、细菌的形态与结构

#### （一）细菌的大小和形态

　　细菌个体微小，需用显微镜放大数百至上千倍才能被看到，通常以微米（μm，$1\mu m = 10^{-3} mm$）为单位来测量细菌的大小。不同种类的细菌其大小不同，同一种细菌的大小也可因菌龄和环境不同而有差异。

　　虽然细菌种类很多，但其基本形态概括起来有球形、杆形和螺形 3 种，分别称为球菌、杆菌和螺形菌(图 2-1)。

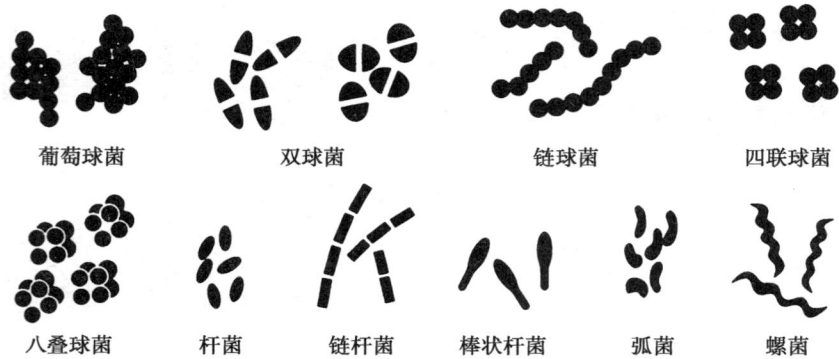

图 2-1　细菌的基本形态

球菌的大小通常以其直径表示,多数球菌的直径为 1.0μm 左右;杆菌和螺菌的大小一般以其长度和宽度表示,常见杆菌的大小一般为(1~5)μm×(0.5~1.0)μm。

**1. 球菌(coccus)**　呈球形或近似球形。根据球菌分裂的平面和分裂后排列方式的不同,可分为:

(1)双球菌(diplococcus):在一个平面上分裂,分裂后的两个菌体成对排列,如肺炎双球菌(Diplococcus pneumoniae)。

(2)链球菌(streptococcus):在一个平面上分裂,分裂后多个菌体粘连呈链状排列,如溶血性链球菌(Streptococcus hemolyticus)。

(3)四联球菌(tetrad):在两个相互垂直的平面上分裂,分裂后的四个菌体黏附在一起呈正方形,如四联微球菌(Micrococcus tetragenus)。

(4)八叠球菌(sarcina):在三个相互垂直的平面上分裂,分裂后的八个菌体黏附呈包裹状立方体,如藤黄八叠球菌(Sarcina ureae)。

(5)葡萄球菌(staphylococcus):在多个不规则的平面上分裂,分裂后的菌体黏附在一起呈葡萄串状,如金黄色葡萄球菌(Staphylococcus aureus)。

**2. 杆菌(bacillus)**　多数呈直杆状,有的菌体稍弯,常呈散在排列。有的杆菌菌体短小,近似椭圆形,称为球杆菌;有的杆菌末端膨大如棒状,称为棒状杆菌;有的常呈分支生长趋势,称为分枝杆菌;也有少数杆菌呈链状排列,称为链杆菌。

**3. 螺形菌(spirillar bacterium)**　菌体呈弯曲状,按其弯曲程度不同分为两大类:

(1)弧菌(vibrio):菌体只有一个弯曲,呈弧形或逗点状,如霍乱弧菌。

(2)螺菌(spirillum):菌体有数个弯曲,呈螺旋状,如幽门螺杆菌。

细菌的形态易受培养温度、时间、培养基成分及 pH 等因素的影响。通常在适宜的生长条件下,培养 8~18 小时的细菌形态较为典型,否则可能会出现不规则形态。

**(二)细菌的结构**

细菌的结构包括基本结构和特殊结构(图 2-2)。前者包括细胞壁、细胞膜、细胞质和核质,是所有细菌都具有的结构;后者包括荚膜、鞭毛、菌毛和芽孢,是部分细菌具有的结构。

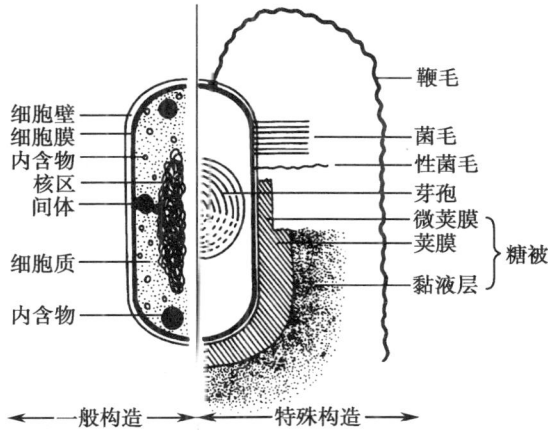

图 2-2　细菌细胞结构模式图

### 1. 基本结构

（1）细胞壁（cell wall）：是位于细菌细胞最外层的坚韧而富有弹性的结构。经质壁分离和特殊染色法在光学显微镜下可见，也可用电子显微镜直接观察。细胞壁的主要功能是维持细菌固有形态，保护细菌抵抗低渗环境。细胞壁能使细菌抵抗胞内强大的渗透压（506.6~2533.1kPa，相当于5~25个大气压），而不致破裂和变形，并在低渗环境中也能生存；细胞壁上的许多微孔与细胞膜共同完成细胞内外的物质交换；细胞壁上的某些成分具有免疫原性，可诱导机体产生免疫应答。此外，细胞壁上的某些成分还与细菌的致病性有关。

细胞壁的组成较复杂，并随细菌种类不同而异。细胞壁的主要成分为肽聚糖（peptidoglycan），又称为黏肽，是原核细胞型微生物所特有的成分。此外，还含有磷壁酸、外膜层等特殊成分。由于细胞壁的结构组成不同，用革兰染色法可将细菌分为革兰阳性（$G^+$）菌和革兰阴性（$G^-$）菌两大类，其细胞壁组成有较大差异（图 2-3）。

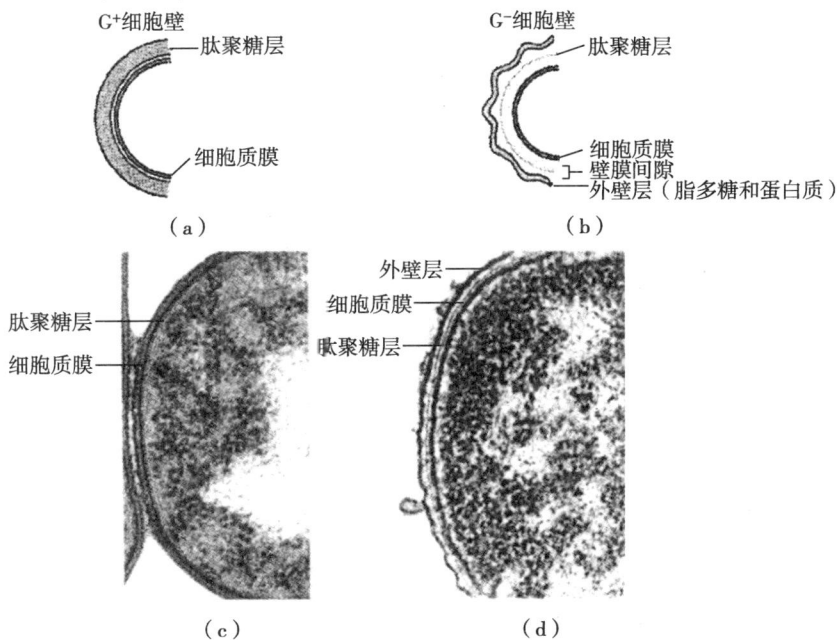

图 2-3　细菌细胞壁的电镜扫描照片

**▶ 课堂活动**

临床上青霉素常用来治疗革兰阳性菌所致的感染性疾病,其治疗作用的机制是什么?

1)革兰阳性菌细胞壁:革兰阳性菌细胞壁较厚,为20~80nm,细胞壁的化学组成以肽聚糖为主,占细胞壁总量的40%~90%,另外还结合有磷壁酸(teichoic acid)(图2-4)。①肽聚糖:革兰阳性菌的肽聚糖由聚糖骨架、四肽侧链和五肽交联桥组成。聚糖骨架由 N-乙酰葡萄糖胺与 N-乙酰胞壁酸交替排列,通过 β-1,4 糖苷键连接而成。四肽侧链为由4种氨基酸组成的短肽,连接在 N-乙酰胞壁酸上。四肽侧链之间借助肽桥连接,肽桥多由5个甘氨酸组成,第3位的 L-赖氨酸通过甘氨酸五肽交联桥连接到相邻四肽链末端的 D-丙氨酸上,构成机械强度十分坚韧的三维立体框架结构(图2-5)。②磷壁酸:是革兰阳性菌细胞壁特有的成分,一般占细胞壁干重的10%左右,有时可达50%,由几十个分子组成的长链穿插于肽聚糖中。按其结合部位不同,可分为壁磷壁酸和膜磷壁酸。前者与肽聚糖的 N-乙酰胞壁酸相结合,后者与细胞膜中的磷脂相连,两者的另一端均伸到肽聚糖的表面,构成革兰阳性菌重要的表面抗原。此外,某些细菌(如 A 族溶血性链球菌)的膜磷壁酸具有黏附作用,与细菌的致病性有关。

2)革兰阴性菌细胞壁:革兰阴性菌细胞壁较薄,为10~15nm,其结构较复杂,除含有少量的肽聚糖(5%~10%)外,还有由脂多糖、脂蛋白、脂质双层构成的外膜(outer membrane)。①肽聚糖:革兰阴性菌的肽聚糖仅由聚糖骨架、四肽侧链两部分组成。在大肠埃希菌(G⁻)四肽侧链中,第3位氨基酸是内消旋二氨基庚二酸(m-DAP),并由 m-DAP 与相邻四肽侧链末端的 D-丙氨酸直接相连。两条四肽侧链之间没有五肽桥交联,因而只能形成一个疏松的单层平面的二维结构(图2-7)。②外膜:位于肽聚糖层外部,是革兰阴性菌细胞壁特有的组分,外膜自内向外由脂蛋白、脂质双层、脂多糖(lipopolysaccharide,LPS)三部分组成。脂蛋白由类脂质和蛋白质组成,连接外膜和肽聚糖使其构成一个整体,具有稳定外膜的功能;脂质双层与细胞膜的结构类似,其内镶嵌多种特异性蛋白,与物质的

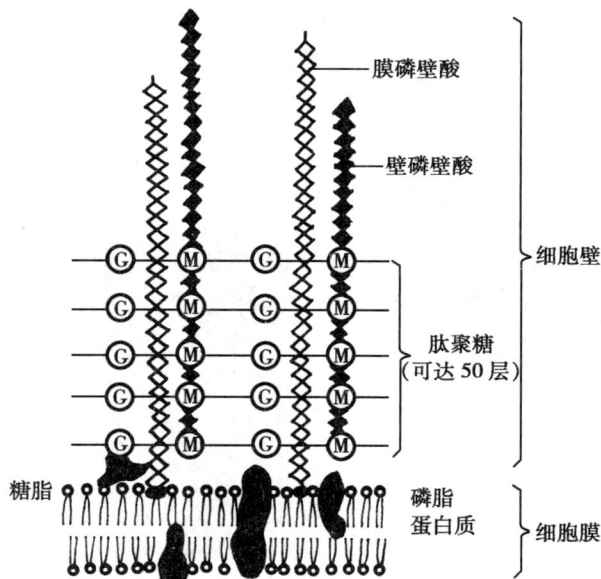

图2-4 革兰阳性菌细胞壁结构示意图

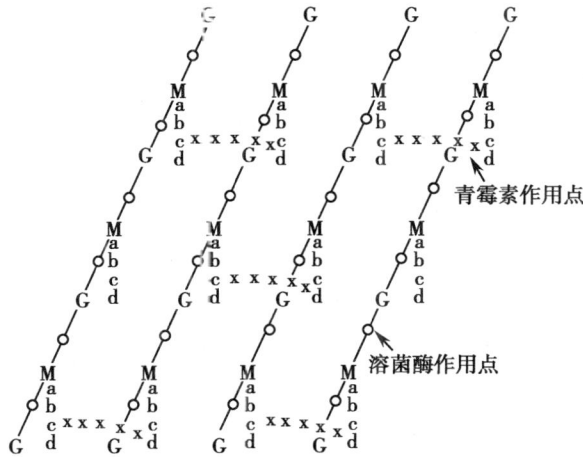

图 2-5　革兰阳性菌细胞壁肽聚糖结构示意图

M. *N*-乙酰胞壁酸;G. *N*-乙酰葡糖胺;O. β-1,4 糖苷键;a. L-丙氨酸;b. D-谷氨酸;c. L-丙氨酸;d. D-丙氨酸;x. 甘氨酸

交换有关;脂多糖是位于革兰阴性菌细胞壁最外层的结构,它由 *O*-特异性多糖、核心多糖和脂质 A 三部分组成(图 2-6)。脂质 A 是革兰阴性菌内毒素的毒性中心,无种属特异性,故不同的细菌产生的内毒素其毒性作用基本相似。核心多糖位于脂质 A 的外层,有种属特异性,同一属细菌的核心多糖相同。*O*-特异性多糖位于 LPS 的最外层,为数个到数十个低聚糖重复单位构成的多糖链,是革兰阴性菌的菌体抗原(O 抗原),具有种特异性,不同种或型的细菌其特异性多糖组成和结构(如多糖的种类和序列)各不相同。革兰阳性菌与革兰阴性菌的细胞壁结构显著不同(表 2-1),导致这两类细菌在染色性、抗原性、致病性及对药物的敏感性等方面有很大差异。

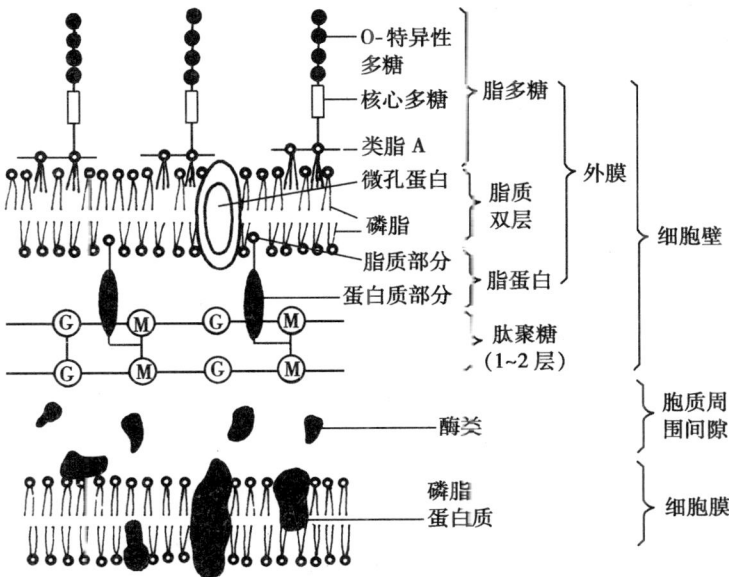

图 2-6　革兰阴性菌细胞壁结构示意图

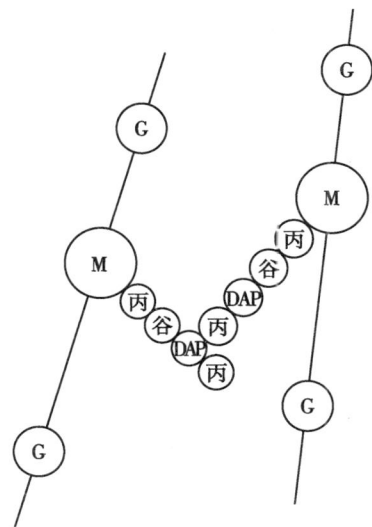

图 2-7　革兰阴性菌细胞壁肽聚糖结构示意图

3）作用于细菌细胞壁的抗生素及酶：凡能破坏肽聚糖结构或抑制其合成的物质，都能损伤细胞壁而杀伤细菌。如溶菌酶能切断肽聚糖中 $N$-乙酰葡萄糖胺与 $N$-乙酰胞壁酸之间的 β-1,4 糖苷键，裂解聚糖骨架；青霉素能阻断四肽链上的 D-丙氨酸与五肽桥之间的连接；环丝氨酸、磷霉素作用于聚糖支架合成阶段；万古霉素、杆菌肽则作用于四肽链形成阶段，这些均使细菌不能合成完整的细胞壁，从而导致细菌死亡。革兰阴性菌由于肽聚糖含量少，且有外膜保护作用，溶菌酶和青霉素等药物对其无明显的抗菌作用。由于人和动物细胞无细胞壁，故这些药物和酶对其无影响。

表 2-1　革兰阳性菌与革兰阴性菌细胞壁结构比较

| 细胞壁结构 | 革兰阳性菌 | 革兰阴性菌 |
| --- | --- | --- |
| 坚韧度 | 较坚韧 | 较疏松 |
| 厚度 | 厚，20~80nm | 薄，5~10nm |
| 肽聚糖层数 | 多，可达 50 层 | 少，1~3 层 |
| 肽聚糖含量 | 多，占胞壁干重的 50%~80% | 少，占胞壁干重的 10%~20% |
| 肽聚糖组成 | 聚糖骨架、四肽侧链、五肽交联桥 | 聚糖骨架、四肽侧链 |
| 肽聚糖结构 | 三维空间（立体结构） | 二维空间（平面结构） |
| 磷壁酸 | + | − |
| 外膜 | − | + |

4）细胞壁缺陷型细菌：泛指那些由于长期受某些环境因素影响或通过人工施加某种压力而导致细菌细胞壁合成不完整或完全缺失的细菌。这种细胞壁受损的细菌一般在普通环境中不能耐受菌体内的高渗透压，从而导致胀裂死亡，但其在高渗环境下仍可存活。根据导致细胞壁缺失的因素和程度的不同，可将细胞壁缺陷型细菌分为 3 种类型：①原生质体（protoplast）：指在人工条件下，用溶菌酶完全水解或通过青霉素阻止其细胞壁的正常合成而获得的仅有细胞膜包裹的原球状结构。一般由革兰阳性菌在高渗环境中形成。原生质体由于没有坚韧的细胞壁，故任何形态的菌体均呈球形。原生质体对环境条件很敏感，而且特别脆弱，渗透压、振荡、离心甚至通气等因素都易引起其破裂。②原生质球（spheroplast）：又称球状体或原球体，指在人工条件下，用溶菌酶和乙二胺四乙酸（EDTA）部分水解细胞壁所获得的仍带有部分细胞壁的圆球状结构，一般由革兰阴性细菌在高渗环境中形成。原生质球细胞壁肽聚糖虽被除去，但外膜层中的脂多糖、脂蛋白仍然保留，外膜的结构尚存。故原生质球较原生质体对外界环境具一定抗性，并能在普通培养基上生长。③细菌 L 型（bacterial L-form）：指细菌在实验室或宿主体内通过自发突变而产生的遗传性稳定的细胞壁缺陷菌株。由于它最先被英国李斯特（Lister）研究所发现，故而得名。L 型细菌呈高度多形性，对渗透压十分敏感，在固体培养基表面形成"油煎蛋"状的小菌落。许多革兰阳性菌和革兰阴性菌都可形成 L 型。

细胞壁缺陷型细菌的共同特征是对环境因素的影响非常敏感，对环境的敏感度为原生质体>原生质球>L 型细菌。由于原生质体和原生质球比正常细菌更易于导入外源性遗传物质，故是遗传育种和进行细胞融合的基础研究材料。

5）周浆间隙（periplasmic space）：又称壁膜空间，指革兰阴性菌外膜与细胞膜之间的狭窄空间。

该间隙中含有多种周质蛋白,如碱性蛋白酶、核酸酶、β-内酰胺酶等,在细菌获取营养、解除有害物质毒性等方面具有重要作用。

（2）细胞膜（cell membrane）：又称胞质膜,是位于细胞壁内侧的一层柔软而富有弹性、具有半渗透性的生物膜,厚5～10nm,占细菌干重的10%～20%。细菌细胞膜的结构与其他生物细胞膜基本相同,为脂质双层中间镶嵌多种蛋白质,这些蛋白质多为具有特殊作用的酶和载体蛋白（图2-8）。

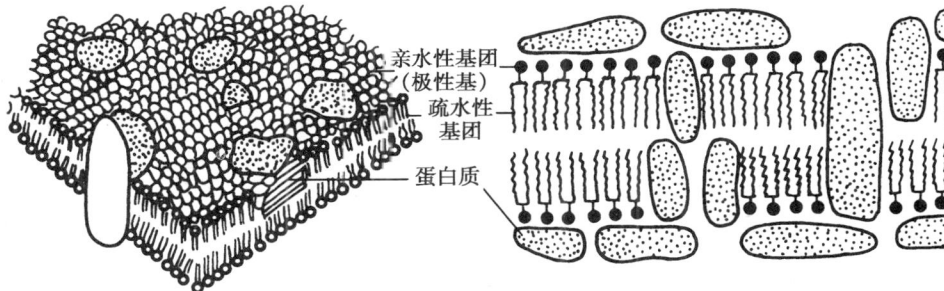

亲水性基团
（极性基）
疏水性基团
蛋白质

图 2-8　细菌细胞膜结构模式图

由于细菌细胞内没有行使独立功能的细胞器,因此其细胞膜具有非常重要的生理功能：①物质转运：细胞膜具有选择性通透作用,控制细胞内外的物质转运和交换。②呼吸和分泌：细胞膜上含有多种呼吸酶,参与细胞的呼吸和能量代谢。③生物合成：细胞膜上有多种合成酶,参与细胞结构（如肽聚糖、鞭毛和荚膜等）的合成。其中与肽聚糖合成有关的酶类（转肽酶或转糖基酶）也是青霉素的主要靶位,称其为青霉素结合蛋白（penicillin-binding protein,PBP）,与细菌耐药性形成有关。④参与细菌的分裂：细胞膜内陷折叠形成的囊状物称为中介体（mesosome）（图2-9）,电镜下可见,多见于革兰阳性菌,有类似于真核细胞纺锤丝的作用。中介体的形成扩大了细胞膜的表面积,增加了膜上酶的含量,加强了膜的生理功能。此外,中介体具有类似于真核细胞线粒体的作用,又称拟线粒体。

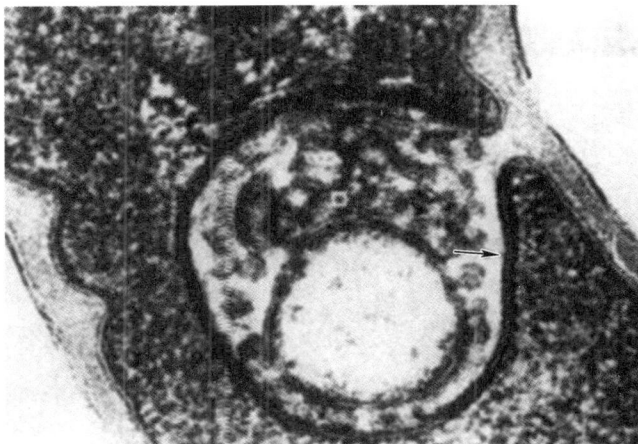

图 2-9　细菌中介体电镜照片

（3）细胞质（cytoplasm）：细胞质是由细胞膜包裹着的透明胶状物,主要成分为水、蛋白质、脂类、核酸及少量的糖和无机盐。细胞质是细菌的内环境,含丰富的酶系,是细菌新陈代谢的主要场所。细胞质内含多种重要结构。

1) 核糖体(ribosome):亦称核蛋白体,是分散于细胞质中的微小颗粒,数量可达数万个,由RNA和蛋白质组成,菌体中约90%的RNA存在于核糖体内。细菌的核糖体由50S和30S两个亚基组成,在一定条件下聚合成完整有活性的70S核糖体,成为合成蛋白质的场所。链霉素、红霉素等抗菌药物能分别与30S和50S亚基结合,从而干扰蛋白质的合成而导致细菌死亡。由于真核细胞(包括人类)核糖体由60S和30S两个亚基组成,在合成蛋白质时组装成80S的活性单位,因此许多能有效作用于细菌核糖体的抗生素对人体无害。

2) 质粒(plasmid):是细菌染色体外的遗传物质,为闭合环状双链DNA分子,携带遗传信息,控制细菌某些特定的遗传性状。医学上重要的质粒有决定细菌耐药性的R质粒、决定细菌性菌毛的F质粒等。质粒能自行复制,但并非细菌生命活动所必需。质粒是基因工程研究中的重要载体。

3) 胞质颗粒:是细菌胞质内的一些颗粒状物质,多数为细菌暂时储存的营养物质,包括多糖、脂类、多磷酸盐等。较常见的是异染颗粒,主要成分是RNA和多偏磷酸盐,嗜碱性强,经特殊染色法可染成与菌体其他部分不同的颜色,故称异染颗粒。如白喉棒状杆菌具有此颗粒,是鉴定该菌的重要特征之一。

(4) 核质:是由一条细长的闭合双链环状DNA经反复盘绕卷曲而成的,位于细胞质的一定区域,因无核膜、核仁,故称为核质或拟核。核质具有细胞核的功能,决定细菌的遗传性状,是细菌遗传变异的物质基础。

**2. 特殊结构**　是指某些细菌在一定条件下所特有的结构,具有某些特定的功能。包括荚膜、鞭毛、菌毛和芽孢。

(1) 荚膜(capsule):是某些细菌合成并分泌到细胞壁外的一层黏液性物质,厚度在0.2μm以上的称为荚膜,厚度<0.2μm的称为微荚膜。若黏液性物质疏松地附着于菌体表面、边界不明显且易被洗脱则称为黏液层。荚膜用一般染色法不易着色,在光学显微镜下只能观察到菌体周围有一层透明圈(图2-10)。荚膜的形成与环境条件密切相关,一般在人和动物体内或营养丰富的培养基上容易产生。荚膜的化学成分因菌种而异,多数细菌的荚膜为多糖,如肺炎链球菌;少数细菌的荚膜为多肽,如炭疽芽孢杆菌的荚膜为D-谷氨酸的多肽。

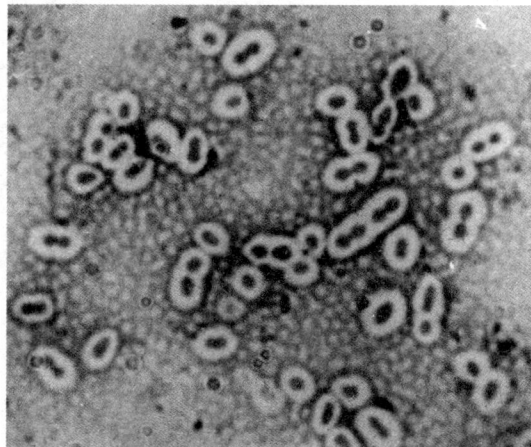

图 2-10　细菌荚膜

莢膜形成的意义:①抗吞噬作用:莢膜具有抵抗吞噬细胞对病原菌的吞噬和消化,增强细菌侵袭力的作用;②抗干燥作用:莢膜丰富的含水量使其免受干燥的影响;③具有免疫原性:对于细菌的鉴别和分型具有重要的作用;④黏附作用:莢膜多糖可使细菌彼此之间粘连,也可黏附于组织细胞或无生命物体表面,引起感染。

产莢膜细菌对人类既有利又有害。在制药工业中,可以从肠系膜明串珠菌的莢膜中提取葡聚糖,葡聚糖已成为用来治疗失血性休克的血浆代用品。另外产莢膜细菌作为污染菌出现时,常常给发酵生产带来危害。

（2）芽孢（spore）:某些细菌在一定的环境条件下,细胞质脱水浓缩在菌体内形成一个圆形或椭圆形的小体,称为芽孢。芽孢具有厚而致密的壁,折光性强,不易着色,经特殊的芽孢染色法可将芽孢染成与菌体不同的颜色。芽孢的位置、形状、大小因菌种而异,故在分类鉴定上有一定意义（图2-11）。成熟的芽孢具有多层膜结构,由内向外依次为核心、内膜、芽孢壁、皮质、外膜、外壳层及芽孢外衣（图2-12）。

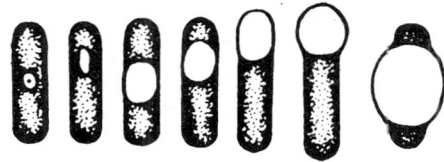

图 2-11 芽孢形状和位置模式图

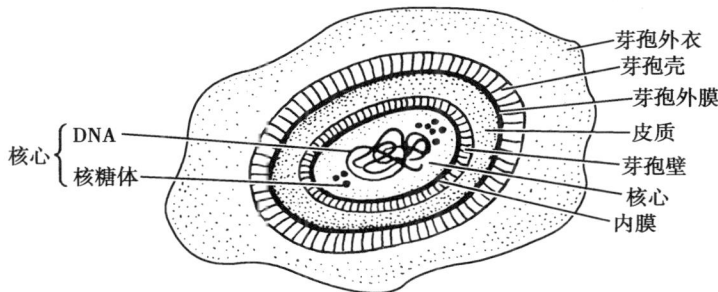

图 2-12 细菌芽孢结构模式图

能生成芽孢的细菌多为 G⁺杆菌。芽孢具有完整的核质、酶系统和合成菌体组分的结构,保存着细菌全部生命活动的物质,但代谢相对静止,不能分裂繁殖,即细菌的休眠体。当条件适宜时,芽孢可发芽形成新的菌体。一个菌体只能形成一个芽孢,一个芽孢发芽也只能生成一个菌体,因此芽孢不是细菌的繁殖方式,而菌体能进行分裂繁殖,可称为繁殖体。

细菌芽孢的意义:①增强细菌的抵抗力:芽孢对热、干燥、辐射及消毒剂均有很强的抵抗力,在自然界中能存活几年甚至几十年;某些细菌的芽孢可耐煮沸数小时等。芽孢的抵抗力强与其结构和成分有关,芽孢的含水量低,并有致密且厚的芽孢壁;内含有大量耐热的吡啶二羧酸钙盐,能增强芽孢中各种酶的耐热性。②作为判断灭菌效果的指标:由于芽孢的抵抗力强,在医学实践中对手术器械、敷料、培养基、注射剂等进行灭菌时,应以是否杀死芽孢作为判断灭菌效果的指标。杀灭芽孢的最可靠的方法是高压蒸汽灭菌法。

（3）鞭毛（flagella）:某些细菌的表面附着的细长呈波状弯曲的丝状物称为鞭毛。由于鞭毛细而长,直径只有 10~20nm,需用电子显微镜观察,或用特殊的鞭毛染色法使其增粗后才能在普通光学显微镜下观察到（图2-13）。

细菌鞭毛的数目和着生位置是细菌种的特征,据此可将细菌分为 4 类(图 2-14)。①单毛菌(monotrichaete):在菌体的一端只生一根鞭毛,如霍乱弧菌(*Vibrio cholerae*);②端毛菌(amphitrichaete):菌体两端各具一根鞭毛,如鼠咬热螺旋体(*Spirochaeta morsusmuris*);③丛毛菌(lophotrichaete):菌体一端或两端生一束鞭毛,如铜绿假单胞菌(*Pseudomonas aeruginosa*);④周毛菌(peritrichaete):周身都有鞭毛,如大肠埃希菌、枯草芽孢杆菌等。

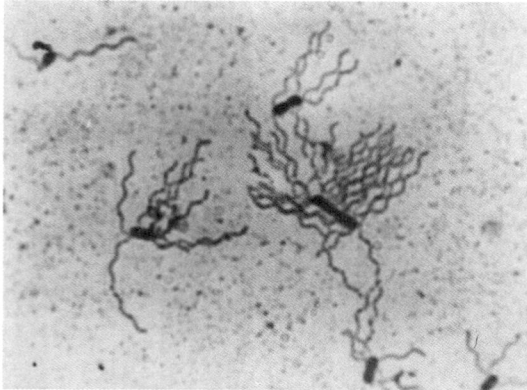

图 2-13　细菌鞭毛

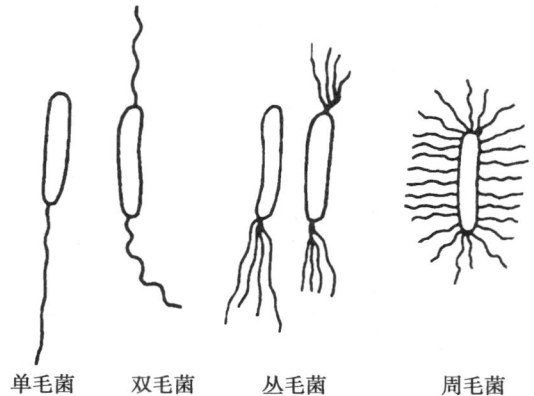

单毛菌　　双毛菌　　丛毛菌　　周毛菌

图 2-14　细菌鞭毛的类型(示意图)

鞭毛形成的意义:①是细菌的运动器官:根据有无鞭毛运动,可鉴别细菌;②具有免疫原性:鞭毛的化学成分是蛋白质,具有很强的免疫原性,称为 H 抗原,在细菌的分类、分型和鉴定上具有一定意义;③与致病性有关:某些细菌如空肠弯曲菌、霍乱弧菌等借助鞭毛运动,帮助细菌穿透肠黏膜表面的黏液层,使菌体黏附于小肠上皮细胞而导致病变。

(4)菌毛(fimbria):某些细菌菌体表面有比鞭毛更细、短而直硬的丝状物,称为菌毛。菌毛与细菌运动无关,必须用电子显微镜才能观察到。根据功能不同,菌毛可分为两种类型:

1)普通菌毛(common pili):普通菌毛短而直,周身分布,数目可达百根以上(图 2-15)。普通菌毛主要与细菌的黏附性有关,能与宿主细胞表面的相应受体结合,导致感染的发生。如大肠埃希菌的普通菌毛能黏附于肠道和尿道黏膜上皮细胞,引发肠炎或尿道炎。无菌毛的细菌则易被黏膜细胞的纤毛运动、肠蠕动或尿液冲洗而被排出,失去菌毛,致病力亦随之丧失。因此,普通菌毛与细菌的致病性有关。

2)性菌毛(sex pili):性菌毛比普通菌毛粗而长,数量少,一个细胞仅具 1~4 根,为中空的管状结构。性菌毛是在 F 质粒控制下形成的,带有性菌毛的细菌称为 F⁺ 菌或雄性菌,无性菌毛的细菌称为 F⁻ 菌或雌性菌。性菌毛能在细菌之间传递 DNA,细菌的毒力及耐药性即可通过这种方式传

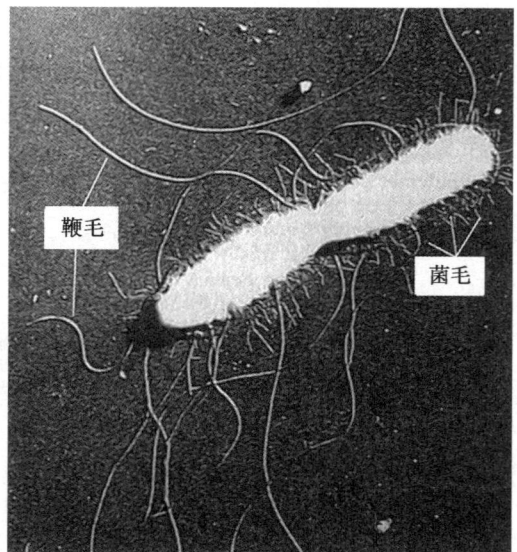

鞭毛

菌毛

图 2-15　细菌鞭毛和菌毛

递,这是某些肠道杆菌容易产生耐药性的原因之一(图 2-16)。

### (三)细菌的形态学检查

细菌的形态学检查是细菌检验的基本方法之一,它是细菌分类和鉴定的基础,可根据其形态、结构和染色反应性等为进一步鉴定提供参考依据。

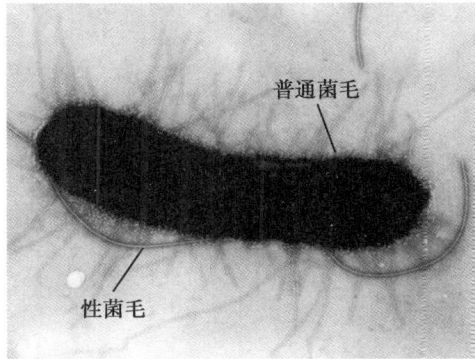

图 2-16　细菌性菌毛

1. **显微镜**　细菌个体微小,肉眼无法看到,显微镜是观察细菌的基本工具。根据目的不同,实验室内常使用以下几种显微镜:

(1)普通光学显微镜:采用自然光或灯光为光源,其最大分辨率为 $0.2\mu m$,最大放大倍数为 1000 倍,一般细菌都大于 $0.25\mu m$,故可用光学显微镜进行观察细菌的形态和排列方式,对于荚膜、鞭毛、芽孢等特殊结构经特殊染色也可进行清晰观察。

(2)暗视野显微镜:在普通显微镜上安装暗视野聚光器后,光线不能从中间直接透入,整个视野呈暗色,而标本片上的细菌能反射发光,因此可在暗视野背景下观察到光亮的微生物如细菌或螺旋体等。常用于观察不染色活菌体的形态和运动。

(3)相差显微镜:相差显微镜利用柜差板的光栅作用,改变直射光的光位相和振幅,将光位相的差异转换为光强度差。在相差显微镜下,当光线透过不染色标本时,由于标本不同部位的密度不一致而引起位相的差异并显示出光强度的明暗对比,可观察到活菌及其内部结构。

(4)荧光显微镜:采用能发出紫外线或蓝紫光的高压汞灯为光源,配有滤光片和能透过紫外线的聚光器。因其波长短,故比普通显微镜的分辨率高。细菌预先用荧光素着色,置于荧光显微镜下就可激发荧光,故在暗色背景中即能看到发射荧光的物体。本法适用于对荧光色素染色或与荧光抗体结合的细菌的检测或鉴定。

(5)电子显微镜:以电子流代替可见光,以电磁圈代替放大透镜。因其波长极短,仅为可见光波长的几万分之一,故电子显微镜的放大倍数可达数十万倍,能分辨至 1nm 的微粒。常用于细菌超微结构和病毒颗粒的观察。当前使用的电子显微镜有两类,即透射电子显微镜和扫描电子显微镜。

2. **不染色标本检查**　是指将细菌直接放在显微镜下观察,常用的方法有压滴法、悬滴法和毛细管法等。细菌未染色时无色透明,在显微镜下主要靠细菌的折光率与周围环境的不同来进行观察。因此一般可用于观察细菌形态、动力及运动情况,其优点是操作简单。

3. **染色标本检查**　由于细菌是半透明个体,一般很难直接在显微镜下观察其形态结构,因此必须经染色后才可观察较清楚。由于细菌的等电点在 pH $2\sim5$,在近中性的环境中带负电荷,易与带正电荷的碱性染料结合,使细菌着色,故常用亚甲蓝、碱性复红、结晶紫等碱性染料进行染色。医学上常用的细菌染色法有单染色、复染色和特殊染色法 3 种。

(1)单染色法:只用一种染料进行染色的方法。细菌经单染色法处理后,可观察细菌的大小、形态与排列方式,但不能显示细菌的染色特性。

(2)复染色法:用两种或两种以上不同的染料对细菌标本进行染色的方法。通过复染色法可将细菌染成不同的颜色,除可观察细菌的大小、形态与排列外,还反映出细菌的染色特性,具有鉴别细菌种类的价值,因此复染法又称为鉴别染色法。常用的有革兰染色法和抗酸染色法。

1)革兰染色法(Gram stain):该法是丹麦细菌学家革兰(Hans Christian Gram)于1884年创建的,至今仍在广泛应用。其具体步骤是细菌涂片干燥、固定后,加结晶紫初染,然后加碘液媒染,此时各种细菌都染成深紫色。然后用95%乙醇脱色,其中有的脱去紫色,有的仍保留紫色。最后加苯酚复红(或沙黄染液)复染,吸干后置显微镜下观察结果。镜下呈紫色的为革兰阳性($G^+$)菌,呈红色的为革兰阴性($G^-$)菌。

革兰染色的结果与细菌细胞壁的化学组成和结构有关。随着研究的深入,对革兰染色的原理也有比较满意的解释:革兰阴性细菌细胞壁中的肽聚糖含量较低,脂类物质含量较高,染色过程中经过脂溶剂乙醇的处理,细胞壁中的脂类物质被溶解,使革兰阴性细菌细胞壁的通透性增加,染色过程中形成的结晶紫-碘复合物被乙醇抽提出来,细菌被脱色,最后呈复染液的红色;革兰阳性细菌因其细胞壁中的肽聚糖含量高,形成多层的网状结构,交联度高,脂类物质含量低,染色过程中经过脂溶剂乙醇的处理,引起细菌细胞壁肽聚糖网状结构中的孔径缩小,细胞壁的通透性降低,染色过程中形成的结晶紫-碘复合物被保留在细胞壁中,故呈紫色。

革兰染色法的实际意义有:①鉴别细菌:通过该染色法可将细菌分为革兰阳性菌和革兰阴性菌两大类,从而有助于鉴别细菌;②选择治疗用药:革兰阳性菌和革兰阴性菌细胞壁组成上的差异导致其对某些抗生素的敏感性不同,如大多数革兰阳性菌对青霉素、头孢菌素等作用于细菌细胞壁的抗生素敏感,而革兰阴性菌大多对作用于细胞内核糖体的红霉素、链霉素等抗生素敏感,故对指导临床用药有一定的参考价值;③与致病性有关:革兰染色性的差异,在某种程度上反映出细菌某些生物学性状的差异,如革兰阳性菌大多能分泌产生外毒素,而革兰阴性菌多数具有内毒素,这有助于了解细菌的致病性。

2)抗酸染色法:可用于鉴定细菌的抗酸性,根据染色结果将细菌分为抗酸性细菌和非抗酸性细菌。具体步骤是将细菌涂片经火焰固定后,加苯酚复红溶液加温染色,再用盐酸乙醇脱色,最后加碱性亚甲蓝复染。凡不被脱色,镜下呈红色的为抗酸性细菌,如结核分枝杆菌、麻风分枝杆菌等;能被脱色在镜下呈蓝色的为非抗酸性细菌。目前认为这种染色性的差异可能与抗酸性细菌细胞内的分枝菌酸、脂类等成分有关。

(3)特殊染色法:细菌细胞的某些结构如芽孢、荚膜、鞭毛等,用一般染色方法不易染色,必须用相应的特殊染色法才能着色观察。在芽孢染色中,为了增强其通透性,必须处理芽孢壁才能使其着色;在荚膜染色中一般采用负染色法,是通过将背景染色,从而衬托出不能着色的荚膜,在显微镜下可看到呈现透明的荚膜层;在鞭毛染色中,往往是将染料堆积在鞭毛丝上,加粗其直径,便于观察。

## 二、细菌的生理

细菌的生理是研究细菌的营养、代谢、生长繁殖与生命活动的规律。细菌代谢旺盛、生长繁殖迅速,在代谢过程中可产生多种对医学和工农业生产具有意义的代谢产物。了解细菌的生长繁殖及新陈代谢规律,对于了解病原菌的致病性、细菌的分离培养鉴定、消毒灭菌及发酵生产等均具有理论和实际意义。

**（一）细菌的化学组成**

研究细菌细胞的化学组成，可正确理解细菌的营养需要和生理特性。细菌细胞的化学组成与其他生物细胞基本相似，都含有碳、氢、氧、氮、磷、硫、钾、钙、镁、铁等元素，这些元素按其对细胞的重要程度来说是主要元素，其中碳、氢、氧、氮、磷、硫这6种元素约占细菌细胞干重的97%，其他如锌、锰、铜、钴、钴、镍、硼等为微量元素，含量极低。这些化学元素构成细胞内的各类化学物质，以满足生命活动的需要。

1. **水分** 细菌细胞的水分含量占细胞重量的75%～85%。芽孢的含水量较少，约占40%。水分分为结合水和自由水。结合水与细胞成分紧密结合，是蛋白质等复杂有机物的组成成分；而自由水是细胞物质的溶媒，参与各种生理作用。

2. **固形成分** 细菌细胞的固形成分包括有机物（如蛋白质、核酸、糖类、脂类、维生素等）和无机物，占细胞重量的15%～25%。在固形成分中，碳、氢、氧、氮4种元素占90%～97%，其他元素占3%～10%。

(1)蛋白质：占固形成分的50%～80%，含量随菌种、菌龄和培养条件而有所不同。蛋白质是组成细菌细胞的基本物质，也是细菌酶的组成成分，与细菌的生命活动密切相关。细菌的蛋白质少数为简单蛋白质，如球蛋白、鞭毛蛋白等；多数为复合蛋白，如核蛋白、糖蛋白、脂蛋白等，而以核蛋白含量最多，占蛋白质总量的50%以上。

(2)核酸：细菌细胞同时存在有核糖核酸（RNA）和脱氧核糖核酸（DNA）。RNA存在细胞质中，除少量以游离状态存在外，大多与蛋白质组成核糖体，约占细胞干重的10%；DNA存在于染色体和质粒中，约占细胞干重的3%。核酸与细菌的遗传和蛋白质的合成有密切关系。

(3)糖类：占固形成分的10%～30%，其中有2.6%～8%是核糖，构成核糖核酸。细菌表面的糖类主要是荚膜多糖、肽聚糖、脂多糖等。细胞内常有游离的糖原和淀粉颗粒，前者是作为内源性碳源和能源，后者为可被利用的贮藏性多糖。

(4)脂类：细菌细胞中的脂类含量为1%～7%，但结核分枝杆菌高达40%。脂类包括脂肪、磷脂、蜡质和固醇等。脂类或以游离状态存在，或与蛋白质或糖结合。磷脂是构成细胞膜的重要成分，脂蛋白、脂多糖（LPS）是细胞壁的组成成分。

(5)矿物质元素：又称无机盐，其种类很多，约占固形成分的10%。以磷为主，其次为钾、镁、钙、硫、钠、氯等，此外还有铁、铜、锌、锰、硅等微量元素。矿物质元素或参与菌体成分的组成，或以无机盐形式存在，可调节细胞的渗透压及维持酶活性等。

(6)维生素：细菌细胞中存在的维生素主要是水溶性B族维生素，其含量非常低。维生素是构成许多重要辅酶的前体或功能基团，在代谢过程中起重要作用。

除上述物质外，细菌体内还含有一些特有的化学物质，如肽聚糖、D型氨基酸、磷壁酸、胞壁酸、二氨基庚二酸（DAP）、2,6-吡啶二羧酸（DPA）、2-酮基-3-脱氧辛酸（KDO）等。细菌的组成成分中除核酸相对稳定外，其他化学成分的含量常因菌种、菌龄的不同以及环境条件的改变而有所变化。

**（二）细菌的物理性质**

**1. 细菌的带电现象**　细菌的蛋白质和其他蛋白质一样，是由许多氨基酸组成的。氨基酸是兼性离子，在溶液中可电离成带阳离子的氨基（$NH_3^+$）和带阴离子的羧基（$COO^-$）。在一定的 pH 下，它所电离的阳离子和阴离子相等，净电荷为 0，此 pH 即为细菌的等电点（pI）。当溶液的 pH 比细菌的等电点低时，则氨基酸中的羧基电离受抑制，氨基电离，细菌带正电荷；反之，溶液的 pH 比等电点高时，则氨基电离受抑制，羧基电离，细菌则带负电荷。

溶液的 pH 距离细菌的等电点越远，细菌所带的电荷就越多。细菌的带电现象与细菌的染色反应、凝集反应、抑菌和杀菌作用均有密切的关系。

**2. 比表面积**　单位体积所具有的表面积称为比表面积（即表面积/体积）。物体随着体积的缩小，其比表面积则随之增大。如葡萄球菌的直径为 $1\mu m$，$1cm^3$ 的表面积达 $6\times10^4 cm^2$；而一般生物体细胞的直径为 $1cm$，$1cm^3$ 的表面积为 $6cm^2$，前者是后者的 1 万倍。细菌因其具有巨大的比表面积，利于与周围环境进行营养物质的吸收、代谢废物的排泄和环境信息的交流，所以细菌代谢旺盛、繁殖迅速。

**3. 布朗运动**　细菌是一个大胶体粒子，在液体中受分散媒介分子的撞击，产生一种在原地不停的摆动，称之为布朗运动。这种运动和具有鞭毛的细菌所发生的位移运动（真运动）是完全不同的。

**4. 细菌的比重和重量**　细菌细胞由水分和固形物组成，其比重为 $1.07\sim1.19$。细菌的比重与菌体所含物质的种类及多少有关。细菌的重量常以单位体积的细菌群体的干重来表示，即将一定体积中的细菌洗净、离心、干燥后称重。测定细菌单位体积干重，可以反映细菌在各种环境下生长与代谢活动的关系。

**5. 细菌的光学性质**　细菌为半透明体，光线不能全部透过菌体。光束通过细菌悬液，将会被散射或吸收而降低其透过量，所以细菌悬液呈混浊状态。细菌悬液的透光度或光密度可以反映细菌数量的多少。透光度或光密度可借助光电比色计精确地测出来，从而反映出细菌的繁殖浓度，就能推知细菌在单位体积中繁殖数量与代谢活动之间的关系。这种菌体光密度测定法比测重法简便、精确，广泛应用在科研、生产工作中。

**6. 细胞膜的半渗透性**　细菌细胞膜与所有生物膜一样，具有半渗透性，它可以让水和部分小分子物质透过，但对其他物质的透过则具有选择性。细菌营养物的吸收和代谢产物的排出均与细胞膜的半渗透性有关。

**（三）细菌的营养与繁殖**

**1. 细菌的营养物质及其生理功能**　细菌从周围环境中吸收的作为代谢活动所必需的有机物或无机物称为细菌的营养物质。获得和利用营养物质的过程称为营养（nutrition）。营养物质是细菌生存的重要物质基础，而营养是细菌维持和延续生命形式的一种生理过程。各种细菌在生长繁殖时所需要的营养物质主要包括水、碳源、氮源、无机盐和生长因子。

（1）水：水是维持细菌细胞结构和生存必不可少的一种重要物质。主要生理功能有：①作为细胞的组成成分，如结合水。②为细胞代谢提供液体介质环境。细菌营养物质的运输、分解及代谢废物的排泄等都是以水为媒介的。③直接以分子状态参与代谢。如脂肪酸分解过程中的 β-氧化就有加水反应和脱水反应。④调节细菌温度。水的比热高,又是热的良导体,能有效地吸收物质代谢过程中所放出的热量,并将热迅速地扩散到细胞外,使细胞内的温度不至于骤然上升,细胞内的各种氧化还原反应都能在适宜的温度下进行,酶的生理活性得到正常发挥。⑤维持蛋白质、核酸等生物大分子的天然构象稳定,以发挥正常的生物学效应。

(2)碳源(carbon source):碳源是指为细菌生长提供碳素来源的营养物质的统称,是含碳元素的各种化合物。碳源主要用于合成细菌的含碳物质及其细胞骨架,同时也是细菌获得能量的主要来源。

碳源主要包括无机碳源和有机碳源。少数细菌能利用无机碳源,多数细菌则是以有机碳源为主。无机碳源主要有 $CO_2$ 及碳酸盐($CO_3^{2-}$ 或 $HCO_3^-$);有机碳源的种类非常丰富,常见的有糖类及其衍生物、脂类、醇类、氨基酸和烃类等。各种有机碳源中,容易被细菌吸收利用的是糖类物质,其中包括单糖、双糖和多糖。糖类中最简单的是单糖,尤其是葡萄糖,它是细菌利用的主要碳源物质。

大多数细菌能利用有机物作为碳源。病原菌主要从糖类中获得碳,而有些细菌可以以 $CO_2$ 为唯一的碳源。常根据细菌利用碳源的类型和能力的差异对其进行分类鉴定。

(3)氮源(nitrogen source):氮源是为细菌生长提供氮素来源的营养物质的统称,是含氮元素的各种化合物或简单分子。细菌利用各种含氮化合物来合成自身的蛋白质、核酸和其他含氮化合物,一般不用作能量。个别类型的细菌能利用氨基酸、铵盐或硝酸盐同时作为氮源和能源。

氮源从其化学结构上划分可包括无机氮源、有机氮源及氮气分子。常见的无机氮源主要有铵盐、硝酸盐、尿素及氨等;有机氮源主要是动物或植物蛋白质及其不同程度的降解产物,也称为蛋白质类氮源,如鱼粉、黄豆饼粉、牛肉膏、蛋白胨、玉米浆等。由于各类氮源的复杂程度差异较大,细菌对不同氮源的吸收利用能力差异也较大,利用速度也不同。小分子氮源很容易被细菌吸收利用,在短时间内就可满足菌体生长需要,称之为速效氮源;大分子复杂氮源在被细菌吸收利用之前还要经进一步的降解才能被吸收利用,称之为迟效氮源。

病原性微生物主要从氨基酸、蛋白胨等有机氮化合物中获取氮。有些细菌由于缺少某种或几种酶,不具备合成相应氨基酸或碱基的能力,因此必须依靠外界提供有机氮化合物才能生长。

(4)无机盐(inorganic salt):细菌所需的无机盐有很多种类,包括氯化物、硫酸盐、磷酸盐、碳酸盐以及含有钾、钠、钙、镁、铁等元素的化合物,其中主要是磷和硫。磷在菌体中的含量较多,其作用一方面是合成菌体组分,如核酸、磷脂、核蛋白、多种辅酶和辅基等;另一方面是贮存和转运能量,氧化磷酸化作用是能量代谢的主要步骤之一,ATP 等高能磷酸键可贮存和转运能量。硫是制造含硫氨基酸及多种含巯基化合物的原料。其他的无机盐还有锰、锌、钴、铜等。它们为细胞生长提供必需的各种微量元素,以满足细菌细胞生理活动的需要。

无机盐对细菌细胞的主要生理功能有:①作为酶或辅酶的组成部分;②作为酶的调节剂,参与调节酶的活性;③调节并维持细菌细胞内的渗透压、氧化还原电位;④可作为一些特殊类型细菌的能源;⑤维持生物大分子和细胞结构的稳定性。

(5)生长因子(growth factor):是指某些细菌在其生长过程中必需的,但细菌细胞本身不能合成或合成量不足,必须借助外源加入的,微量就可满足细菌生长繁殖的营养物质。细菌所需的常见营养因子主要有维生素、各类碱基(嘌呤及嘧啶)及氨基酸等。前两类主要是构成辅酶、辅基和核酸,维生素中主要是 B 族维生素,如维生素 $B_1$(硫胺素)、维生素 $B_2$(核黄素)、泛酸、烟酸、生物素、叶酸等,它们多半是辅基或辅酶的成分。而供给少量的氨基酸是因为某些细菌缺乏合成该氨基酸的酶。

**2. 细菌的生长繁殖**

(1)细菌生长繁殖的条件:细菌生长繁殖除需要营养物质外,尚需适宜的酸碱环境、温度和气体等环境条件。

1)充足的营养物质:包括一定量的水分、碳源、氮源、无机元素和生长因子。当营养物质不足时,菌体一方面降低代谢速度,避免能量的消耗;另一方面通过激活特定运输系统,大量吸收周围环境中的微量营养物质以供菌体生存。在一定范围内,菌体细胞的生长繁殖速度与其营养物质的浓度成正比。

2)合适的酸碱度:大多数病原菌的最适 pH 为 7.2~7.6,在此范围内细菌的酶活性强,生长繁殖旺盛。少数细菌如嗜酸乳杆菌的最适 pH 为 5.8~6.6,而霍乱弧菌的最适 pH 则为 8.4~9.2。在适宜的 pH 条件下,特别在含糖液体培养基中,细菌代谢旺盛,很快分解糖产生有机酸,降低了培养基中的 pH,不利于细菌继续生长和代谢。因此,在配制培养基时,不仅要注意调节其合适的 pH,还应加入适宜的缓冲物质,如磷酸盐、碳酸盐或有机物(如氨基酸)等。

3)适宜的温度:细菌的生长繁殖必须在适宜的温度范围内进行。根据细菌对温度范围的要求不同,可分为嗜冷菌、嗜温菌和嗜热菌三类。大多数细菌属于嗜温菌(最适温度为 25~32℃),多数病原菌的最适温度为 37℃。

4)气体:细菌生长繁殖需要的气体主要是 $O_2$ 和 $CO_2$。一般细菌在代谢过程中产生的二氧化碳即可满足自身需求,但有些细菌如脑膜炎奈瑟菌等在初次分离培养时,需提供 5%~10% 的 $CO_2$ 才能生长。

根据细菌生长与氧气的关系,可将细菌分为 5 种类型(表 2-2)。①需氧菌:在有氧的环境中才能生长繁殖,如结核分枝杆菌、枯草芽孢杆菌;②微需氧菌:能在含有少量分子氧的情况下生长,如空肠弯曲菌、幽门螺杆菌等;③耐氧菌:在生长过程中一般不需要氧气,但氧气的存在对其影响不大,如乳酸菌;④兼性厌氧菌:在有氧或无氧的环境中均能生长,有氧时进行需氧呼吸,无氧时进行厌氧发酵,以有氧条件下生长较好,如大肠埃希菌等;⑤厌氧菌:在无氧的环境中才能生长繁殖,氧对其生长有毒害作用,如破伤风梭菌。

表 2-2　细菌生长与氧气的关系

| 细菌类型 | 最适生长时 $O_2$ 体积（%） | 代表类型 |
| --- | --- | --- |
| 需氧菌 | ≥20 | 枯草芽孢杆菌 |
| 微需氧菌 | 2~10 | 空肠弯曲菌 |
| 耐氧菌 | ≤2 | 乳酸菌 |
| 兼性厌氧菌 | 有 $O_2$ 或无 $O_2$ | 大肠埃希菌 |
| 专性厌氧菌 | 不能有 $O_2$ | 破伤风梭菌 |

(2)细菌的繁殖方式与速度:细菌一般以无性二分裂方式进行繁殖。即细菌生长到一定时期,

在细胞中间逐渐形成横膈,由一个母细胞分裂成两个大小基本相等的子细胞。

细菌的繁殖速度极快,大多数细菌每20~30分钟即可繁殖1代,经过18~24小时在固体培养基上即可见到细菌的菌落。少数细菌繁殖较慢,如结核分枝杆菌需18~20小时才能分裂1次。

**3. 细菌的营养类型**　细菌的营养类型实质为细菌利用营养物质的特定方式,在营养物质的利用中涉及能量的来源。因此,常以细菌生长所需的能源和主要营养物质碳源的不同,可将细菌分为光能无机营养型、光能有机营养型、化能无机营养型和化能有机营养型四大类(表2-3)。

表2-3　细菌的营养类型

| 营养类型 | 能源 | 碳源 | 电子供体 | 代表类型 |
|---|---|---|---|---|
| 光能无机营养型<br>(光能自养型) | 光 | $CO_2$ | ($H_2S$、S、$H_2$ 或水) | 绿硫细菌、蓝绿菌 |
| 光能有机营养型<br>(光能异养菌) | 光 | 有机物 | 有机物 | 红螺细菌 |
| 化能无机营养型<br>(化能自养菌) | 化学能<br>(无机物) | $CO_2$ 或碳酸盐 | ($H_2S$、$H_2$、$Fe^{2+}$、<br>$NH_4^+$、$NO_2^-$) | 硝化细菌、铁细菌 |
| 化能有机营养型<br>(化能异养菌) | 化学能<br>(有机物) | 有机物 | 有机物 | 大多数细菌 |

(1)光能营养型细菌(phototroph):以光为唯一或主要能量来源的营养类型。按其所需碳源的不同分为光能无机营养型和光能有机营养型。

1)光能无机营养型:又称为光能自养菌,能以$CO_2$作为主要或唯一的碳源,以无机物作为供氢体并利用光能进行生长。

2)光能有机营养型:又称光能异养菌,不能以$CO_2$或碳酸盐作为主要或唯一的碳源,而是以有机物作为碳源及供氢体并利用光能进行生长。

(2)化能营养型细菌(chemoautotroph):化能营养型细菌是以无机物或有机物氧化过程中释放的化学能为能量来源的营养类型。在细菌中该类型的种类和数量占优势。根据所需碳源的不同,可再分为化能无机营养型和化能有机营养型。

1)化能无机营养型(chemoautotroph):又称化能自养菌,以氧化无机物产生的化学能为能源,以$CO_2$或碳酸盐为主要碳源来合成菌体自身的有机物,如硝化细菌。

2)化能有机营养型(chemoheterotroph):又称化能异养菌,以有机物氧化时所产生的化学能作为能源,并以有机物作为主要碳源。因此,有机物对化能异养菌来说既是碳源又是能源。在化能营养型细菌中,异养型是主要类型,已知所有的病原菌都属于此种类型。

根据利用的有机物性质不同,还可以将化能异养菌分为腐生型和寄生型两类。腐生型(metatrophy)是利用无生命的有机物质作为碳源,如土壤中动植物的尸体和残体;寄生型(paratrophy)是利用有生命的有机物质作为碳源,借助寄生方式生活在活体细胞或组织间隙中,以宿主体内的有机物质为营养,目前工业发酵中使用的菌种及病原性细菌多属此类。

**4. 营养物质的吸收**　细菌结构简单,营养物质的进入及代谢产物的排出都是借助其细胞壁和细胞膜的选择性透过作用完成的。根据营养物质运输的特点,可将营养物质运输方式分为简单扩散、促进扩散、主动运输和基团转位4种类型,其中主动运输是细菌吸收营养的主要方式。

(1)简单扩散(simple diffusion):又称被动扩散(passive diffusion)或自由扩散,营养物质借助细胞内外溶质的浓度差,不需任何细菌组分的帮助,通过细菌细胞的壁膜屏障结构,从高浓度区向低浓度区扩散。其主要特点是:①不消耗能量;②不需要载体蛋白——渗透酶(permease)参与;③扩散的方向是从高浓度区向低浓度区,并且过程可逆;④扩散的速度随浓度差的降低而减小,当细胞内外浓度相等时达到动态平衡。

通过简单扩散的营养物质种类不多,主要是一些水溶性及脂溶性的小分子,如水、脂肪酸、乙醇、甘油、某些氨基酸及 $O_2$、$CO_2$ 气体等。扩散是非特异性的,速度较慢。

(2)促进扩散(facilitated diffusion):又称协助扩散,是借助细胞内外营养物质的浓度差和载体蛋白(carrier protein),使营养物质通过细菌细胞的壁膜屏障结构进入细胞内的过程。其主要特点是:①促进扩散的动力是细菌细胞内外溶质的浓度差值,不需要消耗能量。②促进扩散需要细胞膜上的特异性载体蛋白参加。这些载体属于渗透酶类,与相应的被运输物质有亲和力,而且细胞外的亲和力大于细胞内,从而使营养物质进入细胞后能与载体分离。③扩散的方向是从高浓度向低浓度,但不是一个可逆性的过程,只可从胞外进入胞内。促进扩散模式如图2-17所示。

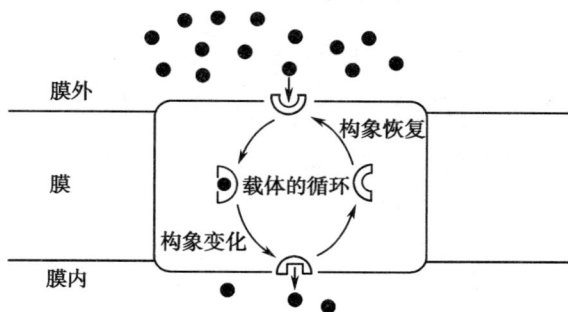

图 2-17 促进扩散模式图

载体蛋白具有高度特异性,一般细菌往往只能借助专一的载体蛋白来运输相应的营养物质,也有些细菌可以利用多种载体来运输同一种营养物质。通过这种方式进入细胞的营养物质主要有氨基酸、某些单糖、维生素及无机盐等。

(3)主动运输(active transport):是在特异性渗透酶的参与下,逆浓度差运输所需的营养物质至细胞内的过程,是细菌吸收营养物质的主要方式。其主要特点是:①消耗能量,能量来自于细菌的呼吸能;②需要载体蛋白(渗透酶)参与;③逆浓度梯度运输,即扩散方向是从低浓度向高浓度;④对被运输的物质具有高度的选择性;⑤单方向运输,从细胞外到细胞内,不存在动态平衡点。

在主动运输中,载体蛋白起着非常关键的作用。在膜的外表面载体蛋白对营养物显示了高度亲和力,使得营养物质能与载体蛋白特异性结合;当营养物被运输穿过膜时,载体蛋白的构象发生改变,导致营养物在细胞内释放(图2-18)。在主动运输中载体蛋白的构型变化需要消耗能量。

主动运输虽然对营养物质有选择性,但由于载体系统多样,故运输的营养物质种类丰富。大多数氨基酸、糖类和一些离子(如 $K^+$、$Na^+$、$HPO_4^{2-}$、$HSO_4^-$)等都是借助主动运输进入细胞内的。

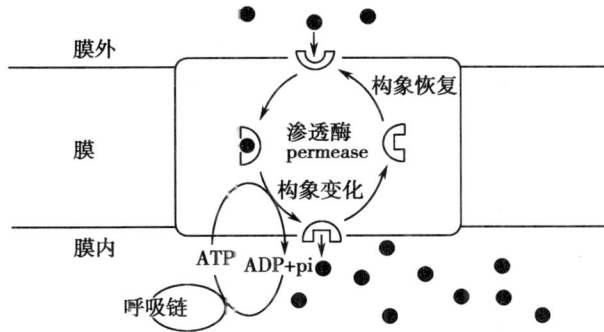

图 2-18　主动运输模式图

（4）基团转位（group translocation）：指需要载体蛋白参加，消耗能量的物质运输方式，且被运输物质在运输前后发生了分子结构修饰。如葡萄糖经过基团转位进入胞内后，经过修饰在其分子上增加了一个磷酸基团，成为 6-磷酸葡萄糖。因此，基团转位是一种特殊形式的主动运输，其特点是被运输物质在由胞外向胞内运输的过程中得到了化学修饰。

基团转位主要存在于厌氧型和兼性厌氧型细菌中，主要用于糖的运输，此外还包括对脂肪酸、核苷、碱基等的运输。

**（四）细菌的人工培养**

细菌的人工培养是指用人工方法提供细菌生长所需的营养物质及环境条件，使细菌能在短时间内大量繁殖。通过人工培养细菌可以获得大量的菌体及其相应的代谢产物，这不仅能满足感染性疾病的病原学诊断与治疗、流行病学调查和生物制品的制备等，而且对生物制药的生产实践有着重要的指导意义。

**1. 培养基（medium）**　是人工配制的满足细菌及其他微生物生长繁殖和（或）积累代谢产物的营养基质。培养基必须具备下列条件：含有适当的水分和各种适宜的营养物质；具有合适的 pH；适当的物理状态（固体、液体、半固体）；本身必须无菌。

培养基的种类繁多，按照其物理性状和用途等可分为不同的种类。

（1）按物理性状分类：可分为液体、固体和半固体培养基三大类。

1）液体培养基：指呈液体状态的培养基。该培养基有利于细菌增殖，用于发酵工业大规模生产以及实验室进行微生物生理代谢活动研究。此外，可根据培养后的浊度判断微生物的生长程度。

2）固体培养基：指在液体培养基中加入一定量凝固剂而呈固体状态的培养基。琼脂是最常用的凝固剂，它是一种从海藻中提取的多糖类物质，大多不被细菌分解利用，加热至 98℃ 时即可熔化，冷却至 45℃ 时可凝固。一般固体培养基中的琼脂添加量为 2%～3%。固体培养基可依据使用目的的不同而制成平板、斜面、高层斜面等形式，常用于微生物的分离、纯化和保存菌种等。

3）半固体培养基：在液体培养基内加入少量凝固剂（如 0.5% 左右的琼脂）而呈半固体状态的培养基。常用于观察细菌动力等。

（2）按培养基的用途分类

1）基础培养基：含有满足一般细菌生长繁殖所必需的营养物质。如肉汤培养基，其组成为蛋白肉浸膏、蛋白胨、氯化钠和水。

2）营养培养基：在基础培养基中加入葡萄糖、血液、血清、酵母浸膏等，专供营养要求较高或有特殊要求的细菌生长。如利于溶血性链球菌和肺炎链球菌生长的血琼脂平板。

3）鉴别培养基：是在基础培养基中加入特定的底物和指示剂，通过细菌生长过程中分解底物所释放的不同代谢产物，通过指示剂的反应来鉴别细菌。如在蛋白胨水中加入某种糖类及指示剂，细菌培养后，可根据产酸、产气情况来鉴别细菌分解糖的发酵能力。又如醋酸铅培养基可用于检查细菌能否分解含硫氨基酸产生硫化氢。

4）选择培养基：利用不同细菌对某些化学物质的敏感性不同的特点，可在培养基中加入抑制某些细菌生长的药物，从而在混杂的细菌群体中筛选出目的菌。例如在培养基中加入胆盐，能选择性地抑制革兰阳性菌生长，有利于肠道中革兰阴性菌的分离；若在培养基中加入某种抗生素，亦可起到选择作用。

5）厌氧培养基：是专门用于培养专性厌氧菌的培养基。培养厌氧菌必须考虑到两个重要因素：一是细菌生长的环境中不能有氧；二是培养基中营养物质的氧化还原电位（Eh）不能高，Eh 值一般是在 $-420 \sim -150 \text{mV}$。常用的厌氧培养基有庖肉培养基（肉汤中加入煮过的肉渣，其中含有具有还原性的不饱和脂肪酸和谷胱甘肽）、巯基乙酸钠培养基等。

此外，按营养物来源不同，培养基可分为合成培养基和非合成培养基。前者是由已知化学成分的化学药品组成的；后者又称天然培养基，是用化学成分不甚清楚且不恒定的天然营养物质如马铃薯、牛肉膏和麦芽汁等配制而成的。

**2. 细菌的培养方法及其生长现象** 将细菌接种在适宜的培养基上，于一定条件下培养就能看到细菌的生长。因培养方法不同，其生长现象也不相同。

（1）固体培养法：常用于微生物的分离、纯化、保存和计数等。固体培养基分为平板和斜面两种。在固体培养基表面由单个细菌分裂繁殖所形成的一堆肉眼可见的细菌集团称为菌落（colony）。多个菌落融合成片，称为菌苔。理论上一个菌落是由一个细菌繁殖而来的，是同种的纯菌，故可用作纯种分离。同理，计数平板上生长的全部菌落数可以计算出标本中单位体积中的活菌总数，常用单位体积中的菌落形成单位（colony forming unit, CFU/ml）表示。挑取一个菌落，移种到另一培养基中，生长出来的细菌均为纯种，称为纯培养。细菌种类不同，其菌落大小、形状、黏稠度、湿度、色泽、边缘形状、凸起或扁平、表面光滑或粗糙等都不尽相同，根据菌落的特征可以初步鉴别细菌。

---

**知识链接**

**细菌分离纯培养技术的发明**

德国细菌学家科赫于 1881 年将含有营养物质的琼脂融化后倒入培养皿中，用烧红的白金丝蘸取少许混合稀释菌液，在凝固的琼脂表面划线，用玻璃罩盖住培养皿，培养几天后，琼脂表面上便长出一个个孤立的菌落。科赫认为相同特征的菌落来自于同一个种，挑选某一种菌落进行几次相同的培养后得到了纯种。应用此技术成功地解决了从混合菌液中分离单一细菌的难题，这就是沿用至今的细菌分离纯培养技术。

（2）液体培养法：又分为静置培养、摇瓶培养和发酵罐培养。常用于观察微生物的生长状况、检测生化反应及代谢产物或使细菌大量增殖。

1）静置培养（stationary culture）：是将培养物静置于培养箱中，如试管液体培养。多用于菌种培养、微生物的生理生化试验。细菌在澄清的培养基中经过一段时间的培养后，可出现混浊、沉淀、菌膜等现象。如大肠埃希菌等兼性厌氧菌在液体培养基中生长后，呈现均匀混浊的状态，菌数越多，浊度越大，从而用比浊法可以估计细菌的数值；专性需氧菌如枯草芽孢杆菌多在液体表面生长并形成菌膜；能形成长链的细菌在液体下部呈沉淀生长，如链球菌。

2）摇瓶培养（shaking culture）：即在锥形瓶内装入一定量的液体培养基后，经摇床振荡培养，以提高氧的吸收和利用，促进细菌的生长繁殖，获得更多的菌体和代谢产物。在实验室中常采用摇瓶培养法以获得足够的菌体和代谢产物。

3）发酵罐培养（tank culture）：是进一步放大培养，培养物可达数十立升，适用于放大试验或应用于种子制备，此时还需向深层液体中通入无菌空气，故也称通气培养（aeration）。

（3）半固体培养法：将细菌穿刺接种到半固体培养基中，经培养后，无动力的细菌仅沿穿刺线呈清晰的线形生长，周围培养基仍透明澄清；有动力的细菌沿穿刺线扩散生长，可见沿穿刺线呈羽毛状或云雾状，穿刺线模糊不清，从而可判断细菌是否有动力，即有无鞭毛的存在。半固体培养基用于观察细菌的运动能力，也常用于菌种保存。

（4）厌氧培养法：是专门针对厌氧菌的培养方法。用于厌氧菌的培养方法有多种，主要措施有以惰性气体来置换空气，排出环境中的游离氧；加入还原剂降低微环境中的氧化还原电位，如液体培养基中可加入巯基乙酸钠、谷胱甘肽等；将细菌接种在一般培养基上，然后采取隔离空气的措施，如在培养基上面用凡士林或石蜡封住，或将其放入厌氧袋、厌氧罐或厌氧箱中培养。

**3. 细菌的生长曲线**　细菌在液体培养基中的生长繁殖具有一定的规律性。描述细菌群体在整个培养期间的菌数变化规律的曲线称之为生长曲线（growth curve）。其制作方法是将一定数量的细菌接种在适宜的液体培养基中培养，每隔一定的时间取样计算菌数，以时间（小时）为横坐标，以活菌数的对数为纵坐标进行作图即得细菌的生长曲线。

按生长繁殖的速率不同，细菌生长曲线可分为 4 期，如图 2-19 所示。

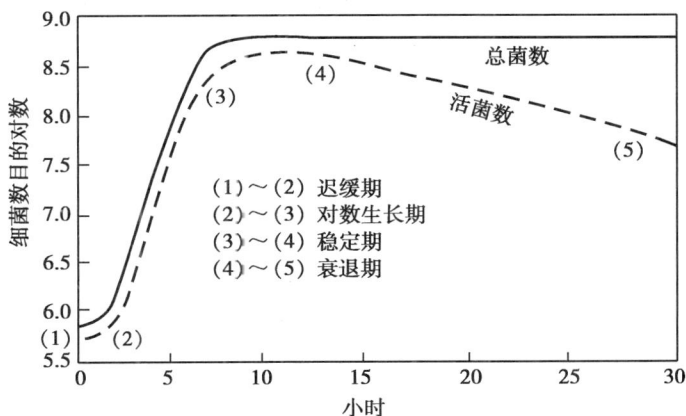

图 2-19　细菌的生长曲线

（1）迟缓期（lag phase）：是细菌进入新环境后的适应时期,此期细菌不分裂,菌数不增加,但细胞体积变大,细胞内合成代谢活跃,胞内核酸、蛋白质的量均增加。迟缓期的出现是由于细菌需要适应新的环境条件,并产生足够量的酶、辅酶以及某些必要的中间代谢产物。当这些物质达到一定浓度时,细菌才开始分裂繁殖。一般细菌的迟缓期为1~4小时,迟缓期的长短可以反映细菌的生长繁殖条件是否适宜。影响迟缓期长短的因素有菌种、菌龄、接种量以及接种前后培养基成分的差异等。

（2）对数生长期（logarithmic growth phase）：此期是细菌分裂繁殖最快的时期,活菌数按几何级数增加,即 $2^0 \rightarrow 2^1 \rightarrow 2^2 \rightarrow 2^3 \rightarrow \cdots \rightarrow 2^n$,在生长曲线图上,活菌数目的对数呈直线上升,活菌数与总菌数非常接近。此期细菌的形态、大小、染色性均典型,群体细胞的化学组成及形态、生理特征比较一致,细菌代谢活跃,生长速率快,对外界环境因素的作用比较敏感。因此实验室研究细菌的生物学性状和做药敏试验,以选用对数生长期的细菌为佳(多数细菌经8~18小时的培养)。有些抗菌药物在这一时期作用于细菌的效果较好。

（3）稳定期（stationary phase）：由于营养物质的消耗、有害代谢产物的积累以及其他环境条件如pH、氧化还原电势的改变,导致对数生长期末期细菌生长速率逐渐下降,死亡率渐增,以至于细菌繁殖数与细菌死亡数趋于平衡,活菌数保持相对稳定,故称稳定期。此期细菌的形态和生理发生改变,如革兰阳性菌可被染成革兰阴性菌,细菌开始积累贮存物质。细菌的芽孢多在此期形成,某些次级代谢产物如外毒素、抗生素等也在此期开始产生。

（4）衰退期（decline phase）：稳定期后,生长环境越来越不利于细菌生长,细菌繁殖速度减慢或停止,死菌数逐渐上升,活菌数越来越少,死菌数超过活菌数。此期细菌的形态发生显著改变,出现多形态的衰退型或菌体自溶。形成芽孢的细菌,此期芽孢成熟。该时期死亡的细菌以对数方式增加,但在衰退期后期,部分细菌对不良环境能产生一定的抗性,在一定程度上使死亡速率降低。

细菌对不同营养物质的利用能力是不同的,有的可以直接被利用,如葡萄糖或 $NH_4^+$ 等;有的需要过一段时间才能被吸收利用,如乳糖或鱼粉等。当培养基中同时含有这两类碳源或氮源时,细菌在生长过程中会出现二次生长现象。

了解细菌的生长曲线对研究细菌的生理学和生产实践都有重要的指导意义。例如为了尽量减少菌数的增加,在无菌制剂和输液的制备中就要将灭菌工序控制在迟缓期,以保证输液质量和减少热原污染;在大量培养细菌时,选择适当的菌种、菌龄、培养基及控制培养条件可缩短迟缓期。对数生长期的细菌生长繁殖快、代谢旺盛,利用此期的细菌作为连续发酵的种子,以缩短生产周期。实验室工作中,多采用此期细菌进行细菌的形态结构、生理代谢等方面的研究。稳定期是细菌代谢产物增多,并大量积累的时期。发酵工业上,为更多地获得细菌产生的代谢物,如氨基酸、抗生素等,可适当补充营养物,延长稳定期。形成芽孢的细菌,芽孢在衰退期成熟,有利于菌种保藏。

**4. 细菌生长量的测定**　主要根据细菌的数目、重量及生理指标3个方面对生长量进行测定。

（1）计数法:分为直接计数法、间接计数法和比浊法。直接计数法是利用特定的细菌计数板或血细胞计数板,在显微镜下计数一定容积中细菌的数量,此法的缺点是不能区分死菌与活菌;间接计数法又称活菌计数法,是通过计数在琼脂平板上生长的菌落数来计算出样品中的细菌数目,常用单位体积中的菌落形成单位( colony forming unit, CFU/ml )表示;比浊法则是根据细菌悬液的光吸收值能反映出细菌细胞浓度的原理,用浊度计或分光光度计测出细菌悬液的光吸收值,由此计算出细菌的细胞数。

(2)重量法:测定菌体重量的方法称为重量法,分为湿重法和干重法。湿重法是将一定体积的样品通过离心或过滤将菌体分离出来,经洗涤,再离心后直接称重;而干重法则是将样品于105℃烘干至恒重后,再称其重量。

(3)生理指标法:生理指标包括细菌的呼吸强度、耗氧量、酶活性及生物热等。由于细菌在生长过程中这些生理指标会发生变化,因此可以借助一些特定的仪器来测定相应的指标,从而判断细菌的生长量。主要用于科学研究、分析细菌的生理活性等。

**(五) 细菌的新陈代谢**

细菌的新陈代谢包括分解代谢和合成代谢两个方面。细菌的生长繁殖实际上就是进行物质的分解与合成的新陈代谢过程。分解代谢(catabolism)是由复杂的化合物分解成简单化合物的过程,同时获得能量;合成代谢(anabolism)是指从简单化合物合成复杂的大分子乃至细胞结构物质的过程,同时消耗能量。两种代谢过程中均可产生多种代谢产物,其中有些在细菌的鉴别和医学上具有重要意义。

**1. 细菌的酶**　酶是生活细胞合成的特殊蛋白质,具有专一的催化活性,是生物催化剂。细菌作为一个独立生活的单细胞生物,具有非常丰富的酶类。按照不同的分类方法可将细菌体内的酶分为多种类型。

(1)按存在部位:可将细菌的酶分为胞外酶和胞内酶。

1)胞外酶:由细菌产生后分泌到细菌外发挥作用的酶。胞外酶多为水解酶,主要与细菌吸收利用某些营养物质有关,如蛋白酶、淀粉酶、纤维素酶等,能水解细胞外的一些复杂大分子物质为简单的小分子化合物,使其易于透过细胞膜被细菌所吸收。某些致病性细菌产生的胞外酶与其毒力有关,如卵磷脂酶、透明质酸酶等。

2)胞内酶:产生并存在于细胞内,催化细胞内进行的各种生化反应。参与细菌代谢的多数酶都属于胞内酶,如氧化还原酶类、裂解酶类、异构酶类和连接酶类等,是细菌呼吸和代谢不可缺少的酶类。

(2)按产生方式:可将细菌的酶分为组成酶和诱导酶。

1)组成酶:是细菌固有产生的,由遗传性决定,不管细菌生活的环境中有无该酶的作用基质,均不影响其产生。细菌的酶多为组成酶。

2)诱导酶:又称适应酶,是细菌为适应环境而产生的酶。如大肠埃希菌分解乳糖的β-半乳糖苷酶、耐青霉素的金黄色葡萄球菌产生的β-内酰胺酶,当环境中含有相应的基质如乳糖或青霉素时,这些酶的含量就迅速增加;当底物或诱导物移走后,酶的产生停止,这类酶的合成一般受多基因调控。

(3)按专属性:可将细菌的酶分为共有酶和特有酶。

1)共有酶:细胞内的酶种类繁多,其中很多酶在不同类型的菌体内都具有,如参与细菌基础代谢的一些酶,这些酶在细胞内催化的生化反应过程相似,称之为共有酶。

2)特有酶:少数酶只存在于某些特殊类型的细菌内,所催化的生化反应往往是该类细菌所特有的,称为特有酶。常利用特有酶对细菌的生物化学反应来鉴别细菌和诊断疾病。

近年来,在遗传工程研究中,发现许多细菌如大肠埃希菌菌体内含有防御作用的限制酶(restriction enzyme)和修饰酶(modification enzyme),称限制与修饰系统(R-M系统)。该系统能区别自己与非己的DNA,对外来非己的DNA通过限制性核酸内切酶的作用使其降解;对自己的DNA由修饰甲基化酶使核苷酸甲基化,使之免受限制性内切酶的作用。这个系统的酶现已被分离和纯化的有近百种,可作为分子生物学研究的工具酶使用。

**2. 细菌的呼吸**　大多数细菌必须从物质的氧化过程中获得能量,而一个物质的氧化必然伴随着另一物质的还原。所谓呼吸就是产生能量的生物发生氧化还原的过程。细菌生物氧化的方式主要是以脱氢和失去电子方式实现的。一般将以无机物为受氢体的称为呼吸,以有机物为受氢体的则称为发酵。根据在呼吸中最终的氢(或电子)受体不同,将细菌分为3种呼吸类型。

(1)需氧呼吸:需氧呼吸是以分子氧作为最终电子(或氢)受体的氧化作用。需氧菌以及兼性厌氧菌在有氧情况下都进行需氧呼吸以获得能量。需氧呼吸时从代谢产物上脱下的氢和电子,通过呼吸链逐步传递,最终为分子氧所接受而生成水。同时在上述氧化过程中伴有氧化磷酸化作用。以葡萄糖为例,每摩尔葡萄糖彻底氧化,生成 $CO_2$ 和 $H_2O$ 并释放出3632kJ的自由能,其中约40%贮存在ATP中(38个ATP),其余以热的形式散失。

(2)无氧呼吸:无氧呼吸是指以无机氧化物,如 $NO_3^-$、$SO_4^{2-}$ 或 $CO_2$ 等代替分子氧作为最终电子(或氢)受体的氧化作用。一些厌氧菌和兼性厌氧菌在无氧条件下可进行无氧呼吸获得能量。在无氧呼吸中,底物脱下的氢和电子经过细胞色素等一系列中间传递体传递,并伴有氧化磷酸化作用,生成ATP,但比有氧呼吸产生的能量少。

(3)发酵:发酵是指电子(或氢)的供体和受体都是有机物的氧化作用,有时最终电子(或氢)受体就是供体的分解产物。这种氧化作用不彻底,最终形成还原型产物,因此只能放出部分自由能,其中一部分自由能贮存在ATP中,其余以热的形式散失。

**3. 细菌的代谢过程**　作为原核型单细胞微生物,细菌的代谢方式同其他生物甚至高等生物既有相似之处,也有其自身的特点。

(1)分解代谢:细菌的类型不同,能利用的营养物质种类亦不同。对某些分子量较大、结构复杂的营养物质如多糖、蛋白质及脂类等一般难以直接利用,通过相应的胞外酶将其降解为小分子物质后再吸收利用;而一些结构简单的有机化合物如葡萄糖、氨基酸等则很容易被细菌分解利用。分解代谢主要为细菌生长繁殖提供能量,并产生合成生物大分子所需的前体物质。

1)糖的分解:糖是多数细菌良好的碳源和能源。营养物质中的多糖先经细菌分泌的胞外酶水解分解为单糖(一般为葡萄糖),进而转化为丙酮酸。多糖→单糖→丙酮酸这一基本过程对所有细菌而言是一致的,但丙酮酸的利用各类细菌则不尽相同。需氧菌将丙酮酸经三羧酸循环彻底分解成 $CO_2$ 和水,在此过程中产生各种代谢产物。厌氧菌则发酵丙酮酸,产生各种酸类(如甲酸、乙酸、丙酸、乳酸、琥珀酸等)、醛类(如乙醛)、醇类(如乙醇、乙酰甲基甲醇、丁醇等)、酮类(如丙酮)。在无氧条件下,不同的厌氧菌对丙酮酸的发酵途径不同,其代谢产物也不同。

2)蛋白质的分解:蛋白质在细菌胞外酶的作用下首先分解为蛋白胨,再进一步分解为短肽后,吸收进入菌体,在菌体内经肽酶水解成游离的氨基酸,再进行下一步的代谢。

能分解蛋白质的细菌不多,而蛋白酶又有较强的专一性,故可根据分解蛋白质的能力差异对一些细菌的特性进行鉴定。如明胶液化、牛乳胨化等都是细菌分解利用蛋白质的现象。能分解氨基酸的细菌比能分解蛋白质的细菌多,其分解能力也不相同。细菌既可直接利用吸收的氨基酸来合成蛋白质,也可将氨基酸进一步分解利用。氨基酸分解的方式有脱氨作用、脱羧作用、转氨作用。①脱氨作用:是分解氨基酸的主要方式。细菌类型、氨基酸种类以及环境条件的不同,脱氨方式也不同。脱氨作用主要有氧化、还原、水解等方式,生成各种有机酸和氨。②脱羧作用:许多细菌细胞内含有氨基酸脱羧酶,可以催化氨基酸脱羧产生有机胺和二氧化碳。③转氨作用:氨基酸上的 α-氨基通过相应的氨基转移酶催化转移到 α-酮酸的酮基位置上,分别生成新的 α-酮酸和 α-氨基酸。该过程是可逆性的。

3)细菌对其他物质的分解:细菌除能分解糖和蛋白质外,对一些有机物和无机物也可分解利用。各种细菌产生的酶不同,其代谢的基质不同,代谢的产物也不一样,故可用来鉴别细菌。①对其他有机物的分解:如变形杆菌具有尿素酶,可以水解尿素,产生氨。肖氏沙门菌和变形杆菌都有脱巯基作用,使含硫氨基酸(胱氨酸)分解成氨和硫化氢。②对其他无机物的分解:产气肠杆菌分解枸橼酸盐生成碳酸盐,并分解培养基中的铵盐生成氨。细菌还原硝酸盐为亚硝酸盐、氮或氨气的作用称为硝酸盐还原作用。如大肠埃希菌可使硝酸盐还原为亚硝酸盐,沙雷菌属可使硝酸盐或亚硝酸盐还原为氮。

(2)合成代谢:细菌的合成代谢是利用分解代谢产生的能量、中间产物以及从外界吸收的小分子营养物为原料,通过生物合成为菌体的各种复杂组成成分的过程。与分解代谢相比,合成代谢是一个消耗能量的过程,合成代谢的三要素是 ATP、还原力和小分子前体物质。细菌进行的最重要的合成代谢是细胞内蛋白质、多糖、脂类、核酸等物质的合成。

**4. 细菌的代谢产物**　伴随着代谢的进行,细菌产生大量的代谢产物,其中有些是细菌生长所必需的,有些产物虽然并非细菌必需,但可用于鉴别细菌,还有些与细菌致病性有关。

(1)分解代谢产物和相关的生化反应:细菌在分解代谢过程中,因其具备的酶各不相同,故其分解代谢产物随菌种不同而有差异,可以通过检测各种代谢产物借以鉴别细菌,尤其用以鉴别肠道杆菌。这种方法称为生化试验,通常也称为细菌的生化反应。

1)糖发酵试验(carbohydrate fermentation test):细菌能分解发酵多种单糖,产生能量和酸、醛、醇、酮、气体(如 $CO_2$、$H_2$)等代谢产物。不同细菌对糖的分解能力可不同,借以能鉴别细菌。如大肠埃希菌能分解葡萄糖和乳糖产酸、产气,而伤寒沙门菌只能分解葡萄糖产酸、不产气。

2)甲基红试验(methy red test,M):细菌分解葡萄糖产生丙酮酸,丙酮酸进一步分解成甲酸、乙酸、乳酸等混合酸,使培养基的 pH 下降至 4.4 以下,加入甲基红指示剂变为红色,为甲基红试验阳性;产气肠杆菌可使丙酮酸脱羧生成中性的乙酰甲基醇,故生成的酸类较少,培养液的最终 pH 高于 5.4,以甲基红为指示剂呈橘黄色,为甲基红试验阴性。

3)VP 试验(Voges-Proskauer test,Vi):产气肠杆菌在含有葡萄糖的培养基中能分解葡萄糖产生丙酮酸,进一步脱羧形成中性的乙酰甲基甲醇,在碱性溶液中氧化成二乙酰,二乙酰可与含胍基的化合物发生反应,生成红色化合物,称 VP 试验阳性;大肠埃希菌不能生成乙酰甲基甲醇,最终培养液的颜色不能变红,为 VP 试验阴性。

4)吲哚试验(indole test,I):吲哚试验又称靛基质试验。某些细菌如大肠埃希菌、普通变形杆菌、霍乱弧菌等含有色氨酸酶,能分解培养基中的色氨酸生成无色吲哚,当培养液中加入对二甲基氨基苯甲醛(吲哚试剂)时,可生成红色的玫瑰吲哚,为吲哚试验阳性;产气肠杆菌、伤寒沙门菌无色氨酸酶,不能形成吲哚,故吲哚试验为阴性。

5)枸橼酸盐利用试验(citrate utilization test,C):某些细菌如产气肠杆菌可利用枸橼酸盐为碳源,在仅含枸橼酸盐作为唯一碳源的培养基中能生长,分解枸橼酸盐产生 $CO_2$,再转变为碳酸盐,并分解培养基中的铵盐生产氨,使培养基中的 pH 由中性变为碱性,导致含有溴麝香草酚蓝(BTB)指示剂的培养基由绿色变为深蓝色,此为枸橼酸盐利用试验阳性;而大肠埃希菌不能利用枸橼酸盐作为碳源,故在该类培养基中不能生长,培养基中指示剂不变色,为枸橼酸盐利用试验阴性。

6)硫化氢试验(hydrogen sulfide test):变形杆菌、肖氏沙门菌等细菌能分解胱氨酸、半胱氨酸等含硫氨基酸产生硫化氢,在培养基中加入铅或铁化合物,硫化氢可与之反应形成黑色的硫化铅或硫化亚铁,为硫化氢试验阳性。

7)尿素酶试验:变形杆菌具有尿素酶,能迅速分解尿素产生氨,使培养基碱性增加,使酚红指示剂呈红色,此为尿素酶试验阳性;沙门菌无尿素酶,培养基颜色不改变,则为尿素酶试验阴性。

细菌的生化反应是鉴别细菌的重要方法之一,尤其对形态、革兰染色反应和菌落形态相同或相似的细菌更为重要。其中吲哚试验(I)、甲基红试验(M)、VP 试验(Vi)和枸橼酸盐利用试验(C)简称为 IMViC 试验,常用于肠道杆菌的鉴定。典型的大肠埃希菌的 IMViC 试验结果是"++--",而产气肠杆菌是"--++"。

(2)合成代谢产物:细菌在合成代谢过程中,除了合成蛋白质等细胞结构物质外,同时还合成一些在医学上及制药工业中具有重要意义的代谢产物。

1)热原(pyrogen):是细菌合成的一种注入人或动物体内能引起发热反应的物质。产生热原的细菌大多为 $G^-$ 菌,热原即其细胞壁中的脂多糖。热原耐高温,高压蒸汽灭菌(121.3℃ 20 分钟)亦不被破坏,需用250℃高温干烤或180℃ 4 小时才能破坏热原。药液、器皿等如被细菌污染,即可有热原,输入机体后可引起严重的发热反应,甚至导致死亡。因此,注射液、生物制品、抗生素以及输液用的蒸馏水均不能含有热原。

在制药工业中,对液体中可能存在热原可用吸附剂吸附、超滤膜过滤或通过蒸馏法除去,其中蒸馏法效果较好。在制备和使用注射液、生物制品等过程中,应严格无菌操作,防止被易产生热原的细菌污染。

**知识链接**

**热原和细菌内毒素检查**

《中国药典》(2015 年版)规定热原检测采用家兔试验法,细菌内毒素检测采用鲎试验法。

热原检查法系将一定剂量的供试品静脉注入家兔体内,在规定时间内,观察家兔体温升高的情况,以判定供试品中所含热原的限度是否符合规定。细菌内毒素检测是利用鲎试剂来检测微量细菌内毒素,以判断供试品中的细菌内毒素限量是否符合规定的方法。

2)毒素(toxin):许多细菌特别是致病菌能合成对人体和动物有毒害作用的物质,包括内毒素和外毒素。内毒素(endotoxin)大多为革兰阴性菌细胞壁的结构物质如脂多糖中的类脂 A,该毒素不能向胞外分泌,只有在细菌死亡或崩解后才能释放出来,故称为内毒素。内毒素的毒性较弱。外毒素(exotoxin)主要是革兰阳性菌产生的蛋白质,产生后可以分泌到胞外,毒性强且具高度的选择性,如白喉外毒素、破伤风外毒素及肉毒毒素等。

3)酶类:多种致病菌能合成侵袭性酶类,该酶能促使细菌入侵或利于细菌扩散,如链球菌产生的透明质酸酶、产气荚膜梭菌产生的卵磷脂酶等。侵袭性酶类以及毒素在细菌的致病性中甚为重要。

4)抗生素(antibiotics):是由某些微生物在代谢过程中产生的能抑制或杀死其他微生物和肿瘤细胞的物质。抗生素大多由放线菌和真菌产生,细菌产生的较少,只有多黏菌素、杆菌肽等少数几种。

5)细菌素(bacteriocin):是某些细菌合成的一类具有杀菌作用的蛋白质。它与抗生素有些相似,但其抗菌作用范围窄,仅对与产生菌株亲缘关系较近的细菌有杀伤作用。由于敏感菌表面有相应的受体,可吸附细菌素,进而导致菌体死亡。

细菌素通常由质粒编码,常按其产生菌来命名,如大肠埃希菌产生的大肠菌素、铜绿假单胞菌产生的绿脓菌素等。细菌素一般不用于抗菌治疗,但由于其作用的特异性,可用于细菌的分型和流行病学调查。

6)维生素(vitamin):多数细菌都能利用周围环境中的氮源或碳源合成自身生长所需的维生素,其中某些类型的细菌还能将合成的维生素分泌到菌体外。如人和动物肠道中的大肠埃希菌能合成 B 族维生素及维生素 K 等,可被人体吸收利用,对维持肠道的生理环境起着重要作用。还有某些微生物在医药生产上用于维生素的生产。

7)色素(pigment):许多细菌在一定条件下(氧气充足、温度适宜、营养丰富等)能产生不同颜色的色素,可用于细菌的鉴别。细菌产生的色素有两类:一类为脂溶性色素,不溶于水,只存在于菌体中,可使菌落着色而培养基不显色,如金黄色葡萄球菌产生的金黄色色素,使其菌落呈金黄色;另一类为水溶性色素,可弥散至菌落周围的培养基中,使培养基呈现颜色,如铜绿假单胞菌产生的水溶性绿色色素,可使培养基或感染部位的脓汁呈绿色。

## 三、细菌的分布与控制

细菌广泛分布于自然界与正常人体中,与外界环境及宿主一起构成相对平衡的生态体系。多数细菌对人类是无害的或是人类生存必不可少的组成成分,是可开发的生物资源。少数细菌及其他微生物能够引起人类疾病、生物制剂或药品变质或造成环境污染等。细菌的控制就是采取不利于细菌生长繁殖甚至导致死亡的方法,来抑制或杀死细菌。因此,学习细菌分布与控制的基本知识,对建立无菌观念、严格无菌操作、正确消毒灭菌、制备合格的生物药品具有十分重要的意义。

### (一)细菌的分布

**1. 细菌在自然界中的分布**　细菌在自然界中分布广泛,江河、湖泊、海洋、土壤、空气中都有数量不等、种类不一的细菌存在。这些细菌大多数对人类和动植物无害甚至是必需的,但也有一些是危害人类和动植物的病原菌。

(1)土壤中的微生物:土壤具备细菌生长繁殖所需要的营养、水分、空气、酸碱度、渗透压和温度等条件,有天然培养基的美称。土壤中的细菌种类和数量最多,土壤是人类最丰富的"菌种资源库"。土壤中的微生物主要分布于距地表 $10\sim20cm$ 深的土层中,表层土壤由于阳光照射和干燥,微生物数量较少。

土壤中的细菌大多为非致病菌,它们在自然界的物质循环中起重要作用。如固氮菌能固定大气中的游离氮气。但其中也有来自于正常人、动物及传染病患者的排泄物和动植物尸体进入土壤的病原菌,多数病原菌在土壤中很容易死亡,但是有芽孢的细菌如炭疽芽孢杆菌、破伤风芽孢梭菌、肉毒芽孢梭菌等可在土壤中存活几年甚至几十年。据有关资料统计,产气荚膜梭菌的芽孢在土壤中的检出率可达 100%,破伤风梭菌芽孢的检出率为 27%。这些细菌可直接或间接地进入人体,引起肠道、呼吸道的传染病和创伤感染。

由于带有土壤中的细菌和其他微生物,植物药材尤其是根茎类药材采集后若未及时晒干和妥善处理,常可因微生物的繁殖、发酵而引起药材的霉变,丧失药用价值。

(2)水中的微生物:水中含有不同数量的有机物和无机物,具备细菌繁殖的基本条件。因此,自然水域成为细菌栖息的第二天然场所。水中细菌的种类与数量因水源不同而异,一般说来地面水多于地下水,静止水多于流动水,沿岸水多于中流水。

水中有天然生存的细菌群,也有来自于土壤、垃圾、污染物、人畜排泄物等的细菌。伤寒沙门菌、痢疾志贺菌、霍乱弧菌等肠道致病菌常通过人和动物粪便及其他排泄物进入水中,从而引起消化道传染病。因此,水源的检查和管理在卫生学上十分重要。直接检查水中的病原菌比较困难,其原因是病原菌在水中数量少、分散、易死亡,故不易检出,一般采用测定细菌总数和检查大肠菌群数作为水被粪便污染的指标,从而间接地推测其他病原菌的存在概率。大肠菌群是指一群在 37℃ 24 小时能发酵乳糖,产酸、产气,需氧或兼性厌氧的革兰阴性菌。该菌群主要来源于人畜粪便,大肠菌群数愈多,表示粪便污染程度愈严重,间接表明可能有肠道致病菌污染。

由于水中含有细菌,故注射制剂用水必须是新鲜的蒸馏水,以免污染细菌而产生热原。制备口服制剂用水也至少应用新鲜的冷却开水,以减少菌数。

(3)空气中的细菌:空气中缺乏细菌所必需的营养物质和水分,又受阳光直射,不是细菌生长繁殖的适宜场所。空气中的细菌数量较少,主要来自于土壤尘埃或自人和动物的呼吸道及口腔排出的飞沫。

空气中细菌的数量决定于环境的活动情况和被搅动的尘土的量。相对而言,近地面的大气比高空中多,室内空气比室外空气中多,人口密集的公共场所中空气的含菌量就更多。空气中常见的细菌种类主要为需氧性芽孢杆菌、产色素细菌及某些球菌等,是培养基、医药制剂、生物制品以及手术室等污染的主要来源。此外,空气中也可能有一些抵抗力较强的病原菌,如结核分枝杆菌、金黄色葡萄球菌、溶血性链球菌、脑膜炎奈瑟菌等,可引起伤口感染和呼吸道传染病。甲型链球菌常作为空气污染的指标。

进行微生物学接种、生物制品生产、药物制剂的制备以及外科手术等工作,均必须将室内空气消毒或净化,以免物品或药品的污染、变质和手术感染。

(4)极端环境中的微生物:极端环境是指高温或低温、高压、高盐、高酸、高碱等特殊环境。在各种极端环境中,都有细菌及其他微生物分布。根据细菌生长的极端环境,可将其分为嗜热或嗜冷菌、嗜压菌、嗜盐菌、嗜酸菌、嗜碱菌等。如嗜热脂肪芽孢杆菌能在75℃条件下生长,嗜冷菌能在−18℃的冰箱中生长等。

学习和了解极端环境条件下的细菌,不仅为生物进化、细菌分类等提供线索,更重要的是可以利用极端环境条件下的细菌为人类服务。如嗜冷菌细胞产生的低温蛋白酶及嗜碱菌细胞产生的碱性淀粉酶、蛋白酶和脂肪酶等被大量用于新型洗涤剂的开发;嗜酸菌被广泛用于细菌冶金、生物脱硫;嗜热菌细胞内的DNA聚合酶已被广泛用于PCR技术,还被应用于高温发酵、污水处理等方面。

(5)其他环境中的细菌

1)原料和包装物中的细菌:天然来源的未经处理的原料常含有各种各样的细菌,如动物来源的明胶、胰腺,植物来源的阿拉伯胶、琼脂和中药材等。事先或制药过程中加以消毒处理,如加热煎煮、过滤、照射、有机溶媒提取、加防腐剂等可得到减少细菌的满意结果。另外,制成糖浆剂造成高渗环境也可防止细菌生长;酊剂、浸膏制剂中加入乙醇也能减少细菌的污染。原料要贮藏在干燥环境中,以降低药材湿度,阻止细菌繁殖。

包装材料包括包装用的容器、包装纸、运输纸箱等,应按不同要求考虑是否需要消毒和如何处理封装,原则是尽量减少细菌的污染。

2)厂房建筑物和制药设备中的细菌:空气、人体、污水中的细菌都可能附着在厂房建筑物和制药设备中,给药物生产带来危害。因此,药物生产部门的所有房屋,包括厂房、车间、库房、实验室都必须清洁和整齐。建筑物的结构和表面应是不透水,表面平坦均匀,没有裂缝,便于清洗的;设备、管道均应易于拆卸,便于清洁和消毒。

**2. 细菌在人体中的分布**

(1)正常菌群:自然界中广泛地存在着各种微生物,人体与自然界联系密切。因此,在正常条件下,人体的体表及与外界相通的腔道中存在着不同种类和一定数量的细菌及其他微生物。这些菌群通常对人体无害甚至有益,故称正常菌群(normal flora of bacteria 或 normal flora)或正常微生物群。寄居人体各部位的正常菌群见表2-4。正常人体的体液、内脏、肌肉、骨骼及密闭腔道等部位是无菌的。

表2-4 寄居人体各部位的正常菌群

| 部位 | 主要菌群 |
| --- | --- |
| 皮肤 | 葡萄球菌、类白喉棒状杆菌、铜绿假单胞菌、痤疮丙酸杆菌、白假丝酵母菌等 |
| 口腔 | 甲型链球菌、丙型链球菌、葡萄球菌、卡他莫拉菌、乳酸杆菌、梭杆菌、拟杆菌、白假丝酵母菌、螺旋体、支原体、放线菌等 |
| 鼻咽腔 | 甲型链球菌、丙型链球菌、葡萄球菌、奈瑟菌、类白喉棒状杆菌、肺炎链球菌、拟杆菌、嗜血杆菌、不动杆菌等 |

续表

| 部位 | 主要菌群 |
|------|---------|
| 肠道 | 拟杆菌、双歧杆菌、乳酸杆菌、大肠埃希菌、肺炎克雷伯菌、变形杆菌、铜绿假单胞菌、葡萄球菌、粪肠球菌、消化链球菌、韦荣球菌、八叠球菌、产气荚膜梭菌、破伤风梭菌、白假丝酵母菌、腺病毒,ECHC病毒等 |
| 前尿道 | 葡萄球菌、类白喉棒状杆菌、非致病性分枝杆菌、白假丝酵母菌、乳酸杆菌、大肠埃希菌、拟杆菌、不动杆菌、奈瑟菌、支原体等 |
| 阴道 | 乳杆菌、大肠埃希菌、类白喉棒状杆菌、白假丝酵母菌等 |
| 外耳道 | 表皮葡萄球菌、类白喉棒状杆菌、铜绿假单胞菌等 |
| 眼结膜 | 葡萄球菌、结膜干燥棒状杆菌、不动杆菌、奈瑟菌等 |

一般情况下,正常菌群与人体以及菌群中各种微生物之间是相互制约、相互依存的,这种主要通过微生物之间的相互作用所建立的平衡称为"微生态平衡(eubiosis of microflora)",并已成为一门新兴学科——微生态学(microecology)。微生态学除主要研究微生物与微生物、微生物与宿主,以及微生物和宿主与外界环境的相互依存和相互制约的关系外,还研究微观生态平衡(eubiosis)、生态失调(dysbiosis)和生态调整(ecological adjustment)。

(2)正常菌群的生理功能:正常菌群对保持人体生态平衡和内环境的稳定有重要作用。

1)营养和代谢作用:正常菌群参与物质代谢、营养转化和合成,以及胆汁、胆固醇代谢及激素转化等。有的菌群如肠道中大肠埃希菌能合成维生素B复合物和维生素K,经肠壁吸收后供机体利用。

2)免疫作用:正常菌群可刺激宿主免疫系统的发育成熟,并能促进免疫细胞的分裂,产生抗体和佐剂作用,从而限制了正常菌群本身对宿主的危害性。

3)生物屏障与拮抗:正常菌群能构成一个防止外来细菌入侵的生物屏障。拮抗的机制是夺取营养、产生脂肪酸和细菌素等而使病原菌不能定居与致病。

4)抗衰老与抑癌作用:研究表明,肠道正常菌群中的双歧杆菌有抗衰老作用。此外,双歧杆菌和乳杆菌有抑制肿瘤发生的作用,它们抑癌作用的机制可能与其能降解亚硝酸铵,并能激活巨噬细胞、提高其吞噬能力有关。

(3)菌群失调及菌群失调症:正常菌群与宿主间的生态平衡是相对的,在特定条件下,这种平衡可被打破而造成菌群失调(dysbacteriosis),使原来不致病的正常菌成为机会致病菌而引起疾病。生态失调是宿主、正常菌群与外环境共同适应过程中的一种反常状态,在正常菌群表现为种类、数量和定位的改变,在宿主表现为患病或病理变化。严重的菌群失调可使宿主发生一系列的临床症状,称为菌群失调症(dysbacteriosis)。

1)菌群失调的诱因:凡能影响正常菌群的生态平衡者都可能成为菌群失调的诱因。通常由下列情况引起:①患者的免疫功能下降:由于皮肤大面积烧伤、黏膜受损、受凉、过度疲劳、慢性病长期消耗以及接受大量激素、抗肿瘤药物、放射性治疗等原因,使机体的免疫力下降;②不适当的抗菌药物治疗:长期大量使用抗生素,抗菌药物不仅能抑制致病菌,也能作用于正常菌群,使机会致病菌或耐药菌增殖,如金黄色葡萄球菌、革兰阴性杆菌及假丝酵母菌等,其大量繁殖进一步促使菌群失调;③医疗措施影响及外来菌的侵袭:由于寄居部位改变,如手术、创伤等引起正常菌群移位,如大肠埃希菌进入腹腔或泌尿道,可引起腹膜炎、泌尿道感染等。

2)菌群失调的表现:根据其失调程度可分为一度失调(可逆性失调),是菌群失调中最轻的一种,临床没有表现或只有轻微的反应,除去诱因后,不需治疗即可自行恢复;二度失调(菌种数量比例失调),是菌群失调中较重的一种,除去诱因后,失调状态仍然存在,在临床上多有慢性病的表现,如慢性肠炎等;三度失调(菌群交替症),是菌群失调中危害最大的一种,表现为原来的菌群(敏感菌)大部分被抑制,只有少数菌种(耐药菌)大量繁殖,或外来菌成为优势菌而引起新的感染,多发生在长期使用抗生素、免疫抑制剂、激素、大型手术及严重的糖尿病、恶性肿瘤等患者中。其中严重者可引起二重感染(superinfection),即抗菌药物治疗原感染性疾病的过程中产生的一种新感染。二重感染的治疗难度大,应避免发生。若发生二重感染,需停止使用原来的药物,重新选择合适的药物进行治疗,同时可以使用有关的微生态制剂,协助调整菌群的类型和数量,加快恢复原有的生态平衡。

3)菌群失调的常见菌类:①球菌:金黄色葡萄球菌、粪肠球菌;②杆菌:以革兰阴性杆菌为主,如铜绿假单胞菌、大肠埃希菌、变形杆菌、产气肠杆菌等;③厌氧菌:产气荚膜梭菌、类杆菌等;④真菌:白念珠菌、曲霉菌、毛霉菌等。

### (二)细菌的控制

细菌为单细胞微生物,极易受外界各种因素的影响。适宜的环境能促进细菌的生长繁殖,若环境不适宜或发生剧烈变化,细菌的生长繁殖可受到抑制或细菌发生变异甚至死亡。影响细菌生长繁殖的因素大致可分为物理、化学、生物3个方面,其中生物因素主要包括细菌素、噬菌体和抗生素等,一般不作为消毒灭菌的手段。本节主要介绍各种物理、化学因素对细菌生长的影响,以及它们在实践中的应用。常用的术语有以下几个:

1. **消毒(disinfection)** 是指杀死物体或环境中的病原微生物的方法。消毒后的物体或环境中可能还含有一定种类和数量的微生物,如一些非病原微生物和芽孢。用于消毒的化学药物称为消毒剂(disinfectant)。

2. **灭菌(sterilization)** 是指杀灭物体上的所有微生物的方法。灭菌后的物品中不含任何活菌,包括细菌的芽孢。

3. **防腐(antisepsis)** 是指防止或抑制微生物生长繁殖的方法。在该状态下,细菌一般不死亡,但不生长,故可防止食品或生物制品腐败。用于防腐的化学药物称为防腐剂。同一种化学药物高浓度时为消毒剂,低浓度时为防腐剂。

4. **无菌(asepsis)** 指不含任何活菌。只有经灭菌处理才能达到无菌状态。

5. **无菌操作(aseptic technique)** 防止微生物进入机体或物体的操作技术称为无菌操作。进行外科手术、微生物实验及制备无菌制剂时必须严格无菌操作,防止污染和感染。

消毒灭菌的技术方法很多,在实际工作中应根据消毒灭菌的对象和目的要求,选择合适的方法。

1. **物理学控制法** 是指利用物理因素杀灭或控制微生物生长繁殖的方法,包括温度、辐射、干燥、超声波、渗透压和过滤等,其中最重要的因素是温度。

（1）热力消毒灭菌法：热力灭菌是利用高温来杀死细菌的方法。高温可使细菌的蛋白质（包括酶类）变性凝固、DNA 断裂、核蛋白解体和膜结构破坏，从而导致细菌死亡。热力灭菌法简便、经济、有效，因此应用非常广泛。常用的热力灭菌方法有干热灭菌和湿热灭菌两大类。

1）干热灭菌法：是在无水状态下进行的。干热灭菌通过脱水、干燥和大分子变性导致细菌死亡。

常用的方法有：①焚烧法：直接点燃或在焚烧炉内焚烧，适用于废弃物品或动物尸体等的处理。②烧灼法：直接用火焰灭菌，适用于接种环（针）、试管口、瓶口等的灭菌。③干烤法：主要在密闭的干烤箱中利用热空气进行灭菌，160～170℃持续 2 小时便可达到灭菌，适用于玻璃器皿、瓷器、金属工具以及不能遇水的油脂、凡士林等的灭菌。干烤灭菌时，温度不超过 170℃，否则包装纸与棉塞等纤维物品易被烤焦；玻璃器皿等必须洗净烘干，不能沾有油脂等有机物。

2）湿热消毒灭菌法：湿热灭菌是在流通蒸汽、饱和蒸汽或水中进行的。在同一温度下，湿热灭菌比干热灭菌效果好。其原因是湿热中菌体蛋白质更易变性凝固；湿热的穿透力比干热大；湿热的蒸汽含有潜热，水由气态变成液态时放出的潜热可迅速提高被灭菌物体的温度。

湿热消毒灭菌法有：①巴氏消毒法（pasteurization）：是一种较低温度消毒法，因巴斯德首创而得名。具体方法有两种，一种是低温维持法（low temperature holding method，LTH），即 62℃下维持 30 分钟；另一类是高温瞬时法（high temperature short time，HTST），即 72℃下维持 15～30 秒。主要适用于酒类、乳制品等不耐高温物品的消毒。②煮沸法：在 100℃沸水中煮沸 5 分钟，可杀死细菌的繁殖体。若保持 1～2 小时可杀死芽孢。如水中加入 1% NaHCO$_3$，沸点可达 105℃，可增强杀菌作用，同时又可防止金属器械生锈。此法适用于饮水、食具等的消毒。③流通蒸汽消毒法（fee-flowing steam）：是在 1 个大气压下，利用 100℃的水蒸气进行消毒，可在灭菌器或一般蒸笼中进行，细菌的繁殖体经 15～30 分钟可被杀死，但不能全部杀灭芽孢。④间歇灭菌法（fractional sterilization）：间歇采用流通蒸汽加热以达到灭菌的目的。将物品置于流通蒸汽灭菌器中，100℃ 15～30 分钟，每日 1 次，连续 3 天。第一次加热可杀死其中的繁殖体，但尚存有芽孢。将物品置于 37℃培养箱过夜，使其中的芽孢发育成繁殖体，次日再通过流通蒸汽加热以杀死新发育的繁殖体。如此连续 3 次后，可将所有繁殖体和芽孢杀死，但又不破坏被灭菌物品的成分。此法适用于某些不耐高温如含有血清、卵黄等培养基的灭菌。⑤高压蒸汽灭菌法（autoclaving）：是实验室和生产中最常采用的灭菌方法，通常在高压蒸汽灭菌器中进行。在密闭的蒸锅内，蒸汽不外溢，随着压力增加，则容器内的温度随之升高。通常在 103.4kPa（1.05kg/cm$^3$）蒸汽压下，温度达 121.3℃，维持 15～30 分钟，可杀死包括芽孢在内的所有微生物。常用于医用敷料、手术器械、生理盐水和普通培养基等的灭菌。需要指出的是高压蒸汽灭菌的条件并不是固定的，实际操作中应根据灭菌材料的性质、耐高温性能等进行选择。如含糖或其他特殊营养成分的培养基或注射液可选择 55.21kPa、113℃ 20～30 分钟灭菌，目的是不破坏其营养成分。

（2）低温抑菌法：多数细菌能耐受低温。在低温状态下，细菌的代谢活动减慢，最后处于停滞状态，但仍有生命力。低温主要用于防止由于微生物生长引起的物品腐败，也被广泛用来保存菌种。

一般细菌在 4～10℃冰箱内可生存数月，在-70～-20℃下能长期生存。但冷冻也能使部分细菌死亡，因为在此过程中，细菌原生质的水分形成结晶，机械性地损伤细胞，并破坏原生质的胶体状态，故可造成部分细菌死亡。冷冻和融化交替进行,对细菌细胞的破坏更大。但迅速冷冻能使细胞内原生质体的水分形成一片均匀的玻璃样结晶,可减少对细菌的损害。故用冷冻法保藏菌种时,要尽可能地快速降温。为避免解冻时对细菌的损伤,宜先将细菌悬于少量保护剂(如脱脂牛乳、甘油及二甲基亚砜等)中再在低温下保存。也可低温真空下抽干去除水分,此即冷冻真空干燥法(lyophiliza-tion),用该法保藏菌种,即使在室温下,菌种的生命力也可保持数年甚至数十年之久,是目前保存菌种的最好方法。少数病原菌如脑膜炎奈瑟菌、流感嗜血杆菌对低温敏感,采集标本时应注意保温并迅速送检。

(3)辐射杀菌法:辐射是能量通过空间传递的一种物理现象。按其能否使被辐射物质发生电离,可分为非电离辐射和电离辐射两种。

1)非电离辐射灭菌法:包括可见光、日光、紫外线、微波等。①日光与紫外线:日光是一种天然杀菌因素,其杀菌作用主要是通过日光中的紫外线实现的。波长在240~280nm的紫外线具有杀菌作用,其中265~266nm波长的紫外线杀菌力最强。细菌被紫外线照射时,细胞中的DNA吸收了紫外线,使DNA同一条链或两条链上相邻近的胸腺嘧啶形成二聚体,改变了DNA的分子构型,从而干扰DNA的复制,导致细菌变异或死亡。此外,紫外线可使分子氧变成臭氧,也具有杀菌能力。紫外线的杀菌力强,但穿透力弱,不能透过普通玻璃、水蒸气、纸张、尘埃等,故只能用于物品表面和空气消毒。人工紫外线灯是将汞置于石英玻璃灯管中,通电后汞化为气体,放出杀菌波长的紫外线。一般无菌室内装1支30W的紫外线灯管,照射30分钟即可杀死空气中的微生物。如果紫外线不足以达到致死剂量,可引起核酸结构部分改变,使微生物发生变异。因此,紫外线也是一种诱变剂。使用紫外线消毒时,要注意防护,因其对皮肤、眼结膜都有损伤作用。②微波:微波是一种波长在1mm~1m的电磁波,它主要是通过产热使被照射物品的温度升高,导致杀菌作用。微波的穿透力要强于紫外线,它可透过玻璃、塑料薄膜及陶瓷等介质,但不能穿透金属。常用于对非金属器械的消毒,如实验室用品、食用器具等。

2)电离辐射灭菌法:使用放射性核素γ源或β射线加速器发射的高能量电子束,破坏细胞核酸、酶和蛋白质的结构或活性而杀死细菌。目前常用$^{60}$Co照射装置进行一次性使用的医疗卫生用品的消毒和灭菌。由于电离射线的辐射能量极大,对人体同样具有强损害效应,故在使用时要注意安全防护。

(4)干燥抑菌法:干燥可引起细胞脱水和胞内的盐类浓度增高,导致细菌死亡。药材、食品、粮食等物品经干燥后,水分降至低点(3%左右),可以抑制细菌生长。

(5)超声波杀菌法:频率高于20 000Hz者为超声波。超声波可引起细胞破裂,内含物外溢,导致细胞死亡。主要用于粉碎细胞,以提取细胞组分或制备抗原。因超声波处理会产生热量使溶液温度升高,故在处理过程中一般用冰盐溶液降温,以保持细胞破碎液中蛋白质的活性。

(6)渗透压:过高或过低的渗透压均可引起细菌死亡。将细菌置于高渗溶液(如20% NaCl)中,会造成细胞脱水而引起质壁分离,使细胞不能生长甚至死亡;相反,若将微生物置于低渗溶液(如0.01% NaCl)或水中,则水将从溶液进入细胞内引起细胞膨胀,以至于破裂。因此,培养微生物或稀释培养物应在等渗透压环境。用浓盐液或糖浆处理药物或食品,使细菌细胞内的水分溢出,也是久存食品和药品的方法之一。

(7)滤过除菌法(filtration):使用物理阻留的方法除去液体或空气中的细菌的方法。利用具有微细小孔的滤菌器(filter)的筛滤和吸附作用,使带菌液体或空气通过滤菌器后成为无菌液体或空气。此法只适用于空气及不耐高温的血清、毒素、抗生素等液体的除菌。

滤菌器种类很多,目前常用的有:①薄膜滤菌器(membrane filter):由硝基纤维素膜制成,依孔径大小分为多种规格,用于除菌的滤膜孔径在 0.45μm 以下,最小为 0.1μm。微孔滤膜操作简单,广泛用于医药生产及医药制品的无菌检查,已纳入许多国家的药典。②蔡氏滤菌器(Seitz filter):是用金属制成的,中间夹石棉滤板,按石棉板滤孔的大小分为 K、EK、EK-S 三种,常用 EK 号除菌。③玻璃滤器(sintered glass filter):是用玻璃细砂加热压成小碟,嵌于玻璃漏斗中,一般为 G1、G2、G3、G4、G5 和 G6 六种,G5、G6 可阻止细菌通过。

《药品生产质量管理规范》(GMP)所要求的无菌车间的空气消毒是通过初效、中效和高效滤膜过滤后的净化空气,实验室常用的超净工作台、生物安全柜内的净化空气也来源于此。

---

**知识链接**

### 空气的滤过除菌

空气除菌采用生物洁净技术,即通过三级过滤除掉空气中直径<0.3μm的微粒、尘埃,选用合理的气流方式来达到空气洁净的目的。 初级过滤采用塑料泡沫海绵,过滤率在 50% 以下;中效过滤使用无纺布,过滤率为 50%～90%;高效或亚高效过滤用超细玻璃滤纸,过滤率为 99.95%～99.99%。 这种经高度净化的空气形成一种稀薄的气流,以均匀的速度按设定的同一方向输送,空气持续向外流动,从而保持无菌的环境。

此外,通过无菌棉花加活性炭过滤可得无菌空气。 由于棉花纤维错综交织,能截住空气中的灰尘和细菌。 如微生物试验用的试管、烧瓶的棉塞以及发酵工业中充满棉花或细玻璃纤维的空气过滤器等,既能滤除空气中的杂菌获得无菌空气,又能保持良好的通气状态,有利于需氧微生物的培养。

---

**2. 化学控制法** 是用化学药品来杀死细菌或抑制细菌生长繁殖的方法。用于杀灭病原微生物的化学药品称为消毒剂(disinfectant),用于防止或抑制微生物生长繁殖的化学药品称为防腐剂(antiseptic)。消毒剂和防腐剂之间无严格的界限,在高浓度下是消毒剂,在低浓度下就是防腐剂,一般统称为消毒防腐剂。消毒防腐剂不仅能杀死病原菌,同时对人体细胞也有损害作用,故只能外用,主要用于物体表面、体表(皮肤、黏膜、浅表伤口等)、排泄物和周围环境的消毒。

(1)常用消毒剂的种类和应用

1)重金属盐类:所有的重金属(汞、银、砷)盐类对细菌都有毒性。重金属离子易和带负电荷的菌体蛋白结合,使之变性、凝固。汞、银等与酶的巯基(—SH)结合,使一些以巯基为必要基团的酶类如丙酮酸氧化酶、氨基转移酶等失去活性。常用的这类消毒剂有红汞和硫柳汞、硝酸银等。①2%红汞:用于皮肤、黏膜和小创伤消毒;②1%硝酸银:用于新生儿滴眼,预防淋球菌感染。

2)氧化剂:氧化剂可以使菌体酶中的—SH 氧化为—S—S—,从而使酶失去活性。①高锰酸钾:

是一种强氧化剂,性质稳定。0.1%高锰酸钾溶液可用于皮肤、口腔、蔬菜及水果消毒。②过氧化氢:是通过分解成新生态氧和自由羟基而发挥杀菌作用,其稳定性差。3%过氧化氢溶液常用于伤口和口腔黏膜消毒。③过氧乙酸($CH_3COOOH$):为无色透明液体,易溶于水,其氧化作用很强,对金属有腐蚀性。市售品为20%水溶液,用前稀释为0.2%~0.5%。过氧乙酸能迅速杀灭细菌及其芽孢、真菌和病毒,适用于皮肤、塑料、玻璃、纤维制品等消毒。

3)酚类:主要是作用于细菌的细胞壁和细胞膜,使菌体内含物逸出,同时也可使菌体蛋白变性。对细菌繁殖体作用强烈,但对芽孢作用不大。一般用苯酚作为标准来比较其他消毒剂的杀菌力。①苯酚(石炭酸):2%~5%,用于器械、排泄物消毒;②甲酚皂(来苏儿):3%~5%用于器械、排泄物、家具、地面消毒,1%~2%用于手、皮肤消毒。

4)醇类:①乙醇:高浓度及无水乙醇可使菌体表面的蛋白质很快凝固,妨碍乙醇向深部渗入,影响杀菌能力。70%~75%乙醇与细胞膜的极性接近,能迅速通过细胞膜,溶解膜中的脂类,同时使细菌蛋白质变性、凝固,从而杀死菌体。主要用于皮肤、手、体表等消毒。②苯氧乙醇(phenoxy ethanol):为无色黏稠液体,溶于水。其2%溶液可用于治疗铜绿假单胞菌感染的表面创伤、灼伤和脓疡。

丙醇、丁醇、戊醇也有强杀菌作用,但不易溶于水,且价格昂贵。甲醇对组织有毒性。因而这些醇类很少用于消毒。

5)醛类:醛类的杀菌作用大于醇类,其中以甲醛和戊二醛的作用最强。醛基能与细菌蛋白质的氨基结合,使蛋白质变性,因此有强大的杀菌作用。①甲醛:甲醛是气体,溶于水为甲醛溶液。市售的甲醛溶液为37%~40%,亦称福尔马林,可用作防腐剂,保存解剖组织标本。3%~8%甲醛溶液可杀死细菌及其芽孢、病毒和真菌。但甲醛液有腐蚀性,刺激性强,不适于体表用。1%甲醛溶液可用于熏蒸厂房和无菌室、手术室等,但不适于药品、食品存放场所的空气消毒,当室内温度为22℃左右、湿度保持在60%~80%时,消毒效果较好。②戊二醛(glutaraldehyde):戊二醛比甲醛的刺激性小,杀菌力大。碱性(pH 7.8~8.5)的2%戊二醛水溶液可杀死细菌及其芽孢、病毒和真菌。对金属无腐蚀性,对橡胶、塑料也无损伤,故可用于消毒不耐热的物品和精密仪器。

6)烷化剂:烷化剂是指能够作用于菌体蛋白或核酸中的—$NH_2$、—COOH、—OH和—SH等,使之发生烷基化反应,导致其结构改变、生物学活性丧失的化学物质。由于烷化剂具有诱变效应,故是一类常用的化学诱变剂。

作为消毒剂使用的烷化剂主要是环氧乙烷(ethylene oxide),是一种小分子气体消毒剂,沸点为10.9℃,常温下呈气态。环氧乙烷对细菌及芽孢、病毒、真菌都有较强的杀菌作用,而且穿透力强,广泛应用于纸张、皮革、木材、金属、塑料、化纤制品等灭菌。但环氧乙烷易燃易爆,当空气混入达3.0%(V/V)时即爆炸。故在实际应用时,必须有耐压的密闭容器,将容器内的空气置换成环氧乙烷与$CO_2$混合的惰性气体,连续作用4小时,即可将其中的物品彻底灭菌。此外,环氧乙烷对人体有一定的毒性,严禁直接接触,且严禁接触明火。

7)卤素类:氟、氯、溴、碘制剂均有显著的杀菌效果,但以氯和碘常用。①氯:氯的杀菌效应是由于氯与水结合产生次氯酸,次氯酸分解产生具有杀菌能力的新生态氧。氯对许多微生物有杀灭作用,包括细菌、真菌、病毒、立克次体和原虫,但不能杀死芽孢。0.2~0.5mg/L 的氯气常用于自来水或游泳池的消毒。漂白粉的主要成分为次氯酸钙,次氯酸钙在水中分解为次氯酸,由此产生强烈的杀菌作用。10%~20%漂白粉溶液用于消毒地面、厕所、排泄物等,既能杀菌又能除臭。氯胺类(chloramine)是含氯的有机化合物,常用的有氯胺 B 和氯胺 T。氯胺类溶于水,无臭,放氯迅速,比漂白粉的杀菌力弱,但刺激性及腐蚀性小。其 0.2%~0.5%溶液可用于消毒手、家具、空气和排泄物。②碘:碘的杀菌作用强,能杀死各种微生物及一些芽孢,其作用机制是使蛋白质及酶的—SH 氧化,使蛋白质变性,酶失活。碘在碘化钾的存在下易溶于水。2.5%的碘酊常用于小范围的皮肤、伤口消毒。

8)酸碱类:微生物生长需要适宜的 pH,过酸或过碱都会导致微生物代谢障碍甚至死亡。但由于强酸、强碱具有腐蚀性,使它们的应用受到限制。

酸性消毒剂有硼酸,可用作洗眼剂;苯甲酸和水杨酸可抑制真菌;乳酸和乙酸加热蒸发,可用于手术室、无菌室的空气消毒。

碱类消毒剂常用的是生石灰。生石灰加水使其成为具有杀菌作用的氢氧化钙,用于消毒地面、厕所、排泄物等。

9)表面活性剂:又称去污剂,是能够浓缩在界面的化合物,能降低液体的表面张力,它们同时含有亲水基和疏水基。按亲水基的电离作用分为阳离子、阴离子和非离子型 3 种表面活性剂。因细菌常带阴电,故阳离子型的杀菌力较强。

阳离子型表面活性剂多是季铵盐类化合物。其阳离子亲水基与细菌细胞膜磷脂中的磷酸结合,而疏水基则伸到膜内的疏水区,引起细胞膜损伤,使细胞内容物漏出,呈现杀菌作用。阳离子型表面活性剂的杀菌范围较广,能杀死多种革兰阳性菌和革兰阴性菌,但对铜绿假单胞菌和芽孢的作用弱。属于这类的药物有苯扎溴铵(新洁尔灭)、度米芬(杜灭芬)和氯己定(洗必泰)等,以其 0.05%~0.1%溶液消毒手、皮肤和手术器械。由于表面活性剂能降低液体的表面张力,使物体表面的油脂乳化,因而同时兼有除垢去污作用。

阴离子型表面活性剂的杀菌作用较弱,主要对革兰阳性菌起作用,如十二烷基硫酸钠;而肥皂是长链脂肪酸钠盐,杀菌作用不强,常用作去垢剂。

非离子型表面活性剂一般无杀菌作用,有些还能通过分散菌体细胞,促进细菌生长,如吐温 80。

10)染料:染料分为碱性染料和酸性染料,碱性染料的杀菌作用比酸性染料强。因为细菌一般情况下带阴电,因此碱性染料的阳离子易与细菌蛋白质的羧基结合,呈现杀菌或抑菌作用,对革兰阳性菌的效果优于革兰阴性菌。常用的碱性染料包括孔雀绿、煌绿、结晶紫等。

(2)影响消毒剂作用的因素

1)消毒剂的性质、浓度和作用时间:不同的消毒剂其理化性质不同,对细菌的作用效果也有所差异。如表面活性剂对革兰阳性菌的杀菌效果强于革兰阴性菌。同一种消毒剂浓度不同,消毒效果也不同。一般是浓度越大,杀菌效果越强,但乙醇例外,70%~75%乙醇比 95%乙醇的消毒效果好(原因可能是更高浓度的乙醇使菌体蛋白迅速脱水而凝固,影响乙醇继续向菌体内渗入,故杀菌效果差)。消毒剂在一定浓度下,作用时间越长,消毒效果越好。

2)细菌的种类和数量:不同种类的细菌对消毒剂的敏感性不同,即细菌对消毒剂的敏感性有种的差异性。如结核分枝杆菌对酸碱、染料的抵抗力比其他细菌强;同种细菌其芽孢比繁殖体的抵抗力强,老龄菌比幼龄菌的抵抗力强。此外,消毒物品中细菌的数量越大,所需的消毒时间越长。

3)环境因素:被消毒物体的温度、pH、环境中的有机物等都对杀菌效果有重要影响。一般来说,温度升高有助于提高杀菌效果;介质的 pH 降低或升高也可使消毒剂对某种微生物的杀灭效果提高;环境中有机物的存在使细菌表面形成保护层妨碍消毒剂与细菌的接触,或延迟消毒剂的作用,可减弱消毒剂的杀菌效力。所以在对皮肤或医疗器械消毒时,应先洗净再进行消毒;对痰、排泄物的消毒,应选用受有机物影响小的消毒剂。此外化学消毒剂还存在其他拮抗物质的影响,如季铵盐类消毒剂的作用可被肥皂或阴离子洗涤剂所中和,次氯酸盐、过氧乙酸的作用可被硫代硫酸钠中和。这些现象在消毒处理中都应避免发生。

有些消毒剂的毒性大,在杀菌的同时,对人或动物都会带来一定危害,还有些消毒剂本身就是强致癌物。因此,在选择和使用消毒剂时一定要根据消毒的目的、想要达到的效果及可能对周围环境带来的影响等综合来考虑。

---

**案例分析**

案例

某药厂最近生产的一批生理盐水,患者在使用过程中出现发热反应。请分析出现发热的原因,应如何控制?

分析

出现发热反应的主要原因是生理盐水中存在热原。说明在制备生理盐水过程中污染了细菌,应从原料、环境、操作人员、仪器设备等多个方面分析、查找原因,严格无菌操作,采用正确的方法对各个环节的消毒灭菌加以控制。去除热原可用吸附、过滤和蒸馏法。采用家兔试验和鲎试验测定热原量,检测合格后方可应用。

---

## 四、细菌的遗传与变异

遗传与变异是所有生物共同的生命特征,细菌也不例外。遗传(heredity)使细菌的性状保持相对稳定,且代代相传,使其种属得以保存。另外在一定条件下,若子代与亲代之间以及子代与子代之间的生物学性状出现差异则称为变异(variation)。变异可使细菌产生新变种,变种的新特性也靠遗传得以巩固,并使物种得以发展与进化。

细菌的变异分为遗传性变异与非遗传性变异。前者是细菌的基因结构发生了改变,如基因突变或基因转移与重组等,故又称基因型变异;后者是细菌在一定的环境条件影响下产生的变异,其基因结构未改变,称为表型变异。

由于细菌个体微小,遗传物质较为简单,繁殖速度快且易于培养,因而成为研究遗传和变异较为理想的实验材料,大大促进了分子遗传学的发展,同时也为微生物育种工作提供了坚实的理论基础,促进育种工作从自发向自觉、从随机到定向、从低效到高效、从近缘杂交到远缘杂交等方向发展。

（一）细菌的变异现象

**1. 形态与结构变异** 细菌的形态、结构常因外界环境条件的改变而发生变异。如鼠疫耶尔森菌在陈旧的培养物或含30g/L NaCl的培养基上，可从典型的椭圆形的小杆菌变为球形、酵母样形、哑铃形等多形态；许多细菌在青霉素、免疫血清、补体和溶菌酶等因素影响下，细胞壁合成受阻，可成为细胞壁缺陷型细菌（细菌L型变异）。L型变异后，细菌失去原有的形状，可呈现多种不规则的形态。

细菌的一些特殊结构，如荚膜、芽孢、鞭毛等也可发生变异。致病性肺炎链球菌具有荚膜，在体内多次传代培养荚膜会逐渐消失，致病力随之减弱。有芽孢的炭疽芽孢杆菌在42℃培养10~20天后，可失去形成芽孢的能力，同时毒力也会相应减弱。有鞭毛的普通变形杆菌点种在琼脂平板上，由于鞭毛的动力使细菌在平板上弥散生长，称迁徙现象，菌落形似薄膜（德语hauch意为薄膜），故称H菌落；若将此菌点种在含1%苯酚的培养基上，细菌失去鞭毛，只能在点种处形成不向外扩展的单个菌落，称为O菌落（德语ohne hauch意为无薄膜）。通常将失去鞭毛的变异称为H-O变异，此变异是可逆性的。

**2. 毒力变异** 细菌的毒力变异包括毒力的增强和减弱。无毒的白喉棒状杆菌当它被β-棒状杆菌噬菌体感染后，则获得产生白喉毒素的能力，变成有毒株，引起白喉。有毒菌株长期在人工培养基上传代培养，可使细菌的毒力减弱或消失。如卡-介（Calmette-Guerin）二氏将有毒的牛型结核分枝杆菌在含有胆汁的甘油、马铃薯培养基上经13年传230代，获得一株毒力减弱但仍保持免疫原性的变异株，即卡介苗（BCG），用于结核病的预防。

**3. 耐药性变异** 细菌对某种抗菌药物由敏感变成耐药的变异称为耐药性变异。从抗生素广泛应用以来，耐药菌株不断增加，如金黄色葡萄球菌耐青霉素的菌株已从1946年的14%上升至目前的80%以上，耐甲氧西林的金黄色葡萄球菌（methicillin resistant *Staphylococcus aureus*，MRSA）也逐年上升。有些细菌还表现为同时耐受多种抗菌药物，即多重耐药性（multiple resistance），甚至有的细菌从耐药菌株变异成赖药菌株，如痢疾志贺菌依赖链霉素株，离开链霉素则不能生长。细菌的耐药性变异给临床治疗带来很大的麻烦，并成为当今医学上的重要问题。为了减少耐药菌株的出现，用药前应尽量先做药敏试验，并根据药敏试验结果选择敏感药物，避免盲目使用抗生素。

---

**知识链接**

**"超级细菌" NDM-1**

"超级细菌"泛指临床上出现的多种耐药菌。 NDM-1细菌又名新德里金属-β-内酰胺酶-1，简称NDM-1，对几乎所有抗生素都具有抗药性，人被感染后很难治愈，甚至死亡。 科学家发现，NDM-1本身并不是细菌，而是存在于细菌中的一种基因。 这种基因被发现位于细菌质粒上，可在不同的细菌间转移和传递，其编码产生一种新的耐药酶，称为NDM-1金属β-内酰胺酶，能水解几乎所有的β-内酰胺类抗菌药物，从而使细菌产生广泛的耐药性。

---

**4. 菌落变异** 细菌的菌落主要有光滑(smooth,S)型和粗糙(rough,R)型两种。一般从人体内新分离的细菌菌落表面光滑、湿润、边缘整齐(即 S 型);经人工培养多次传代后,菌落表面变为粗糙、干燥而有皱纹、边缘不整齐(即 R 型),这种变异称为 S-R 变异。S-R 变异时常伴理化性状、抗原性、代谢酶活性及毒力等的改变。

一般而言,S 型菌的致病性强。但有少数细菌是 R 型菌的致病性强,如结核分枝杆菌、炭疽芽孢杆菌和鼠疫耶尔森菌等。这对从标本中如何挑选菌落分离致病菌具有实际意义。

(二)细菌遗传变异的物质基础

细菌的遗传物质是 DNA,DNA 靠其构成的特定基因来传递遗传信息。细菌的基因组是指细菌染色体和染色体以外的遗传物质所携带基因的总称。染色体外的遗传物质是指质粒和转位因子等。

**1. 细菌染色体** 细菌染色体是一条环状双螺旋 DNA 长链,不含组蛋白,高度缠绕成较致密的丝团状,裸露在胞质中,无核膜包围。

**2. 质粒** 质粒(plasmid)是存在于细菌细胞质中的染色体以外的遗传物质,是环状、闭合的双链 DNA 分子。质粒有大、小两类,大质粒可含几百个基因,为染色体的 1%~10%;小质粒仅含 20~30 个基因,约为染色体的 0.5%。质粒基因可编码很多重要的生物学性状,如:①致育质粒或称 F 质粒(fertility plasmid):编码性菌毛,介导细菌之间结合,带有 F 质粒的细菌能长出性菌毛,称为雄性菌或 F⁺菌,反之则称为雌性菌或 F⁻菌;②耐药性质粒:编码细菌对抗菌药物的耐药性,可以通过细菌间的接合进行传递,称接合性耐药质粒,又称 R 质粒(resistance plasmid);③毒力质粒即 Vi 质粒(virulence plasmid):编码与该菌致病性有关的毒力因子;④细菌素质粒:编码各种细菌产生细菌素,如 Col 质粒编码大肠埃希菌产生大肠菌素;⑤代谢质粒:编码产生相关的代谢酶,如沙门菌发酵乳糖的能力通常是由该类质粒决定的,另又发现了编码产生脲酶及枸橼酸盐利用酶的若干种质粒。

质粒具有一些共同的特征:①具有独立自我复制的功能;②质粒 DNA 所编码的基因产物赋予细菌某些性状特征,如致育性、耐药性、致病性、某些生化特性等;③可自行丢失或消除:质粒并非细菌生命活动不可缺少的遗传物质,可自行丢失或经紫外线等理化因素处理后消除,随着质粒的丢失与消除,质粒所赋予细菌的性状亦随之消失,但细菌仍然可以正常存活;④具有转移性:质粒可通过接合、转化或转导等方式在细菌细胞间进行转移;⑤分为相容性与不相容性两种:在极少数情况下,几种不同的质粒可以同时共存于一个细菌细胞内的现象称为相容性(compatibility),但大多数质粒则是不能相容的,即一种细菌细胞中只能允许一种质粒存在。

**3. 转位因子(transposable element)** 是细菌基因组中能改变自身位置的独特 DNA 片段。转位因子通过位置移动可以改变遗传物质的核苷酸序列,产生插入突变、基因重排或插入点附近基因表达的改变,可作为遗传学和基因工程的重要工具。

(三)细菌的变异机制

非遗传性变异是细菌在环境因素等影响下出现的变化,并非基因结构的改变。如大肠埃希菌在有乳糖的培养基中,乳糖操纵子通过基因表达的调节来适应营养环境的变化而产生乳糖酶,则属于这种情况。而遗传性变异是由基因结构发生改变所致,其机制包括基因突变以及基因的转移与重组。

**1. 基因突变**　基因突变简称突变(mutation)，是指生物遗传物质的结构发生突然而稳定的改变，导致其生物学性状发生遗传性变异的现象。若细菌 DNA 上核苷酸序列的改变仅为一个或几个碱基的置换、插入或丢失，出现的突变引起较少的性状变异称为小突变或点突变(point mutation)；若涉及大片段的 DNA 发生改变，则称为大突变或染色体畸变(chromosome aberration)。发生突变的菌株称为突变型(mutant)，原来未发生突变的菌株称为野生型(wild type)。

基因突变的共同特性：①自发性：生物中编码各种性状的基因的突变，可以在没有人为的诱变因素影响下自发地发生。②随机性：细菌 DNA 上的基因每时每刻都可能发生突变，即突变随时都可能发生，突变不仅对某一细胞是随机的，且对某一基因也是随机的。③稀有性：自发突变虽可随时发生，但突变率低而稳定，一般在 $10^{-9} \sim 10^{-6}$。④可逆性：由原始的野生型基因变异为突变型基因的过程称为正向突变(forward mutation)，相反的过程则称为回复突变或回变(back mutation 或 reverse mutation)。⑤诱变性：基因突变既能够自发产生，也可以通过人工诱导来进行。通过诱变剂的作用，可提高自发突变的频率，一般可提高 $10^{1} \sim 10^{5}$ 倍。⑥稳定性：由于突变的根源是遗传物质结构上发生了稳定的变化，所以产生的新性状也是相对稳定的、可遗传的。⑦独立性：每个基因突变的发生一般都是独立的，即在某一群体中，既可发生抗青霉素的突变型，也可发生抗链霉素或任何其他抗菌药物的抗药性突变型，而且还可发生其他不属抗药性的任何突变。⑧不对应性：这也是基因突变的一个重要特点，即突变的性状与引起突变的原因间无直接的对应关系。

根据发生的原因，基因突变可分为两种类型：①自发突变：指细菌在自然状态下发生的低频率突变，可随时发生，一般在 $10^{-9} \sim 10^{-6}$；②诱发突变：指人工应用各种诱变剂引起的基因突变，其概率比自发突变要高 $10 \sim 100\ 000$ 倍。诱变剂系指能显著提高突变频率的各种理化因素，如高温、紫外线、辐射、各种碱基类似物、烷化剂等。

**2. 基因的转移与重组**　外源性的遗传物质由供体菌转入某受体菌细胞内的过程称为基因转移(gene transfer)。供体菌的基因与受体菌的 DNA 整合在一起的过程称为重组(recombination)。外源性遗传物质包括供体菌染色体 DNA 片段、质粒 DNA 及噬菌体基因等。细菌的基因转移和重组通常可通过转化、接合、转导和细胞融合等方式来完成。

(1)转化(transformation)：受体菌直接摄取供体菌游离的 DNA 片段并将其整合到自己的基因组中，从而获得新的遗传性状的过程。

1928 年 Griffith 以肺炎链球菌进行实验。将有荚膜因而毒力强、菌落呈光滑型(S)的Ⅲ型肺炎链球菌注射至小鼠体内，小鼠死亡，从死鼠心血中分离出活的Ⅲ型光滑型肺炎链球菌；将无荚膜、毒力减弱、菌落呈粗糙型(R)的Ⅱ型肺炎链球菌或经加热杀死的Ⅲ型光滑型肺炎链球菌分别注射小鼠，小鼠不死；但若将经加热杀死的Ⅲ型光滑型肺炎链球菌(有荚膜)和活的Ⅱ型粗糙型肺炎链球菌(无荚膜)混合注射至小鼠体内，结果小鼠死于败血症，并从小鼠血液中分离到活的Ⅲ型光滑型肺炎链球菌。这表明活的Ⅱ型粗糙型肺炎链球菌从死的Ⅲ型光滑型肺炎链球菌中获得了产生Ⅲ型光滑型肺炎链球菌荚膜的遗传物质。最后确定，引起Ⅱ型粗糙型肺炎链球菌转化的物质是Ⅲ型光滑型肺炎链球菌的 DNA(图 2-20)。

(2)接合(conjugation)：是指细菌通过性菌毛将遗传物质(质粒)由供体菌转移给受体菌，使受体

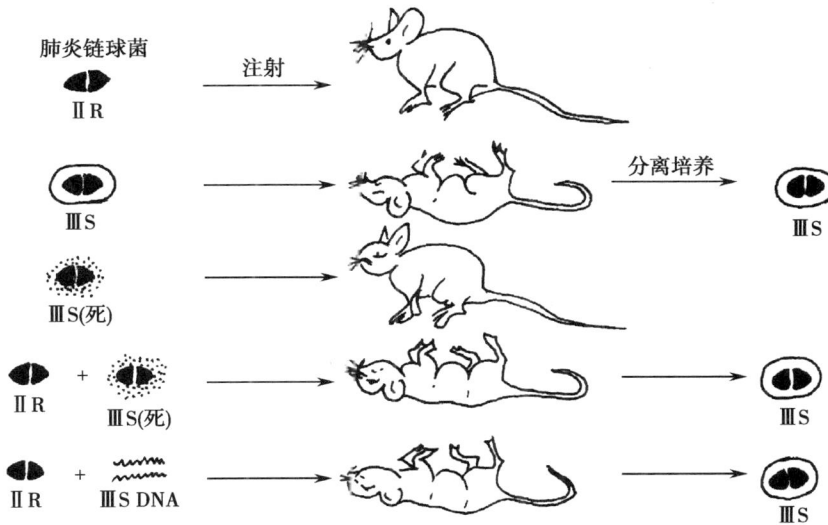

图 2-20 小鼠体内肺炎链球菌的转化试验

菌直接获得新的遗传性状的过程。能通过接合方式转移的质粒称为接合性质粒,主要包括 F 质粒、R 质粒、Col 质粒和毒力质粒等。①F 质粒的接合:有 F 质粒的细菌为雄性($F^+$)菌,无 F 质粒的细菌为雌性($F^-$)菌。接合时,$F^+$ 菌的性菌毛末端可与 $F^-$ 菌的表面受体接合,性菌毛逐渐收缩使两菌之间靠近并形成通道,$F^+$ 菌的质粒 DNA 中的一条链断开并通过性菌毛通道进入 $F^-$ 菌内,继而两菌细胞内的单股 DNA 链以滚环式进行复制,各自形成完整的 F 质粒。受体菌获得了 F 质粒后成为 $F^+$ 菌(图 2-21)。②R 质粒的接合:R 质粒由耐药传递因子(resistance transfer factor,RTF)和耐药决定因子(resistance determinant,r-det)两部分组成。RTF 的功能与 F 质粒相似,可编码性菌毛,决定质粒的复制、结合和转移;r-det 则决定细菌的耐药性。目前,耐药菌株日益增多,除与耐药性突变有关外,主要是由于 R 质粒在细菌间转移,造成耐药性的广泛传播,给疾病的防治带来很大的困难。因此,R 质粒又称传染性耐药因子。

(3)转导(transduction):是以噬菌体为载体,将供体菌的一段 DNA 转移重组到受体菌内,使受体菌获得新性状的过程。根据转移基因片段的范围,可分为普遍性转导和局限性转导。

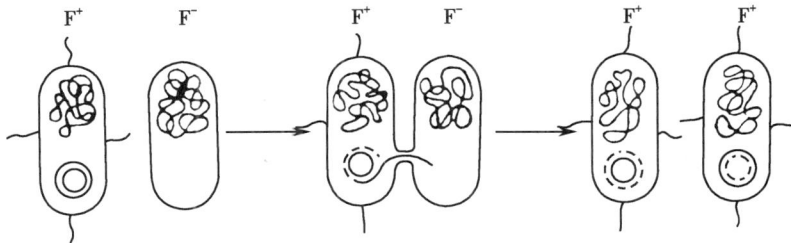

图 2-21 细菌的接合及 F 质粒的转移和复制

1)普遍性转导:是以温和噬菌体为载体,将供体菌的一段 DNA 转移到受体菌内,使受体菌获得新的性状,如转移的 DNA 是供体菌染色体上的任何部分,则称为普遍性转导。

2)局限性转导:在转导过程中,如所转导的只限于供体菌染色体上特定的基因,则称为局限性转导。

(4)溶源性转换(lysogenic conversion):当细菌被温和噬菌体感染而成为溶原状态时,噬菌体的基因整合到宿主菌的基因组上,从而使宿主菌获得了新的遗传性状,称为溶源性转换。例如不产毒素的白喉棒状杆菌被β-棒状杆菌噬菌体感染而发生溶源性转化后,便可产生白喉外毒素。

(5)原生质体融合(fusion of protoplast):是指两种细菌经处理失去细胞壁成为原生质体后进行相互融合的过程。原生质体融合不要求供体菌与受体菌DNA的同源性,可以在同种或异种细菌间进行。虽然成功率并不高,但已成为植物细胞和产生抗生素的真菌细胞间基因转移的重要技术。

(四)细菌遗传变异的实际意义

**1. 在医药工业生产中的应用**　学习细菌遗传变异理论,对医药工业生产的菌种选育、复壮及保藏均有重要的指导意义。

(1)在菌种选育中的应用:优良菌种对于发酵生产至关重要。在生产实践中,通过自然选育、诱变育种、杂交育种以及通过基因工程对原有菌种进行基因改造,可获得优良菌种。

(2)在菌种复壮中的应用:菌种衰退是一种潜在的危险。只有掌握菌种衰退的某些规律,采取相应的措施,才能尽量减少菌种的衰退或使已衰退的菌种得以复壮。

1)菌种衰退及其预防:菌种衰退是指菌种在进行传代或保藏后,其某些生物学性状发生改变或生理特性逐渐减退甚至完全丧失的现象。菌种衰退是发生在群体细胞中的一个从量变到质变逐步演变的过程。导致这一现象的原因除基因突变外,连续传代是加速菌种衰退的重要原因,传代次数越多,发生基因突变的概率越高,群体中个别衰退细胞的数量增加并占优势,致使群体表型出现衰退。预防菌种衰退的措施主要有:①控制传代次数;②创造良好的培养条件,避免使用陈旧的培养基,减少有害物质所导致的菌种衰退;③利用不易衰退的细胞传代;④采用更有效的菌种保藏方法。

2)菌种复壮:狭义的菌种复壮仅是一种消极的措施,指的是菌种已发生衰退后,再通过纯种分离和性能测定等方法,从衰退的群体中找出少数尚未衰退的个体,以达到恢复该菌种原有典型性状的一种措施;而广义的菌种复壮则应是一项积极的措施,即在菌种的生产性能尚未衰退前,经常有意识地进行纯种分离和有关性能的测定工作,以使菌种的生产性能逐步有所提高。这也是目前工业生产中应积极提倡的措施,其方法有:①纯种分离法:可将退化菌种的细胞群体中一部分仍保持原有典型性状的单细胞分离出来,经过扩大培养,可恢复原菌株的典型性状;②宿主体内复壮法:对于寄生性微生物的衰退菌株,可通过接种至相应的昆虫或动植物宿主体内,以提高菌株的毒力;③淘汰法:将衰退的菌种进行一定的处理(如高温、低温、药物等),可起到淘汰已衰退个体而达到复壮的目的。

(3)在菌种保藏中的应用:菌种是极其重要的生物资源,菌种的妥善保藏是一项重要工作。许多国家设有菌种保藏机构,任务是广泛收集并妥善保藏生产和实验室的菌种、菌株,以便于研究、交流和使用。

菌种保藏是依据菌种的生理、生化特性,人工创造条件使菌体的代谢活动处于休眠状态。保藏时一般利用菌种的休眠体(孢子、芽孢等),创造最有利于休眠状态的环境条件,如干燥、低温、缺氧、避光、缺乏营养等,以降低菌种的代谢活动,减少菌种变异,达到长期保存的目的。一个好的菌种保藏方法应能保持原种的优良性状和较高的存活率,同时还须考虑方法本身的经济、简便。

常用的菌种保藏方法有:①传代培养保藏法:包括斜面培养、穿刺培养、疱肉培养基培养等(适用培养和保藏厌氧细菌),培养后于4~6℃冰箱内保存,保藏期为1~3个月。②液体石蜡覆盖保藏法:是传代培养的变相方法,能够适当延长保藏时间。它是在斜面培养物和穿刺培养物上面覆盖灭菌的液体石蜡,一方面可防止因培养基水分蒸发而引起菌种死亡,另一方面可阻止氧气进入,以减弱代谢作用,保藏期为1~2年。③载体保藏法:是将微生物吸附在适当的载体如土壤、沙子、硅胶、滤纸上,而后进行干燥的保藏法。例如沙土管保藏法和滤纸保藏法的应用就相当广泛,保藏期为1~2年。④冷冻真空干燥保藏法:是先使微生物在极低温度(-70℃左右)下快速冷冻以保持细胞结构的完整,然后在减压下利用升华现象除去水分(真空干燥)的保藏方法,保藏期为5~10年。⑤液氮超低温保藏法:液氮的温度可达到-196℃,远低于微生物新陈代谢的最低温度(-130℃),所以此时菌种的代谢活动已停止,故可长期保藏菌种,保藏期为15年以上。

在国际上最具代表性的美国菌种保藏中心(American Type Culture Collection,ATCC)近年来仅选择两种最有效的方法保藏所有菌种,即冷冻真空干燥保藏法和液氮超低温保藏法,两者结合可最大限度地减少不必要的传代次数,又不影响随时分发给全球用户,效果甚佳。我国使用的标准质控菌株即来源于此。

---

**知识链接**

#### 国内外重要的菌种保藏机构

1. 国外　美国菌种保藏中心(ATCC);英国国家菌种保藏所(NCTC);前苏联的全苏微生物保藏所(UCM);荷兰的真菌中心保藏所(CBS)等。

2. 国内　中国微生物菌种保藏委员会(CCCCM);中国典型培养物保藏中心(CCTCC);普通微生物菌种保藏管理中心(CGMCC);工业微生物菌种保藏管理中心(CICC);医学微生物菌种保藏管理中心(CMCC)等。

---

**2. 在疾病诊断、治疗和预防中的应用**　研究细菌的遗传变异对疾病的诊断和防治具有重要意义。

(1)在疾病诊断中的应用:在感染性疾病的检验过程中,一些变异菌株在形态结构、培养特性、生化特性、抗原性及毒力等方面常表现出不典型性,给细菌鉴定工作带来困难。如某些使用过青霉素等抗生素的患者,体内细菌可能出现L型变异,用常规方法分离培养为阴性,必须采用含血清的高渗培养基才能培养出L型细菌;从患者体内新分离的伤寒沙门菌中,10%的菌株不产生鞭毛、检查时无动力等。故在临床细菌学检查中不仅要熟悉细菌的典型特性,还要掌握各种病原菌的变异现象和规律,才能对细菌感染性疾病作出正确诊断。

(2)在疾病治疗中的应用:随着抗菌药物的广泛应用,耐药菌株日益增多,细菌的耐药性变异已成为临床治疗感染性疾病面临的重要问题。为提高抗菌药物的疗效,防止耐药菌株的扩散,在使用抗生素治疗感染性疾病时,应依据药敏试验结果有针对性地选择药物;对需长期用药的慢性疾病如结核,应合理地联合用药,因细菌对两种药物同时产生抗药性突变的概率比单一药物小得多。

(3)在疾病预防中的应用:利用细菌毒力变异的原理,制备以减弱毒力保留原有免疫原性的减毒或无毒疫苗,已成功地用于某些传染病的预防,如卡介苗、炭疽菌苗等均是用相应病原菌的减毒变异株制备而成的。

**3. 在基因工程中的应用**　基因工程是根据遗传变异中细菌基因可通过转移和重组等方式而获得新性状的原理,从供体细胞 DNA 上剪切所需的目的基因,将其结合到载体(质粒或噬菌体)上,并将此重组的 DNA 基因转移至受体菌内表达的一种生物工程技术。将这种经基因工程改造后的"工程菌"进行发酵,可获得大量目标菌基因的产物。目前通过基因工程已能使工程菌大量生产胰岛素、干扰素、生长激素、白细胞介素等细胞因子和人重组乙肝疫苗等生物制品,为生物制药开辟了一条新的途径。

**4. 在测定致癌物质中的应用**　一般认为肿瘤的发生是由于细胞内的遗传物质发生改变所致,因此凡能诱导细菌发生突变的物质都可能是致癌物质。Ames 试验就是根据能导致细菌基因突变的物质均为可疑致癌物的原理设计的。

## 五、细菌对药物的敏感性

不同的细菌对药物的敏感性不同,同一细菌的不同菌株对各种抗菌药物的敏感性也有差别。在应用抗菌药物治疗的过程中,细菌对药物的敏感性也会发生变化。近年来,随着抗菌药物的广泛应用,更因广谱和超广谱抗菌药物的滥用,造成耐药菌株迅速增加,给临床治疗带来困难。因此必须进行细菌对抗菌药物的实验室检测,即细菌对药物的敏感性试验,及时准确地监测细菌对药物的敏感性和耐药性改变。

▶▶ **课堂活动**

　　某男,45 岁,平日身体稍有不适就服用抗生素类药物。近期咳嗽、发热,口服阿莫西林 2 天,未见好转。到社区医院就诊后,医生用环丙沙星给予治疗,静脉滴注 3 天后仍未见效,随后又去三甲医院就医,经细菌检验后,发现该患者体内的病菌能够抵抗多种抗生素,选用敏感药物有效治疗后,康复出院。请问:

　　1. 为什么该患者体内的病菌能够抵抗多种抗生素?

　　2. 治疗感染性疾病应怎样选用有效抗生素? 选择的依据是什么?

　　3. 滥用抗生素现象在我国比较普遍,你知道其危害吗?

(一) 概念

抗菌药物敏感试验简称药敏试验,是指在体外测定药物抑制或杀死细菌能力的试验,即检测细菌对抗菌药物的敏感性。

**1. 敏感(susceptible,S)**　表示被检菌可被常规剂量在体内达到的浓度所抑制或杀灭。

**2. 耐药(resistant,R)**　表示被检菌不能被常规剂量的待测药物在体内达到的浓度所抑制。

**3. 最低抑菌浓度(minimal inhibitory concentration,MIC)**　抗菌药物能抑制被检菌生长的最低浓度。对同一菌株而言,药物的 MIC 值越小,其抗菌力就越强,细菌对这种药物就越敏感。

**4. 最低杀菌浓度(minimal bactericidal concentration,MBC)**　抗菌药物完全杀灭细菌所需用

的最低浓度。

### （二）药敏试验的意义

**1. 筛选药物** 对抗菌药物的临床效果进行预测,指导临床抗菌药物的应用,避免抗菌药物使用不当而造成不良后果。

**2. 耐药监控** 药敏试验为耐药菌株的监测、控制耐药性的发生与发展等提供了实验依据。

**3. 评价新药** 根据药敏试验的不同方法和结果,可用于评估新抗菌药物的抗菌谱(指能抑制细菌种类的范围)及抗菌活性,指导药品的研制和生产。

**4. 鉴定细菌** 利用细菌耐药谱的分析进行某些菌种的鉴定。

### （三）药物的体外抑菌试验

体外抑菌试验是最常用的抗菌试验,常用方法有琼脂扩散法和连续稀释法。

**1. 琼脂扩散法** 是利用药物可以在琼脂培养基中扩散的特点,在药物有效浓度的范围内形成抑菌环,以抑菌环的直径大小来评价药物抗菌作用的强弱,或了解细菌对药物的敏感程度。主要方法有纸片法、挖沟法和管碟法等。

(1)纸片法:由 Bauer 和 Kirby 所创建,故又称 K-B 法,目前应用最广。该法是将含有定量抗菌药物的纸片(药敏纸片)贴在已接种测试菌的琼脂平板上,抗菌药物通过纸片吸收水分在琼脂内向四周呈递减浓度梯度扩散,纸片周围一定距离范围内测试菌的生长受到抑制,形成无菌生长的抑菌环。抑菌环的大小反映测试菌对测定药物的敏感程度的高低,并与该药对测试菌的最低抑菌浓度(MIC)呈负相关关系,即抑菌环越大,MIC 越小(图 2-22)。

(2)挖沟法:先制备琼脂平板,在平板上挖沟,沟两边垂直划线接种各种试验菌,再在沟内加入药液。培养后,根据沟两边所生长的试验菌离沟的抑菌距离来判断药物对这些菌的抗菌效力(图 2-23)。此法适用于在一个平板上试验一种药物对几种试验菌的抗菌作用。

(3)管碟法:将管状小杯放置于平皿菌层上,加入一定量的药液(以药液与杯面平为准)。置 37℃温箱中培养 18~24 小时后,测定抑菌环直径的大小,计算细菌对药物的敏感程度。管碟法可用于定量测定,如抗生素效价的测定。

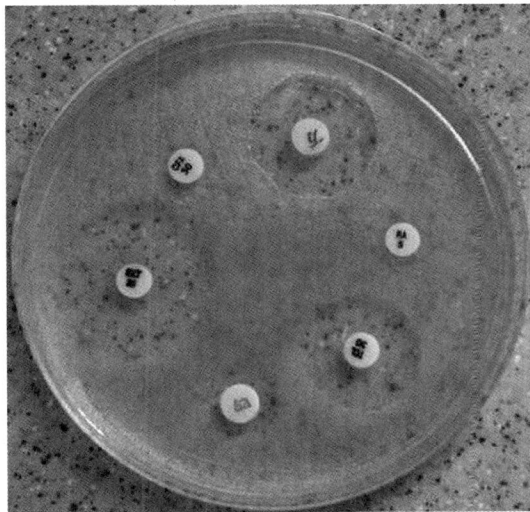

图 2-22 纸片法药敏试验图

**2. 连续稀释法** 即用肉汤或琼脂培养基作稀释剂,倍比稀释抗菌药物,定量加入被检菌株。经培养后测定抗菌药物的最小抑菌浓度(MIC)和最小杀菌浓度(MBC)。该法属定量实验,用于测定抗菌药物的活性,其优点是可直接定量地检测抗菌药物在体外对病原菌的抑制或杀伤浓度,有利于临床根据 MIC、药物代谢等拟订合理的治疗方案,也是目前厌氧菌等的最佳测定方法。

(1)试管稀释法:在一系列试管中,用液体培养对抗菌药物做倍比稀释,获得药物浓度递减的系列试管,然后在每一管中加入定量的试验菌,经培养一定时间后,肉眼观察试管的混浊情况,记录能抑制试验菌生长的最低抑菌浓度(图2-24)。此法由于细菌与药液接触,比其他方法更为敏感,可作为筛选抗生素、无深色中草药制剂抗菌作用的研究。

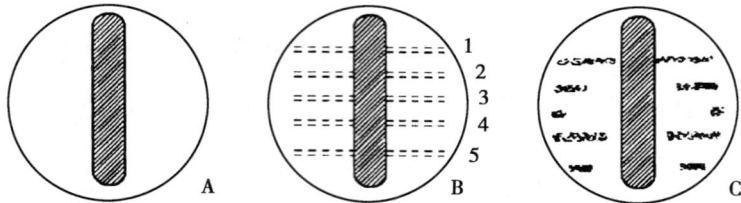

图2-23　挖沟法示意图

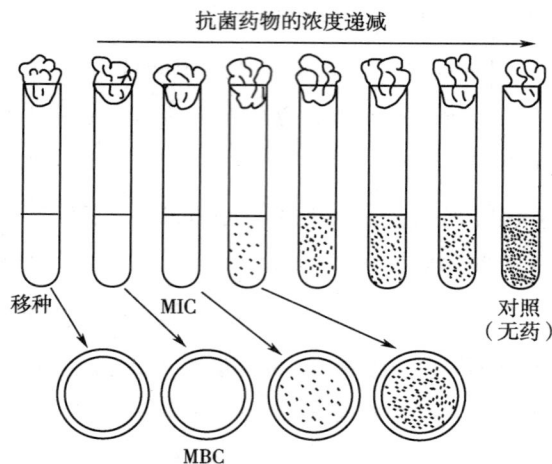

图2-24　试管稀释法示意图

(2)平板稀释法:先按连续稀释法配制药物,将不同系列浓度、定量的药物分别混入琼脂培养基,制成一批药物浓度呈系列递减的平板,然后将含有一定细胞数的试验菌液(通常为 $10^4$ 左右)以点种法接种于平板上,可以逐个点种;同时设无药空白平板对照。培养后测定各菌对该药的 MIC。平板法可同时测定大批试验菌株对同一药物的 MIC,且不受药物颜色及浑浊度的影响,适于中药制剂的药效学试验。此法还易于发现污染或耐药突变株,也是开发新药体外药敏试验时常用的经典参照标准。缺点是操作比较烦琐,不便于基层实验室开展。

**(四)药物的体外杀菌试验**

体外杀菌试验用以评价药物对微生物的致死活性。

**1. 最低杀菌浓度(或最低致死浓度)的测定**　最低杀菌浓度(MBC)是指该药物能杀死细菌的最低浓度。一般是将待检药物先以合适的液体培养基在试管内进行连续稀释,每管内再加入一定量的试验菌液,培养后可得该药物的 MIC,取 MIC 终点以上未长菌的各管培养液,分别移种于另一无菌平板上,培养后凡平板上无菌生长的药物最低浓度即为该药物的 MBC。

**2. 活菌计数法(viable counting method)**　是在一定浓度的定量药物内加入定量的试验菌,作用一定时间后,取样进行活菌计数,从存活的微生物数计算出药物对微生物的致死率。活菌计数的方法一般是将定量的药物与试验菌作用后的混合液稀释后,混入琼脂培养基,制成平板,培养后计数平板上形成的菌落数,由于一个菌落是由一个细菌繁殖而来的,所以可用菌落数或菌落形成单位(colony forming unit,CFU)乘以稀释倍数计算出混合液中存活的细菌数。

### (五)药敏试验的影响因素

1. **试验菌** 一般应包括标准菌株和临床分离菌株。标准菌株来自于专门机构,我国的法定机构是中国食品药品检定研究院。临床分离菌株须经形态、生化及血清学等方面鉴定。试验用菌株应注意菌株纯度,不得有杂菌污染。试验菌必须生长旺盛,应控制适当的培养时间。试验菌接种量的多少应选用适当方法进行计数。

2. **培养基** 应按各试验菌的营养需要进行配制,严格控制各种原料、成分的质量及培养基的配制过程。要注意当有些药物具有抗代谢作用时,培养基内应不能存在该代谢物,否则抑菌作用将被消除。培养基内含有血清等蛋白质时,可使某些抗菌药物失去作用,应避免含此类营养物。

3. **供试药物** 药物的浓度和总量直接影响抗菌试验的结果,需要精确配制。固体药物应配制成溶液使用;有些不溶于水的药物需用少量有机溶剂或碱先行溶解,再稀释成合适浓度,如氯霉素及红霉素需先用少量乙醇溶解后,再用稀释剂稀释到所需的浓度;液体样品若浓度太稀,需先浓缩;药液的 pH 应尽量接近中性,既能保持药物的稳定性又不至于影响试验菌生长;要注意中药制剂内往往含有鞣质,且具有特殊色泽,可能影响结果的判断;含菌样品需先除菌再试验,尽量采用薄膜过滤法除菌。

4. **对照试验** 为准确判断结果,试验中必须有各种对照试验与抗菌试验同时进行。①试验菌对照:在无药情况下,应能在培养基内正常生长;②已知药物对照:已知抗菌药对标准的敏感菌株应出现预期的抗菌效应,对已知的抗药菌不出现抗菌效应;③溶剂及稀释剂对照:抗菌药物配制时所用的溶剂及稀释剂应无抗菌作用。

## 六、细菌的致病性

细菌能引起疾病的性能称为细菌的致病性(pathogenicity)。病原菌的致病作用与其毒力、侵入机体的数量以及途径密切相关。

▶▶ **课堂活动**

细菌侵入机体后一定能引起疾病吗? 在前面所学的细菌的结构成分和代谢产物中具有致病作用的有哪些?

### (一)细菌的毒力

细菌致病力的强弱程度称为细菌的毒力(virulence),毒力的大小常用半数致死量(median lethal dose,$LD_{50}$)或半数感染量(median infective dose,$ID_{50}$)表示。即在一定时间内,通过一定的接种途径,能使一定体重或年龄的某种动物半数死亡或感染所需要的最少细菌数或毒素量。细菌毒力包括侵袭力和毒素。

1. **侵袭力(invasiveness)** 指病原菌突破宿主的防御功能,在体内定居、繁殖、扩散的能力。细菌菌体表面结构和侵袭性酶类可发挥侵袭力作用。

(1)菌体表面结构:①荚膜:荚膜及荚膜类物质能抵抗宿主吞噬细胞的吞噬和体液中的杀菌物

质对细菌的损伤作用,利于病原菌入侵机体并在体内生长繁殖,引起疾病。如有荚膜的炭疽芽孢杆菌、肺炎链球菌等不易被吞噬细胞吞噬杀灭,其致病性明显增强,当其失去荚膜后,则能被吞噬细胞迅速吞噬、杀灭。某些细菌表面有类似于荚膜的物质,如链球菌的微荚膜、伤寒沙门菌和丙型副伤寒沙门菌表面的 Vi 抗原,以及某些大肠埃希菌的 K 抗原等也具有抵抗吞噬作用及抵御抗体和补体的作用。②黏附素(adhesin):是病原菌借以黏到宿主靶细胞表面的蛋白质物质。细菌的黏附素可以分为两种:一种是菌毛黏附素,另一种是由细菌细胞的表面结构组成,如 A 族链球菌的膜磷壁酸等。细菌通过其黏附素与宿主细胞相应受体结合,黏附于宿主细胞表面,以抵御纤毛运动、肠蠕动、尿液冲洗的清除作用,继而定居、繁殖,引起感染。

(2)侵袭性酶类:是细菌在代谢过程中合成的一些胞外酶,其本身无毒性,但能协助病原菌在体内定植、繁殖及扩散。如金黄色葡萄球菌产生的血浆凝固酶(coagulase),能使血浆中的液态纤维蛋白原变成固态的纤维蛋白包绕在细菌表面,有利于抵抗宿主吞噬细胞的吞噬作用。A 群链球菌产生的透明质酸酶(hyaluronidase)又称扩散因子,可溶解结缔组织中的透明质酸,使结缔组织疏松,通透性增强,有利于细菌及毒素扩散。

**2. 毒素(toxin)** 细菌的毒素是细菌致病性的关键因素。按其来源、性质和毒性作用的不同,可分为外毒素和内毒素两大类。

(1)外毒素:是多数革兰阳性菌及少数革兰阴性菌合成并分泌的毒性蛋白质。大多数外毒素是在细菌细胞内合成后分泌到菌体外的,但也有外毒素存在于菌体内,当细胞破裂后才释放出来,如志贺菌的外毒素。

多数外毒素的化学成分为蛋白质,不耐热、不稳定,一般加热 60~80℃ 30 分钟即可被破坏。如破伤风毒素加热 60℃ 20 分钟即被破坏,但葡萄球菌肠毒素能耐 100℃ 30 分钟,并能抵抗胰蛋白酶的破坏作用。

外毒素一般具有很强的免疫原性,可刺激机体产生抗毒素抗体,其能中和游离外毒素的毒性作用。如果用 0.3%~0.4%甲醛溶液作用于外毒素后,就会成为失去毒性而仍保留免疫原性的类毒素。用类毒素免疫动物可以制备抗毒素,因此类毒素在某些传染病的防治上具有重要的意义。

外毒素的分子结构一般由 A、B 两个亚单位组成。A 亚单位为外毒素的活性部分,决定其毒性效应;B 亚单位无毒性,但能与宿主细胞膜上的特异性受体结合,介导 A 亚单位进入细胞。两个亚单位中的任何一个单独存在时,均对机体无毒害作用。由于 B 亚单位无毒性且抗原性强,可以将其提纯制成亚单位疫苗,预防相关的外毒素性疾病。

外毒素的毒性极强,尤其是肉毒毒素,其毒性比氰化钾强 1 万倍,1mg 肉毒梭菌的外毒素纯品可杀死 2 亿只小鼠。不同细菌产生的外毒素,对机体组织器官的毒性作用具有选择性,能引起特定的病变和症状。例如肉毒毒素主要作用于胆碱能神经轴突终末,阻断胆碱能神经末梢释放乙酰胆碱,使眼和咽肌等麻痹,引起眼睑下垂、复视、斜视、吞咽困难等,严重者可因呼吸麻痹而死亡;而白喉外毒素对外周神经末梢和心肌细胞等有亲和力,通过抑制靶细胞蛋白质的合成引起外周神经麻痹和心肌炎等。

(2)内毒素:是革兰阴性菌细胞壁中的脂多糖(LPS)成分,只有当菌体死亡、自溶或用人工方法裂解后才释放出来。

内毒素的主要化学成分为脂多糖,性质稳定,耐热,100℃加热1小时不被破坏,必须加热160℃经2~4小时,或用强酸、强碱、强氧化剂加热煮沸30分钟才能被灭活。各种革兰阴性菌具有相同的LPS基本骨架,即由O-特异多糖、非特异核心多糖和类脂A三部分组成。类脂A在脂多糖的内层,是一种特殊的糖磷脂,是内毒素的主要毒性成分。

内毒素的免疫原性弱,用甲醛处理不能使其脱毒成为类毒素。

内毒素的毒性较弱,作用时无组织细胞选择性。各种革兰阴性菌内毒素的化学成分和结构相似,故不同的革兰阴性菌感染时,由内毒素引起的病理改变和临床症状大致相同,主要引起发热、糖代谢紊乱、白细胞增多及微循环障碍等症状;严重时,大量的内毒素还能引发内毒素血症、中毒性休克及弥散性血管内凝血等疾病,死亡率高。

内毒素检测一般用于两种情况:①确定所制备的注射用液和生物制品是否有内毒素污染;②在临床上确定患者是否发生革兰阴性菌引起的内毒素血症,以方便及时治疗,减少休克的发生和死亡。内毒素检测方法常有家兔发热法和鲎试验法两种,前者操作烦琐,影响因素不易控制;后者可用于快速检测。鲎是栖生在海边的大型节肢动物,其血液中的有核变形细胞内含有凝固酶原和可凝固蛋白(称为凝固蛋白原)。对这些变形细胞进行冻融并裂解,制成含有鲎变形细胞溶解物(LAL)的试剂。当LAL与内毒素相遇时,内毒素能激活其中的凝固酶原,使其成为具有活性的凝固酶,从而使凝固蛋白原转变成肉眼可见的凝胶状态的凝固蛋白。该法灵敏度高,可检测出0.01~1.00ng/ml的微量内毒素,但其不能区别测出的内毒素由何科革兰阴性菌产生,而且试验所用的玻璃器皿、溶液等均必须绝对无致热原。

细菌内、外毒素的区别见表2-5。

表2-5 外毒素与内毒素的比较

| 区别要点 | 外毒素 | 内毒素 |
| --- | --- | --- |
| 来源 | 革兰阳性菌和部分革兰阴性菌产生 | 革兰阴性菌产生 |
| 存在部位 | 胞质内合成分泌至胞外 | 菌体细胞壁成分,细菌裂解后释放 |
| 化学组成 | 蛋白质 | 脂多糖 |
| 稳定性 | 不稳定,60~80℃ 30分钟被破坏 | 较稳定,160℃ 2~4小时被破坏 |
| 毒性作用 | 强,对机体组织器官有选择性毒害作用,引起特殊的临床症状 | 较弱,毒性作用大致相同,可引起发热、白细胞变化、微循环障碍、休克、DIC等 |
| 免疫原性 | 强,可刺激机体产生抗毒素。甲醛处理后可脱毒成类毒素 | 弱,甲醛处理不形成类毒素 |

**点滴积累** ∨

1. 内毒素与热原均能引起发热反应,但两者并非同一物质,易混淆。

2. 热原是由多数革兰阴性菌和少数革兰阳性菌产生的。革兰阴性菌的热原就是细胞壁的脂多糖,即内毒素;而革兰阳性菌不含内毒素,其发热反应是由菌体成分或产生的外毒素引起的。故内毒素是热原,但热原不全是内毒素。

### （二）细菌侵入的数量

病原菌引起感染，除需要一定的毒力外，还必须有足够的数量。一般情况下，细菌毒力愈强，引起感染所需的菌量愈少；反之则愈多。如毒性较强的鼠疫耶尔森菌，在无特异性免疫力的机体中，只要有数个细菌侵入就可导致感染；而毒力较弱的细菌如沙门菌，则需摄入上亿个细菌才能引起感染。

### （三）细菌侵入的适当部位

宿主的不同部位、不同组织器官对病原菌的敏感性不同，因此病原菌的侵入部位也是构成感染的重要环节之一。如霍乱弧菌必须经口进入肠道后才能引起感染；破伤风梭菌及其芽孢只有经缺氧状态的深部伤口感染才能引起破伤风；肺炎链球菌则必须借助呼吸道才能引起感染。但也有一些病原菌可经多种渠道感染，如结核分枝杆菌可经呼吸道、消化道、皮肤伤口等多种途径侵入机体，引起结核病。

细菌感染的传播途径有：①呼吸道感染：患者或带菌者通过咳嗽、喷嚏等将含有病原体的呼吸道分泌物随飞沫排至空气中，健康人通过吸入病原体污染的空气而引起感染，如肺结核、白喉等；②消化道感染：通过食入病原体污染的食品或饮用水而引起感染，如伤寒、痢疾和霍乱等；③接触感染：通过人与人或人与带菌动物密切接触引起感染，如淋病、梅毒等；④创伤感染：通过皮肤、黏膜破损或创伤引起感染，如葡萄球菌、链球菌引起的化脓性感染等；⑤虫媒传播：以节肢动物为媒介，通过叮咬引起感染，如鼠疫、乙型脑炎等。

## 七、常见的病原性细菌

### （一）金黄色葡萄球菌

金黄色葡萄球菌（*S. aureus*）是葡萄球菌属中致病力最强的一种，因其能产生金黄色色素而得名。广泛存在于自然界中，而且人体的皮肤、毛囊及鼻咽部也有存在，常污染药物和食品。药典规定，外用药品和一般眼科制剂均不得检出金黄色葡萄球菌。

**1. 生物学性状**

（1）形态与染色：革兰阳性球菌，呈葡萄串状排列（图 2-25）。

（2）特性培养：需氧或兼性厌氧，对营养要求不高，在普通培养基上生长良好，最适生长温度为 37℃，最适 pH 为 7.4。耐盐性强，在含 10%~15% NaCl 的培养基中能生长。在普通琼脂平板上形成圆形、凸起，表面光滑湿润，边缘整齐，不透明的金黄色菌落；在血琼脂平板上可形成完全透明溶血环（β 溶血）；在高盐甘露醇平板上呈淡橙黄色菌落；在高盐卵黄平板上其菌落周围形成白色沉淀环。

（3）生化反应：能分解甘露醇产酸、产气，

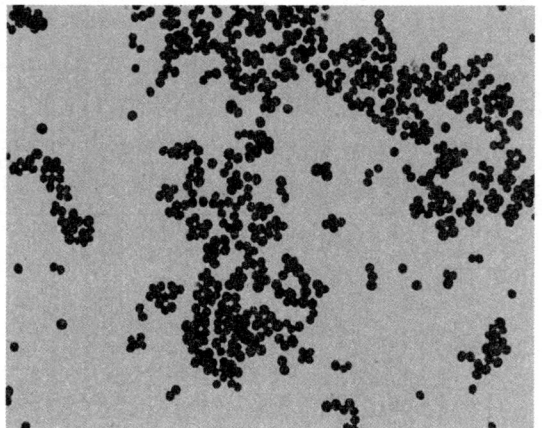

图 2-25　葡萄球菌（革兰染色阳性）

血浆凝固酶试验阳性。

（4）抵抗力：在无芽孢细菌中抵抗力最强，易发生耐药性变异。据统计，近年来金黄色葡萄球菌对青霉素的抗药菌株已高达90%以上，尤其是耐甲氧西林的葡萄球菌（MRSA）已成为医院内感染的最常见的细菌，给临床治疗带来一定困难。

**2. 致病性**

（1）主要致病物质：金黄色葡萄球菌产生多种毒素与侵袭性酶，故毒力强。

1）侵袭性酶：主要是血浆凝固酶，它是一种能使含有枸橼酸钠或肝素抗凝剂的人或兔血浆发生凝固的酶类物质，多数致病菌株能产生此酶，常作为鉴别葡萄球菌有无致病性的重要指标。凝固酶能使血液或血浆中的纤维蛋白原变成纤维蛋白沉积于菌体表面，阻碍体内吞噬细胞对葡萄球菌的吞噬，亦能保护病菌免受血清中杀菌物质的作用，有利于病原菌在机体内繁殖。

2）毒素：①肠毒素（enterotoxin）：某些菌株可产生引起急性胃肠炎的肠毒素，是一种可溶性蛋白质，耐热，经100℃煮沸30分钟仍保存部分活性，也不受胰蛋白酶的影响，故误食肠毒素污染的食物后，其到达中枢神经系统，能刺激呕吐中枢，引起以呕吐为主要症状的食物中毒。②溶血素（staphyo-lysin）：对人有致病作用的主要是α-溶血素，该毒素对白细胞、血小板等均有损伤作用，能使局部小血管收缩，导致局部缺血性坏死，并能引起平滑肌痉挛。α-溶血素具有良好的抗原性，经甲醛处理可制成类毒素。③杀白细胞素（leukocidin）：此毒素可攻击中性粒细胞和巨噬细胞，抵抗宿主细胞的吞噬作用。

（2）所致疾病：侵袭性疾病和毒素性疾病，主要引起化脓性炎症。

1）侵袭性疾病：葡萄球菌可通过多种途径侵袭机体，导致皮肤或器官的多种化脓性感染，甚至败血症。反肤软组织化脓性感染主要有疖、痈、毛囊炎、脓疱疮、伤口化脓等；内脏器官感染如气管炎、肺炎、脓胸、中耳炎等；全身化脓性感染如败血症、脓毒血症等。

2）毒素性疾病：①食物中毒：进食含肠毒素的食物后1~6小时即可出现食物中毒症状，如恶心、呕吐、腹痛、腹泻等，体温一般不升高，大多数患者于数小时至1日内恢复，预后良好。②假膜性肠炎：是一种菌群失调性肠炎。人群中有少量金黄色葡萄球菌寄居于肠道，当肠道中的正常菌群如脆弱类杆菌、大肠埃希菌等优势菌因抗菌药物的应用而被抑制或杀灭后，耐药的金黄色葡萄球菌就乘机繁殖而产生肠毒素，引起以腹泻为主的临床症状。

**（二）大肠埃希菌**

大肠埃希菌（*E. coli*）俗称大肠杆菌，为人和动物肠道内的正常菌群，随粪便排出体外。该菌可直接或间接污染药品及药品生产的各个环节，因此被列为重要的卫生指标菌，是口服药品的常规必检项目之一。药品中若检出大肠埃希菌，表明该样品已受到粪便污染。《中国药典》规定，口服药品不得检出大肠埃希菌。此外，大肠埃希菌还是分子生物学研究中最常用的实验材料。

**1. 生物学性状**

（1）形态与染色：大肠埃希菌为中等大小的革兰阴性杆菌，无芽孢，有周鞭毛（图2-26）。

（2）培养特性：在肠道选择性培养基上，大肠埃希菌因分解乳糖形成有色菌落。如在伊红亚甲蓝（EMB）平板上，菌落呈紫黑色并具有金属光泽；在麦康凯（MAC）平板上，菌落呈粉红色。

（3）生化反应：生化反应活跃，发酵乳糖产酸、产气。IMViC试验为++--。

（4）抵抗力：该菌对热的抵抗力较其他肠道杆菌强，在自然界水中可存活数周至数月。胆盐、煌绿等对大肠埃希菌有选择性抑制作用。

**2. 致病性**

（1）主要致病物质：包括黏附结构（如普通菌毛）及肠毒素。肠毒素有不耐热肠毒素（LT）和耐热肠毒素（ST）两种，均可使肠道细胞中的cAMP水平升高，引起肠液大量分泌而导致腹泻。

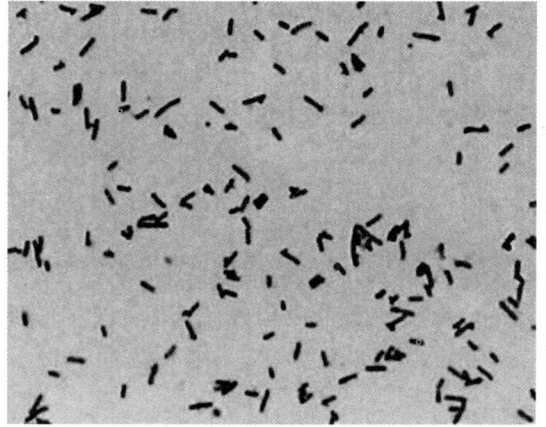

图2-26　大肠埃希菌（革兰染色阴性）

（2）所致疾病：①肠道外感染：多为内源性感染，主要因寄居部位发生改变，细菌从肠道内转移到肠道外的组织或器官而引起的化脓性感染。以泌尿系统感染最多见，也可引起烧伤感染、胆囊炎、菌血症等。②肠道感染：大肠埃希菌的某些血清型菌株具有致病性，称致病性大肠埃希菌，能引起肠道感染。如轻微腹泻或霍乱样严重腹泻，个别菌株可引起致死性并发症。致病性大肠埃希菌包括5种：肠侵袭型大肠埃希菌（EIEC）、肠致病型大肠埃希菌（EPEC）、肠出血型大肠埃希菌（EHEC）、肠产毒型大肠埃希菌（ETEC）和肠集聚型大肠埃希菌（EAggEC）。

**3. 卫生细菌学检查**　大肠埃希菌不断随粪便排出体外，污染周围环境、水源和饮食等。如取样检查时，样品中的大肠埃希菌数量越多，表明样品被粪便污染的程度越严重，也表明样品中存在肠道致病菌的可能性越大，故应对饮水、食品、药品等进行卫生细菌学检查。大肠埃希菌已被许多国家列为规定控制菌之一。

卫生细菌学检查常用细菌总数和大肠菌群数两项指标。细菌总数是检测每毫升或每克样品中所含的细菌数，采用倾注培养计算。

**（三）沙门菌属**

沙门菌属（*Salmonella*）是一大群寄生于人和动物肠道内的革兰阴性杆菌，其型别繁多，对人致病的有伤寒沙门菌和甲型、肖氏沙门菌等，常引起伤寒、副伤寒和食物中毒。沙门菌可通过人、畜、禽的粪便直接或间接污染食品药品生产的各个环节，特别是以动物脏器为原料的药品，污染概率较高。受到污染的食品药品可直接影响食（服）用者的安全与健康。我国药典规定，口服药品不得检出沙门菌。

**1. 生物学性状**

（1）形态与染色：革兰阴性短杆菌，无芽孢，多数有周鞭毛。

（2）培养特性：在普通培养基上生长良好。在SS平板上，因不分解乳糖形成无色透明菌落，产$H_2S$的菌株菌落中心呈黑色，易与大肠埃希菌菌落相区别。

（3）生化反应：分解葡萄糖产酸、产气（伤寒沙门菌只产酸、不产气），不分解乳糖和蔗糖。IMViC试验为-+-+，赖氨酸和鸟氨酸脱酸酶阳性，不分解尿素，多数细菌$H_2S$试验阳性。

（4）抗原构造：有菌体抗原和鞭毛抗原，少数细菌具有毒力抗原。凡含有相同菌体抗原的沙门菌归为一组,共分为42组,与人类疾病有关的沙门菌大多在 A~F 组。

(5)抵抗力:对理化因素的抵抗力不强,但对胆盐、煌绿等的耐受性较其他肠道菌强,故可用其制备肠道杆菌选择性培养基。

**2. 致病性**

(1)主要致病物质:沙门菌感染必须经口进入足够量的细菌,并定位于小肠才能导致疾病。

1)侵袭力:沙门菌借菌毛黏附于小肠黏膜上皮细胞表面并侵入上皮细胞下的组织。细菌虽被吞噬细胞吞噬,但不被杀灭,并在其中继续生长繁殖。这可能与 Vi 抗原的保护作用有关。

2)内毒素:沙门菌产生较强的内毒素,可引起机体发热、白细胞减少,大剂量时可导致中毒症状和休克。此外,内毒素可激活补体系统释放趋化因子,吸引吞噬细胞,引起肠道局部炎症反应。

3)肠毒素:有些沙门菌株如鼠伤寒沙门菌可产生类似于肠产毒性大肠埃希菌的肠毒素,导致水样腹泻。

(2)所致疾病

1)伤寒与副伤寒:又称肠热症,是由伤寒沙门菌和肖氏沙门菌、希氏沙门菌所引起的。细菌随污染的食物或饮水进入人体,通过淋巴液到达肠系膜淋巴结大量繁殖后,进入血流引起第一次菌血症,随后细菌随血流进入肝、脾、肾、胆囊等器官并在其中繁殖,再次入血造成第二次菌血症,患者持续高热,出现相对缓脉,肝脾大,全身中毒症状显著,皮肤出现玫瑰疹,外周血白细胞明显下降。胆囊中菌通过胆汁进入肠道,一部分随粪便排出体外,另一部分再次侵入肠壁淋巴组织,使已致敏的组织发生超敏反应,导致局部坏死和溃疡,严重的有出血或肠穿孔并发症。肾脏中的病菌可随尿排出。典型病例的病程为 3~4 周。少数患者可成为慢性带菌者。副伤寒症状与伤寒相似,但一般病情较轻,病程较短。

2)急性胃肠炎(食物中毒):为最常见的沙门菌感染,由鼠伤寒沙门菌、猪霍乱沙门菌、肠炎沙门菌等污染引起。主要症状为轻型或暴发型腹泻,伴发热、恶心、呕吐,一般沙门菌胃肠炎多在 2~3 天自愈。

3)败血症:多见于儿童和免疫力低下的成人。多由猪霍乱沙门菌、希氏沙门菌、鼠伤寒沙门菌和肠炎沙门菌等引起,表现为高热、寒战、畏食和贫血等,常伴发骨髓炎、胆囊炎等局部感染。

**(四) 铜绿假单胞菌**

铜绿假单胞菌(*Pseudomonas aeruginosa*)俗称绿脓杆菌,因在生长过程中产生水溶性绿色色素,使感染后脓液出现绿色而得名。本菌广泛分布于自然界中,空气、土壤、水,以及人和动物的皮肤、肠道和呼吸道中均有存在,是一种常见的机会致病菌,故可通过生产的各个环节污染药品。因此我国规定,眼科用制剂和外用药品不得检出铜绿假单胞菌。

**1. 生物学性状**

(1)形态与染色:革兰阴性短杆菌,菌体一端有 1~3 根鞭毛,运动活泼。

(2)培养特性:专性需氧菌,最适生长温度为 35℃,在 4℃不生长,而在 42℃能生长是本菌的特点。在普通培养基上生长良好,菌落大小形态不一,边缘不整齐,扁平湿润,常相互融合,产生带荧光的水溶性绿色色素使培养基呈亮绿色,培养物有特殊的生姜气味。在 SS 平板上因不分解乳糖形成无色透明的小菌落。在十六烷三甲基溴化铵(或明胶十六烷三甲基溴化铵)琼脂平板上,典型的铜绿假单胞菌形成绿色或淡绿色带荧光的菌落。

(3)生化反应:氧化酶试验阳性,分解葡萄糖产酸、不产气,不分解乳糖、蔗糖及甘露醇,能液化明胶、还原硝酸盐、分解尿素,可利用枸橼酸盐,不形成吲哚。

(4)抵抗力:较其他细菌强。铜绿假单胞菌有天然抗药菌之称,对青霉素、氯霉素、链霉素、四环素等多种抗生素均有抗药性,给临床治疗造成困难。

**2. 致病性**

(1)主要致病物质:本菌可产生内毒素、外毒素及胞外酶等致病物质。

(2)所致疾病:铜绿假单胞菌为机会致病菌,正常人体表面、肠道及上呼吸道均有此菌存在,通常不致病。但在一定条件下如机体抵抗力低下、严重感染、患恶性或慢性消耗性疾病时,可引起继发性感染或混合感染。铜绿假单胞菌可通过污染医疗器具及药品而导致医源性感染,应引起人们的重视。若细菌侵入血流可引起败血症,病死率高。此外,铜绿假单胞菌还能产生胶原酶,故一旦眼睛受伤后感染此菌,则使角膜形成溃疡、穿孔而导致患者失明。

**(五) 破伤风梭菌**

破伤风梭菌(*Clostridium tetani*)是破伤风的病原菌,大量存在于土壤及人和动物肠道内,由粪便污染土壤,通过伤口感染引起疾病。本菌的芽孢对热的抵抗力很强,湿热100℃ 1小时、干热150℃ 1小时均能存活,在土壤中可存活数年至数十年。以根茎类植物为原料的药品常可受到本菌的污染,外用药特别是用于深部组织的药品若被破伤风梭菌污染,可导致患者发生破伤风。因此,在药品卫生检验中,创伤用药及敷料一律不得检出破伤风梭菌。

**1. 生物学性状**

(1)形态与染色:破伤风梭菌是革兰阳性、细长、较大的杆菌,周身鞭毛,芽孢正圆,直径比菌体大,位于菌体顶端,使细菌如鼓槌状,这是本菌的典型特征(图2-27)。

(2)培养特性:本菌为专性厌氧菌。在庖肉培养基中,细菌在肉汤中生长使肉汤变混浊,肉渣部分被消化,微变黑,产生甲基硫醇、硫化氢等气体,并伴有腐败臭味。在血平板上培养可形成中心紧密、四周松散似羽毛状的灰白色不规则菌落,菌落周边有明显的溶血环。

(3)生化反应:一般不发酵糖类,能液化明胶,产生硫化氢,形成吲哚,不能还原硝酸盐为亚硝酸盐,对蛋白质有微弱的消化作用。

(4)抵抗力:本菌繁殖体的抵抗力与其他细菌相似,但其芽孢的抵抗力强大。在土壤中可存活数十年,能耐煮沸1小时,在5%苯酚中可存活10~15小时。

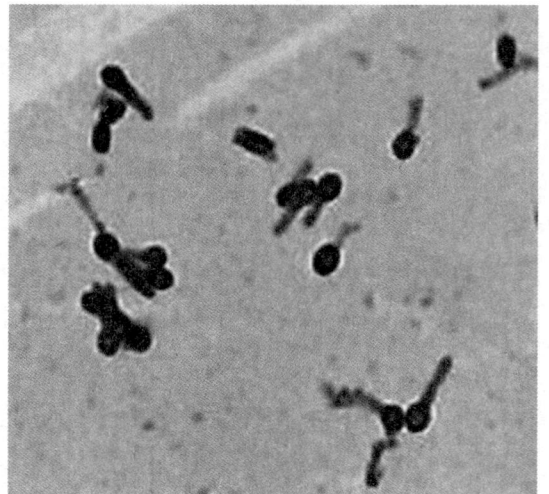

图2-27　破伤风梭菌(芽孢染色)

**2. 致病性**

(1)主要致病物质:破伤风痉挛毒素。该毒素是一种神经毒素,化学成分为蛋白质,不稳定,不耐热,易被扬道蛋白酶所破坏,故口服不致病。破伤风痉挛毒素对中枢神经细胞和脊髓前角运动神经细胞有高度的亲和力,毒素由末梢神经沿轴索从神经纤维的间隙逆行致脊髓前角,并可上行至脑干,也可通过淋巴液和血液到达中枢神经系统。破伤风痉挛毒素作用于神经细胞,封闭抑制性突触,阻断抑制性传导介质的释放,使肌肉活动的兴奋与抑制功能失调,导致屈肌和伸肌同时发生强烈收缩,骨骼肌呈强直痉挛。

(2)致病条件:伤口的厌氧环境是破伤风梭菌感染的重要条件。窄而深的伤口,伴有泥土、铁锈等异物污染;或大面积烧伤、坏死组织多;局部组织缺血缺氧或同时有需氧菌或兼性厌氧菌混合感染,均易造成厌氧环境,有利于破伤风梭菌生长繁殖,分泌外毒素而致病。

(3)所致疾病:破伤风梭菌感染伤口后,其芽孢发芽成繁殖体,产生破伤风痉挛毒素引起破伤风。该病潜伏期可从几天到几周,潜伏期的长短与感染部位至中枢神经系统的距离有关。典型的体征是咀嚼肌痉挛所造成的牙关紧闭、苦笑面容,颈项强直、躯干和四肢肌肉痉挛导致角弓反张,最终可因呼吸肌痉挛窒息而死。

其他常见的病原性细菌见表 2-6。

表 2-6 其他常见的病原性细菌

| 菌名 | 形态染色 | 致病物质 | 传播途径 | 所致疾病 |
| --- | --- | --- | --- | --- |
| 乙型溶血性链球菌 | $G^+$,链状排列 | 致热外毒素、透明质酸酶、溶血毒素等 | 呼吸道 | |
| 肺炎链球菌 | $G^+$,成双排列,菌体呈矛头状,钝端相对,可有荚膜 | 荚膜 | 呼吸道 | 大叶性肺炎 |
| 脑膜炎奈瑟菌 | $G^-$,成双排列,菌体呈肾形,凹面相对,有荚膜 | 菌毛、荚膜、内毒素 | 呼吸道 | 流行性脑脊髓膜炎(流脑) |
| 淋病奈瑟菌 | $G^-$,成双排列,菌体呈肾形,凹面相对,有荚膜 | 菌毛、荚膜、内毒素 | 主要通过性接触 | 淋病 |
| 痢疾杆菌 | $G^-$,杆菌,无鞭毛,有菌毛 | 菌毛、内毒素、外毒素 | 消化道 | 细菌性痢疾 |
| 霍乱弧菌 | $G^-$,菌体呈弧形或逗点状,单鞭毛 | 菌毛、霍乱肠毒素 | 消化道 | 霍乱 |
| 幽门螺杆菌 | $G^-$,细长弯曲,呈螺旋状、S形,有鞭毛 | 鞭毛、黏附素、内毒素等 | 消化道 | 慢性胃炎、消化性溃疡、胃癌 |
| 布氏杆菌 | $G^-$,短小杆菌,可有荚膜 | 内毒素、侵袭性酶 | 接触病兽或食用被该菌污染的食物 | 布氏杆菌病 |
| 百日咳杆菌 | $G^-$,卵圆形,短小杆菌,有荚膜 | 荚膜、菌毛、外毒素 | 呼吸道 | 百日咳 |

续表

| 菌名 | 形态染色 | 致病物质 | 传播途径 | 所致疾病 |
| --- | --- | --- | --- | --- |
| 炭疽芽孢杆菌 | G⁺,大杆菌,两端平切,链状排列,有芽孢、荚膜 | 荚膜、炭疽毒素 | 呼吸道、皮肤、消化道 | 皮肤炭疽、肺炭疽、肠炭疽 |
| 产气荚膜梭菌 | G⁺,粗大杆菌,有芽孢、荚膜 | 多种外毒素及侵袭性酶、荚膜 | 创伤感染、食入含肠毒素食物 | 气性坏疽、食物中毒 |
| 肉毒梭菌 | G⁺,大杆菌,周鞭毛,有芽孢 | 肉毒外毒素 | 消化道(食入带肉毒毒素的食物) | 食物中毒 |
| 结核分枝杆菌 | 抗酸杆菌,细长略弯曲 | 菌体特殊成分 | 呼吸道、消化道、皮肤黏膜破损多种途径 | 结核病 |

点滴积累 ∨

1. 细菌为原核型单细胞微生物,其基本形态有球形、杆形和螺形。 细菌的结构包括基本结构和特殊结构,各结构均有不同的功能。 用革兰染色法可将细菌分成 G⁺菌和 G⁻菌,两类细菌细胞壁的化学组成既有相同的肽聚糖又有特有的磷壁酸和外膜成分,故在染色性、抗原性、毒性和对药物的敏感性等方面均有差异。

2. 充足的营养、适宜的酸碱度、合适的温度和必要的气体是细菌生长繁殖的基本条件。 其繁殖方式为无性二分裂,多数细菌繁殖 1 代需 20 分钟。 细菌生长曲线分为 4 个时期,各有不同的特点及意义。 细菌的合成代谢产物其医学意义不同,其中热原可引发输液反应,可用蒸馏、吸附或过滤法去除。

3. 细菌广泛存在于在自然界及正常人体中,常用理化方法控制细菌以达到消毒、灭菌及无菌操作。 根据目的不同采用不同的控制方法。 高压蒸汽灭菌法是最彻底的灭菌方法。

4. 细菌遗传变异的物质基础是 DNA,主要存在于染色体和质粒上。 质粒是基因工程中重要的载体。 利用基因变异的理论,可用于菌种的选育、保藏、复壮及防止菌种退化。

5. 药典规定,在外用或口服药品中不得检出金黄色葡萄球菌、大肠埃希菌、铜绿假单胞菌及破伤风梭菌。

# 第二节　放线菌

放线菌(actinomyces)是一类菌落呈放射状的原核细胞型微生物,由分支状的菌丝体和孢子组成。因其菌落呈放射状,故得名。放线菌具有菌丝和孢子结构,革兰染色呈阳性。放线菌广泛分布于自然界中,主要存在于土壤中,泥土特有的"土腥味"主要是由于大多数种类的放线菌可产生土腥味素(geosmins)所致。

放线菌对营养要求不高,分解淀粉的能力强,在分解有机物质、改变土壤结构以及自然界的物质转化中起一定作用。大多数放线菌是需氧性腐生菌,只有少数为寄生菌,可使人和动物致病。

放线菌是抗生素的主要产生菌,据统计,迄今报道的 8000 多种抗生素中,约 80%是由放线菌产生的,而其中90%又是由链霉菌属产生的。常用的抗生素除了青霉素和头孢菌素外,绝大多数是放线菌的产物。放线菌还可用于制造抗肿瘤药物、维生素、酶制剂(蛋白酶、淀粉酶、纤维素酶等)及有机酸,在医药工业上有重要意义。

## 一、放线菌的生物学特性

### (一)放线菌的形态与结构

放线菌是介于细菌和真菌之间又接近于细菌的单细胞分支微生物,基本结构与细菌相似,细胞壁由肽聚糖组成,并含有二氨基庚二酸(DAP),不含有真菌细胞壁所具有的纤维素或几丁质。目前在进化上已经将放线菌列入广义的细菌。

放线菌由菌丝和孢子组成。

1. **菌丝** 菌丝是由放线菌孢子在适宜环境下吸收水分,萌发出芽,芽管伸长呈放射状、分支状的丝状物。放线菌的菌丝基本为无隔的多核菌丝,直径细小,大量菌丝交织成团,形成菌丝体(mycelium)。

菌丝按着生部位及功能不同,可分为基内菌丝、气生菌丝和孢子丝3种(图2-28)。

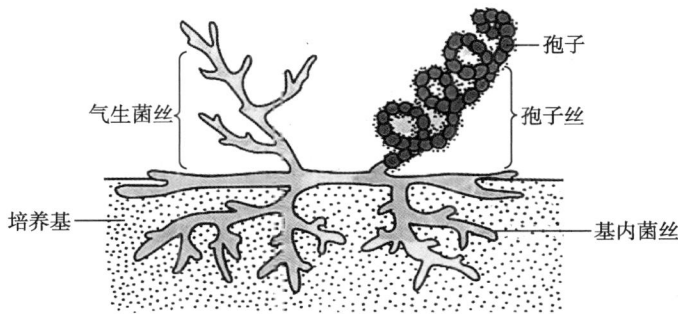

图 2-28 放线菌的形态结构示意图

(1)基内菌丝:伸入培养基质表面或伸向基质内部,像植物的根一样,具有吸收水分和营养的功能,又称营养菌丝或一级菌丝。基内菌丝无隔,直径较细,通常为 $0.2\sim1.2\mu m$。有的无色,有的产生色素,呈现不同的颜色。色素分为脂溶性和水溶性两类,后者可向培养基内扩散,使之呈现一定的颜色。

(2)气生菌丝:基内菌丝不断向空中生长,分化出直径比基内菌丝粗、颜色较深的分支菌丝,称为气生菌丝或二级菌丝。

(3)孢子丝:气生菌丝发育到一定阶段,顶端可分化形成孢子(spore),这种形成孢子的菌丝称为孢子丝。孢子丝的形状、着生方式,螺旋的方向、数目、疏密程度以及形态特征是鉴定放线菌的重要依据(图2-29)。

2. **孢子** 气生菌丝发育到一定阶段即分化形成孢子。孢子成熟后,可从孢子丝中逸出飞散。放线菌的孢子属无性孢子,是放线菌的繁殖器官。孢子的形状不一,有球形、椭圆形、杆形或柱状。排列方式不同,有单个、双个、短链或长链状。在电镜下可见孢子的表面结构不同,有的表面光滑,有的为疣状、鳞片状、刺状或毛发状。孢子颜色多样,呈白、灰、黄、橙黄、淡黄、红、蓝等颜色。孢子的形态、排列方式和表面结构以及色素特征是鉴定放线菌的重要依据。

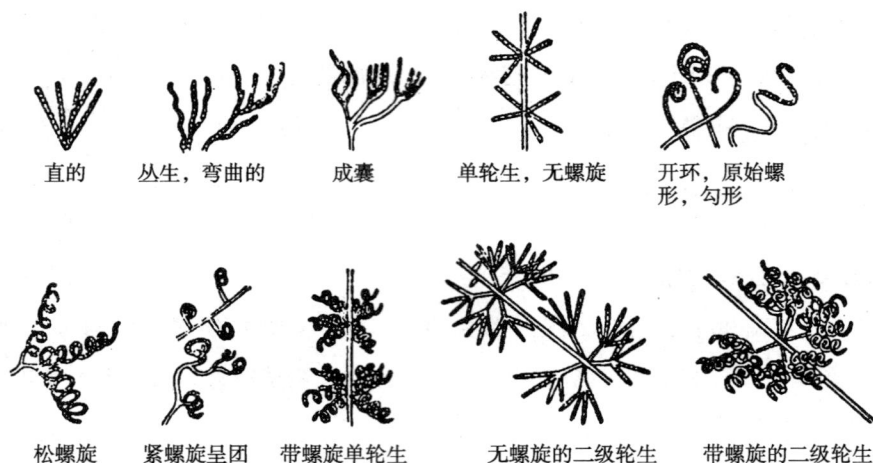

| 直的 | 丛生，弯曲的 | 成囊 | 单轮生，无螺旋 | 开环，原始螺形，勾形 |

| 松螺旋 | 紧螺旋呈团 | 带螺旋单轮生 | 无螺旋的二级轮生 | 带螺旋的二级轮生 |

图 2-29　部分放线菌孢子丝的类型模式图

**（二）放线菌的培养特性**

**1. 培养条件**　绝大多数放线菌为异养菌，营养要求不高，能在简单培养基上生长。多数放线菌分解淀粉的能力较强，故培养基中大多含有一定量的淀粉。放线菌对无机盐的要求较高，培养基中常加入多种元素如钾、钠、硫、磷、镁、铁、锰等。

对放线菌的培养主要采用液体培养和固体培养两种方式。固体培养可以积累大量的孢子；液体培养则可获得大量的菌丝体及代谢产物。在抗生素生产中，一般采用液体培养，除致病类型外，放线菌大多为需氧菌，所以需进行通气搅拌培养，以增加发酵液中的溶氧量。

放线菌的最适生长温度为 28~30℃；对酸敏感，最适 pH 为中性偏碱，在 pH 7.2~7.6 环境中生长良好。

放线菌生长缓慢，培养 3~7 天才能长成典型菌落。

**2. 菌落特征**　放线菌的菌落通常为圆形，类似于或略大于细菌的菌落，比真菌的菌落小。菌落表面干燥，有皱褶，致密而坚实。当孢子丝成熟时，形成大量孢子堆，铺于菌落表面，使菌落呈现颗粒状、粉状、石灰状或绒毛状，并带有不同的颜色。由于大量基内菌丝伸入培养基内，故菌落与培养基结合紧密，不易被接种针挑起。放线菌在固体平板培养基上培养后形成的菌落特征，可作为菌种鉴别的依据。

**3. 繁殖方式及生活周期**　放线菌主要通过无性孢子的方式进行繁殖。在液体培养基中，也可通过菌丝断裂的片段形成新的菌丝体而大量繁殖，工业发酵生产抗生素时常采用搅拌培养即是依此原理进行的。

放线菌主要通过横膈分裂方式形成孢子。

现以链霉菌的生活史（图 2-30）为例说明放线菌的生活周期：①孢子萌发，长出芽管；②芽管延长，生出分支，形成基内菌丝；③基内菌丝向培养基外空间生长形成气生菌丝；④气生菌丝顶部分化形成孢子丝；⑤孢子丝发育形成孢子，如此循环反复。孢子是繁殖器官，一个孢子可长成许多菌丝，然后再分化形成许多孢子。

**4. 保藏方法**　放线菌是一类在生产上具有重要意义的微生物，因此在保藏中要避免菌种分类学上鉴别特征的改变,及工业上要保持抗生素、酶、维生素与其他生理活性物质的产生能力和发酵特性发生变化。常用的几种保藏方法为:①定期移植:常用高氏一号琼脂斜面,每隔 3~6 个月移植 1 次;②琼脂水法保藏:即在蒸馏水中加入0.125%优质琼脂,经 103.4kPa,30 分钟灭菌后,取 5~6ml 灭菌琼脂水加入待保藏菌的斜面,制成孢子悬液,将此悬液移入带塞小瓶中密封、低温保藏,可保藏 2~3 年;③液体石蜡冷冻:在-70~-20℃超低温冰箱中保藏,对于工业生产用的放线菌如大观霉素产生菌、吉他霉素产生菌,可简便有效地保藏其存活率及生产能力;④砂土保藏:红霉素、土霉素等产生菌保藏 40 年后活性没有变化;⑤冷冻干燥、液氮等均可用来保藏放线菌。

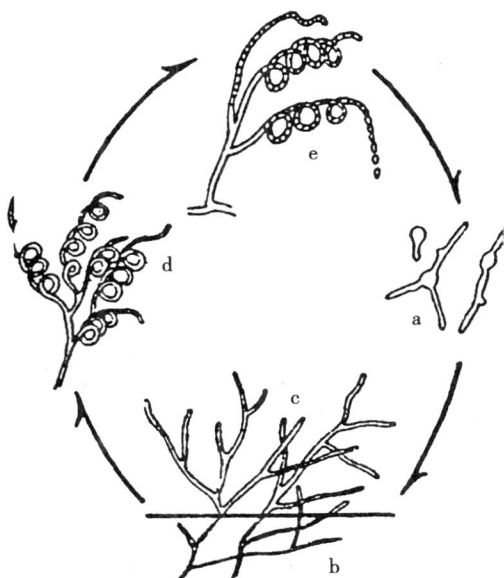

图 2-30 链霉菌生活史示意图
a. 孢子萌发;b. 基内菌丝(培养基内部);c. 气生菌丝;d. 孢子丝;e. 孢子丝分化为孢子

## 二、放线菌的主要用途与危害

放线菌在医药上主要用于生产抗生素。此外,放线菌也应用于维生素和酶类的生产、皮革脱毛、污水处理、石油脱蜡、甾体转化等方面。少数寄生性的放线菌对人和动植物有致病性。

### (一) 产生抗生素的放线菌

放线菌是抗生素的主要产生菌,除产生抗生素最多的链霉菌属外,其他各属中产生抗生素较多的依次为小单孢菌属、游动放线菌属、诺卡菌属、链孢囊菌属和马杜拉放线菌属。由于抗生素在医疗上的应用,许多传染性疾病已得到有效的治疗和控制。

1. **链霉菌属** 链霉菌属(*Streptomyces*)是放线菌中最大的一个属,该属产生的抗生素种类最多。现有的抗生素 80%由放线菌产生,而其中 90%又是由链霉菌属产生的。根据该菌属不同菌的形态和培养特征,特别是根据气生菌丝、孢子堆和基内菌丝的颜色及孢子丝的形态,可将链霉菌属分为14 个类群,其中有很多种类是重要抗生素的产生菌,如灰色链霉菌产生链霉素、龟裂链霉菌产生土霉素、卡那霉素链霉菌产生卡那霉素等。此外,链霉菌还产生氯霉素、四环素、金霉素、新霉素、红霉素、两性霉素 B、制霉菌素、万古霉素、放线菌素 D、博来霉素以及丝裂霉素等。

有的链霉菌能产生一种以上的抗生素,而不同种的链霉菌也可能产生同种抗生素。

链霉菌有发育良好的基内菌丝、气生菌丝和孢子丝,菌丝无隔,孢子丝性状各异,可形成长的孢子链(图 2-31)。

2. **诺卡菌属** 诺卡菌属(*Nocardia*)的放线菌主要形成基内菌丝,菌丝纤细,一般无气生菌丝(图 2-32)。少数菌产生一薄层气生菌丝,成为孢子丝。基内菌丝和孢子丝均有横隔,断裂后形成不同长度的杆形,这是该菌属的重要特征。

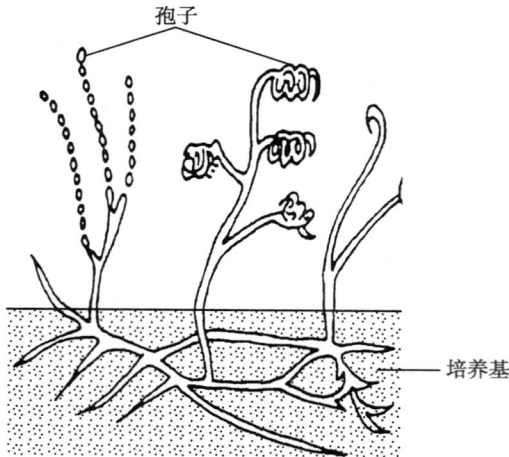

图 2-31　链霉菌形态示意图

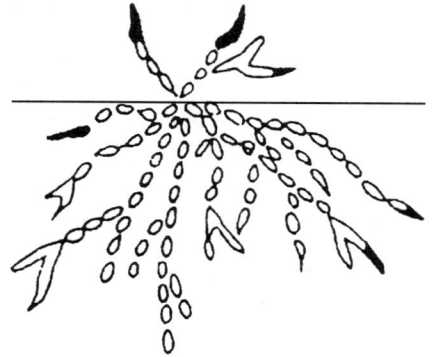

图 2-32　诺卡菌形态示意图

本属菌落表面多皱、致密、干燥或湿润,呈黄、黄绿、橙红等颜色,用接种环一触即碎。

诺卡菌属产生 30 多种抗生素,如治疗结核和麻风的利福霉素,对引起植物白叶病的细菌和原虫、病毒有作用的间型霉素,以及对 G$^+$菌有作用的瑞斯托菌素等。此外,该菌属还可用于石油脱蜡、烃类发酵及污水处理。

**3. 小单孢菌属**　小单孢菌属(*Micromonospora*)放线菌的基内菌丝纤细,无横隔,不断裂,亦不形成气生菌丝,只在基内菌丝上长出孢子梗,顶端只生成一个球形或椭圆形的孢子,其表面为棘状或疣状(图 2-33)。

本属菌落凸起,多皱或光滑,常呈橙黄、红、深褐或黑色。本属约有 40 多种,喜居于土壤、湿泥和盐地中,能分解自然界中的纤维素、几丁质、木素等,同时也是产生抗生素较多的属,可产生庆大霉素、创新霉素、卤霉素等 50 多种抗生素。

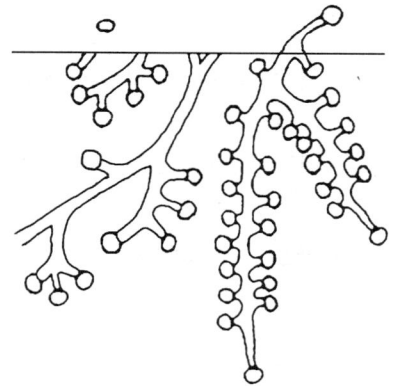

图 2-33　小单孢菌形态示意图

**4. 链孢囊菌属**　链孢囊菌属(*Streptosporangium*)的特点是孢囊由气生菌丝上的孢子丝盘卷而成(图 2-34)。孢囊孢子无鞭毛,不能运动。在有氧环境中生长发育良好。菌落与链霉菌属的菌落相似。能产生对 G$^+$菌、G$^-$菌、病毒和肿瘤有作用的抗生素,如多杀霉素。

**5. 游动放线菌属**　游动放线菌属(*Actinoplanes*)的放线菌一般不形成气生菌丝,基内菌丝有分支并形成各种形态的球形孢囊,这是该菌属的重要特征(图 2-35)。囊内有孢子囊孢子,孢子有鞭毛,可运动。

本属放线菌生长缓慢,2~3 周才形成菌落,菌落湿润发亮。本属菌至今已报道 14 种,产生的抗生素有创新霉素、萘醌类的绛红霉素等,后者对肿瘤、细菌、真菌均有一定作用。

**6. 高温放线菌属**　高温放线菌属(*Thermoactinomycetes*)的基内菌丝和气生菌丝发育良好,单个孢子侧生在基内菌丝和气生菌丝上(图 2-36)。孢子是内生的,结构和性质与细菌芽孢类似,孢子外面有多层外壁,内含吡啶二羧酸,能抵抗高温、化学药物和环境中的其他不利因素。

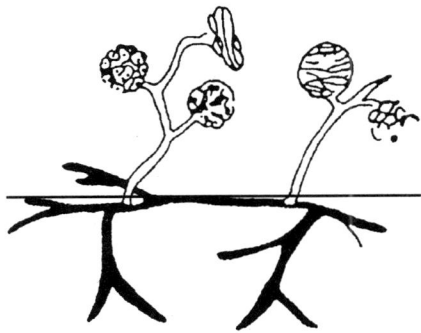

图 2-34　链孢囊菌形态示意图

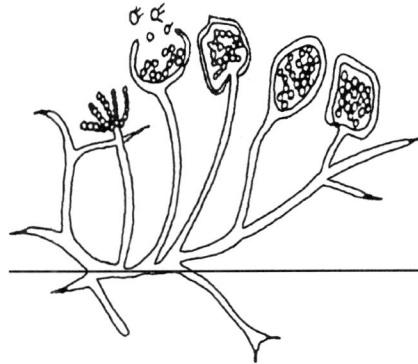

图 2-35　游动放线菌形态示意图

　　该菌属产生高温红霉素,对 G⁺菌和 G⁻菌均有作用。常存在于自然界高温场所如堆肥、牧草中,可引起农民呼吸系统疾病。

　　**7. 马杜拉放线菌属**　马杜拉放线菌属(*Actinomadura*)的细胞壁含有马杜拉糖,有发育良好的基内菌丝和气生菌丝体,气生菌丝上形成短孢子链(图 2-37)。产生的抗生素有洋红霉素等。

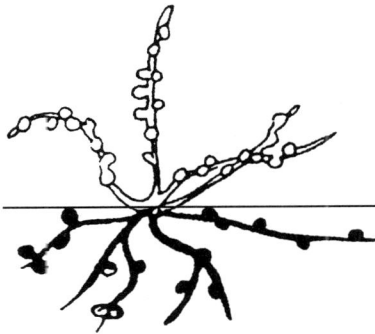

图 2-36　高温放线菌形态示意图

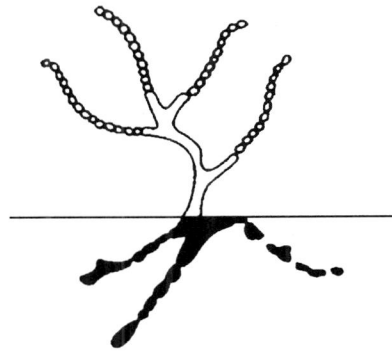

图 2-37　马杜拉放线菌形态示意图

---

**知识链接**

放线菌与抗生素

　　1947 年,美国微生物学家瓦克曼在放线菌中发现并且制成了多种抗生素。不过它们之中的绝大多数毒性太大,适合作为治疗人类或牲畜传染病的药品还不多。放线菌是抗生素的主要产生菌,除产生抗生素最多的链霉菌属外,其他各属中产生抗生素较多的依次为小单孢菌属、游动放线菌属、诺卡菌属、链孢囊菌属和马杜拉放线菌属。由于抗生素在医疗上的应用,许多传染性疾病已得到很好的治疗和控制。后来人们发现,抗生素并不是都能抑制微生物的生长,有的能够抑制寄生虫,有的可以用来治疗心血管疾病,还有的可以抑制人体的免疫反应,可以用在器官移植手术中。20 世纪 90 年代以后,科学家们将抗生素的范围扩大了,并起了一个新的名字,叫做生物药物素。

　　半个多世纪以来,抗生素的确挽救了无数患者的生命,但是由于抗生素的广泛使用和滥用,也带来了一些严重问题。例如儿童因大量使用四环素,使得不少儿童的牙齿发黄且发育不良,称为"四环素牙";

有的患者因为长期使用链霉素而丧失了听力；还有的患者因为长期使用抗生素，抗生素在杀死有害细菌的同时，将人体中有益的细菌也消灭了，于是患者对疾病的抵抗力越来越弱。更为严重的是微生物对抗生素的抵抗力也随着抗生素的频繁使用越来越强，使得许多抗生素对微生物感染已经无能为力了。所以，临床医生现在开处方时，对是否要使用抗生素是越来越谨慎了。

### （二）病原性放线菌

病原性放线菌主要是厌氧放线菌属和需氧诺卡菌属中的少数放线菌。厌氧放线菌属的基内菌丝有横膈，断裂为 V、Y、T 形，不形成气生菌丝和孢子。对人致病的主要有衣氏放线菌（*A. israelii*）（图 2-38）、牛放线菌（*A. bovis*）、内氏放线菌（*A. naeslundii*）、黏液放线菌（*A. viscous*）和龋齿放线菌（*A. odontolyticus*）等，主要引起内源性感染，不在人与人或人与动物间传播。其中对人致病性较强的主要为衣氏放线菌，主要存在于正常人和动物的口腔、齿龈、扁桃体、咽部、胃肠道和泌尿生殖道中，为机会致病菌。近年来临床大量使用广谱抗生素、皮质激素、免疫抑制剂或进行大剂量放疗，造成机体菌群失调，使放线菌、机会致病菌引起的二重感染发病率急剧上升，或因机体抵抗力减弱或拔牙、口腔黏膜损伤而引起内源性感染，导致软组织的慢性化脓性炎症，疾病多发于面颈部、胸、腹部。

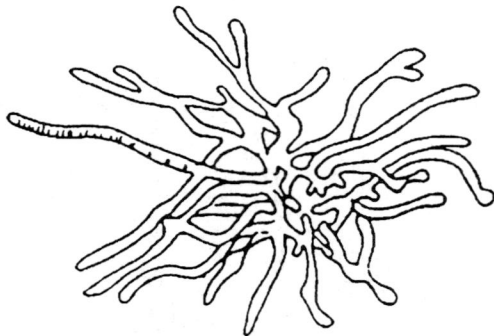

图 2-38　衣氏放线菌形态示意图

### 案例分析

案例

患者，女，41 岁。因咳嗽 2 年，加重伴咳黄色结节 1 年，收入院。患者 1 年前开始间断干咳，出现剧烈刺激性咳嗽并咳出黄色颗粒状物，米粒大小，质韧，有臭味，伴气短及胸闷。当地医院摄胸片示：双下肺纹理厚。胸部 CT 示：双侧胸膜高密度小结节影。予头孢唑林抗感染无效。行胸腔镜胸膜活检术，术中见壁层胸膜、膈肌及心包多处散在白色结节，大小不等，最大的 2cm×1cm×1cm，取活检病理为"渐进性坏死性结节"。体检：双肺呼吸音粗，余无阳性体征。实验室检查：痰培养有肺炎克雷伯菌及厌氧菌；颗粒咳出物涂片查到硫磺样颗粒，可见大量菌丝及孢子。

分析

患者以咳颗粒状物及胸膜多发结节为特征，咳出物涂片找到典型的硫磺样颗粒，故可确诊肺放线菌病。放线菌病是由放线菌属中的伊氏放线菌等引起的一种慢性化脓性肉芽肿性疾病，有瘘管形成并流出带硫磺样颗粒的脓液。该病从临床表现可分为面颈部型、胸部型和腹部型。胸部型可累及肺、胸膜、纵隔或胸壁，形成脓肿或咳出带有硫磺样颗粒的脓痰，伴发热、胸痛和胸闷。胸片及 CT 所见无特异性，可类似于肺炎、肺脓肿或肿瘤。确诊要依靠真菌检查，发现硫磺样颗粒才有意义。治疗首选青霉素，磺胺、红霉素等也有效。

点滴积累 ∨

1. 放线菌是一类菌落呈放射状的原核细胞型微生物，由分支状的菌丝体和孢子组成。　菌丝和孢子的形态多种多样。

2. 放线菌对营养要求不高，易培养，主要通过无性孢子的方式繁殖。　放线菌是抗生素的主要产生菌。

3. 少数放线菌对人和动植物有一定的致病性。

# 第三节　其他原核微生物简介

原核细胞型微生物除了细菌和放线菌外，还有古菌、蓝细菌、螺旋体、支原体、衣原体和立克次体，本节简要介绍后4种原核微生物。

## 一、螺旋体

螺旋体(spirochete)是一类细长、柔软、弯曲呈螺旋状、运动活泼的原核细胞型微生物。它具有与细菌相似的细胞壁，内含脂多糖及胞壁酸；有不定型的细胞核，以二分裂方式进行繁殖；对抗生素敏感。螺旋体无鞭毛，借助富有弹性的轴丝屈曲与伸展，使菌体做弯曲、旋转和前后位移等运动。轴丝位于细胞壁和细胞膜之间，插入细胞两端的质膜中，化学成分与细菌的鞭毛蛋白相似。

螺旋体种类很多，广泛存在于自然界中及动物体内。根据螺旋体的大小、螺旋数目、规则程度及螺旋间距等，可将其分为5个属，分别是疏螺旋体属(*Borrelia*)、密螺旋体属(*Treponema*)、钩端螺旋体属(*Leptospira*)、脊螺旋体属(*Cristispira*)和螺旋体属(*Spirochete*)，其中前三属中有引起人患回归热、梅毒、钩端螺旋体病的致病菌，后两属不致病。

### (一)钩端螺旋体

钩端螺旋体简称钩体，分寄生性(致病性)和腐生性(非致病性)两大类。致病性钩端螺旋体可使人畜等患钩端螺旋体病(钩体病)。钩体病在世界各地均有流行，是严重威胁人们生命健康的传染病。

### 1. 生物学性状

(1)形态与染色：钩体菌体纤细，螺旋细密而规则，菌体一端或两端弯曲如钩状，呈现"C"或"S"形。在暗视野显微镜下可见钩体像一串发亮的微细珠粒，运动活泼(图2-39)。钩体革兰染色阴性，但较难着色，常用镀银染色法，可染成棕褐色。

(2)培养特性：钩体是唯一能人工培养的致病性螺旋体，营养要求较高，常用柯索夫(Korthof)培养基培养(含10%兔血清、磷酸缓冲液、蛋白胨)，需氧，28~30℃、pH为7.2~7.6时生长良好。

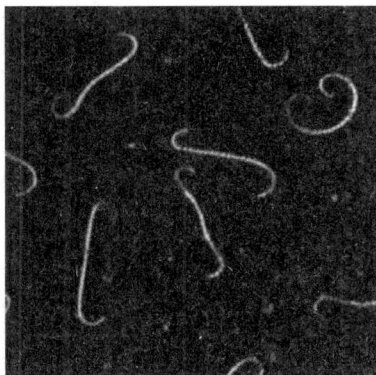

图2-39　钩端螺旋体的形态(光镜)

钩端螺旋体在人工培养基中生长缓慢。在液体培养基中,分裂 1 次需 6～8 小时;28℃孵育 1～2 周,液体培养基呈半透明云雾状生长。在固体培养基中,经 28℃孵育 1～3 周,可形成透明、不规则、直径<2mm 的扁平细小菌落。实验动物以幼龄豚鼠及金地鼠最易感。

(3)抵抗力:钩体对理化因素的抵抗力较其他致病螺旋体强,但钩体在水或湿土中可生存数周至数月,对钩体病的传播有重要意义。钩体耐冷不耐热,对热的抵抗力较差,60℃ 10 秒即可被杀死;对低温的抵抗力较强,置于−30℃可保存 6 个月,其毒力、动力等均不改变。钩体对化学消毒剂敏感,如 0.15%的各种酚类作用 10～15 分钟即死亡,1%苯酚溶液作用 10～30 分钟可杀死钩体。钩体对青霉素、金霉素等抗生素敏感。

(4)抗原与分型:钩体有表面抗原和内部抗原。前者为蛋白质多糖复合物,具有型特异性,是钩体分型的依据;后者为脂多糖复合物,具有群特异性,是钩体分群的依据。根据钩体抗原组成不同,可用血清学试验将其分群与分型。目前世界上已发现 19 个钩体血清群,180 多个血清型。我国至少已发现有 16 个血清群,49 个血清型,其中常见的有黄疸出血型、流感伤寒型、秋季热型和七日热型等。

**2. 致病性** 钩体病是一种相当严重的人畜共患的自然疫源性疾病,世界各地均有流行。主要在多雨、鼠类等动物活动频繁的春、夏季节流行,这时节环境被钩体污染严重,加上农忙,人们与疫水接触机会多,病势急剧,尤其是肺弥散性出血型常可致死。以农民、饲养员及农村青少年发病率较高。

钩体在自然界可感染动物和家畜,并在其肾小管中生长繁殖,随尿排出,带菌动物的尿污染周围的环境如水源、稻田、沟渠等,人接触了被污染的水和泥土就有被感染的可能性。在我国,鼠类和猪是钩体病的主要传染源和储存宿主。鼠类的带菌率高,繁殖力强,野外田间活动觅食频繁;猪的带菌率也高,且排菌量大,排菌期长,污染环境严重,它们在钩体病的传播上具有重要作用。

钩体可通过微小的伤口、鼻眼黏膜、胃肠道黏膜、生殖道等侵入人体内,迅速穿过血管壁进入血流。临床症状可分为 3 期:①早期:钩体在血液中生长、繁殖并不断死亡,造成菌血症和毒血症,患者出现典型的全身感染中毒症状,如发热、头痛、乏力、眼结膜充血、淋巴结肿大等急性感染症状;②中期:即器官损伤期,此期钩体侵犯肝、肾、心、肺、脑等脏器,临床上显示肺出血型、肺弥散性出血型、休克型、黄疸出血型、肾衰竭型或脑膜炎型等症状;③恢复期或后发病期:经过败血症后,多数患者恢复健康,不留后遗症,称为恢复期,少数患者出现眼和神经系统后发症。

患者病后可获得对同型钩体牢固的免疫力,以体液免疫为主。

**3. 防治原则** 钩端螺旋体的主要宿主为啮齿类动物(尤其是鼠)和家畜,因而预防钩体病的主要措施是防鼠、灭鼠,做好家畜的粪便管理(特别是猪,分布广、带菌高,是广大农村引起洪水型钩体病暴发和流行的主要传染源),保护好水源。人工自动免疫可用菌苗接种,如外膜菌苗、基因工程口服疫苗等。治疗上可首选青霉素,庆大霉素、氨苄西林等其他药物也有效。

**(二) 梅毒螺旋体**

梅毒螺旋体(*Treponema pallidum*,TP)分类上属苍白密螺旋体苍白亚种,是梅毒的病原体,梅毒是一种危害严重的性传播性疾病。

### 1. 生物学性状

（1）形态与染色：梅毒螺旋体是小而柔软、纤细的螺旋状微生物，菌体长 5~12μm、宽 0.5μm 左右，螺旋弯曲规则，平均 8~14 个，两端尖直，运动活泼（图 2-40）。一般细菌染料难以着色，用吉姆萨染色法将其染成桃红色，或用镀银染色法染成棕褐色。

（2）培养特性：梅毒螺旋体是厌氧菌，可在体内长期生存繁殖，只要条件适宜，便以横断裂方式一分为二进行繁殖，但体外人工培养较为困难。

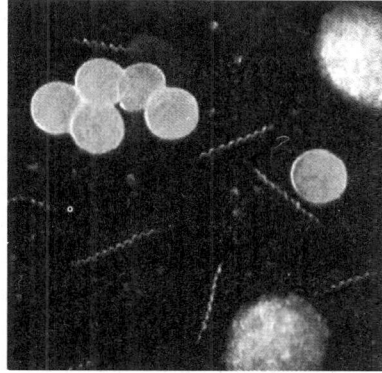
图 2-40 梅毒螺旋体的形态（光镜）

（3）抵抗力：梅毒螺旋体对冷、热、干燥均十分敏感，离体 1~2 小时即死亡。对化学消毒剂敏感，1%~2% 苯酚溶液作用数分钟即死亡，苯扎溴铵、甲酚皂水、乙醇、高锰酸钾溶液等都很容易将其杀死。在血液中 4℃ 经 3 日可死亡，故在血库冷藏 3 日后的血液就无传染性了。梅毒螺旋体对青霉素、四环素、砷剂等敏感。

（4）抗原构造：①螺旋体类属抗原：能刺激机体产生特异性凝集抗体及螺旋体制动抗体或溶解抗体，与非病原性螺旋体有交叉反应；②螺旋体与宿主组织磷脂形成的复合抗原：当螺旋体侵入组织后，组织中的磷脂可黏附在螺旋体上，形成复合抗原，此种复合抗原可刺激机体产生抗磷脂的自身免疫抗体，称为反应素（aegagin），可与牛心肌或其他正常动物心肌提取的类脂质抗原起沉淀反应（康氏试验）或补体结合反应（华氏试验）。

### 2. 致病性

在自然情况下，人是梅毒的唯一传染源。由于传染方式不同，可分为先天性梅毒和获得性梅毒。

（1）先天性梅毒：又称胎传梅毒，由患梅毒的孕妇经胎盘传染给胎儿。梅毒螺旋体在胎儿内脏（肝、肺、脾等）及组织中大量繁殖，造成流产或死胎。如胎儿不死则称为梅毒儿，会出现皮肤梅毒瘤、马鞍鼻、骨膜炎、锯齿形牙、先天性耳聋等症状。

（2）获得性梅毒：主要由两性直接接触传染，梅毒患者是传染源。在患者的皮肤、黏膜中含梅毒螺旋体，可通过皮肤或黏膜的极小破损处侵入。临床表现复杂，依其传染过程可分为 3 期：

1）一期梅毒：梅毒螺旋体侵入皮肤 3 周左右，在入侵部位出现无痛性硬结及溃疡，称为硬下疳，多发于外生殖器，局部组织镜检可见淋巴细胞及巨噬细胞浸润。其溃疡渗出物中含有大量梅毒螺旋体，传染性极强。主要症状：硬下疳性质坚硬，不痛，呈圆形或椭圆形，境界清楚，边缘整齐，呈堤状隆起，周围绕有暗红色浸润，有特征性软骨样硬度，基底平坦，无脓液，如稍挤捏，可有少量浆液性渗出物。硬下疳大多单发，亦可见有 2~3 个者。硬下疳损害多发生在外阴部及性接触部位，男性多在龟头、冠状沟及系带附近，常合并包皮水肿；有的患者可在阴茎背部出现淋巴管炎，呈较硬的线状损害。女性硬下疳多见于大小阴唇、阴蒂、尿道口、阴阜，尤多见于宫颈，易于漏诊。除阴部外，硬下疳多见于口唇、舌、扁桃体、手指（医护人员亦可被传染发生手指下疳）、乳房、眼睑、外耳。近年来肛门及直肠部硬下疳亦不少见，此种硬下疳常伴有剧烈疼痛、排便困难、易出血。发生于直肠者易误诊为直肠癌。发于阴外部的硬下疳常不典型，应进行梅毒螺旋体检查及基因诊断检测。硬下疳有下列特点：

①损伤常为单个;②软骨样硬度;③不痛;④损伤表面清洁。如不治疗,硬下疳在1个月左右能自然愈合,进入血液的梅毒螺旋体则潜伏在体内,经2~3个月无症状的潜伏期后进入二期梅毒。

2)二期梅毒:此期的主要表现为全身皮肤、黏膜出现梅毒疹,发疹前可有流感样综合征(头痛、低热、四肢酸困),这些前驱症状持续3~5日,皮疹出后即消退。全身淋巴结肿大,有时可累及骨、关节、眼及其他器官,在梅毒疹及淋巴结中有大量螺旋体。

梅毒疹多见,占二期梅毒的70%~80%,为淡红色、大小不等、直径为0.5~1.0cm大小的圆形或椭圆形红斑,境界较清晰。压之褪色,各个独立,不相融合,对称发生,多先发于躯干,渐次延及四肢,可在数日内布满全身(一般颈、面发生者少)。自觉症状不明显,因此常忽略。经数日或2~3周,皮疹颜色由淡红逐渐变为褐色、褐黄色,最后消退。愈后可遗留色素沉着。复发性斑疹通常发生于感染后2~4个月,亦有迟于6个月或1~2年者。皮损较早发型大,约如指甲盖或各种钱币大小,数目较少,呈局限性聚集排列,境界明显,多发于肢端如下肢、肩胛、前臂及肛周等处。如不治疗,症状可在3周~3个月后自然消退,部分病例经隐伏3~12个月后可再发作。二期梅毒因治疗不当,经过5年或更久的反复发作,可出现三期梅毒。

3)三期梅毒:发生于感染2年以后,也有长达10~15年的。主要表现为皮肤黏膜的溃疡性损害或内脏器官的肉芽肿样病症,如眼、鼻损害,心血管梅毒,神经梅毒等,甚至死亡。此期病灶中的螺旋体很少,不易检出。

一、二期梅毒又称早期梅毒,此期传染性大而破坏性小;三期梅毒又称晚期梅毒,该期传染性小、病程长而破坏性大。

梅毒的免疫是有菌免疫,以细胞免疫为主,体液免疫只有一定的辅助防御作用。当螺旋体从体内清除后仍可再感染梅毒,出现相应的症状。此病的周期性潜伏和再发的原因可能与体内产生的免疫力有关,如机体的免疫力强,梅毒螺旋体变成颗粒形或球形,在体内的一定部位潜伏起来,一旦免疫力下降,梅毒螺旋体又侵犯某些部位而复发。

**3. 防治原则**　梅毒是一种性病,预防的主要措施是加强性健康教育,加强卫生宣传教育,目前无疫苗预防。对确诊的梅毒患者应及早治疗。青霉素治疗梅毒效果较好,但剂量要足、疗程要够、治疗要彻底,一般治疗3个月~1年,以血清中的抗体转阴为治愈指标。

---

**知识链接**

### 梅毒螺旋体的致病性

梅毒螺旋体所致的疾病称为梅毒,可分为先天性梅毒和获得性梅毒,传播途径为母婴垂直传播和性接触。 获得性梅毒临床分为3期,一和二期传染性极强、损伤性较小,三期(晚期梅毒)侵犯内脏器官或组织(肉芽肿样病变)。

20世纪80年代初,梅毒在我国死灰复燃。 近年来,我国的梅毒流行形势日益严峻,至2013年,我国的梅毒报告发病率达32.86/10万,居全国甲、乙类法定传染病发病排序第3位,已成为我国重要的公共卫生和社会问题之一。

梅毒感染后只要及早发现并进行规范治疗是可以治愈的。 梅毒与艾滋病有着相似的传播途径，感染梅毒会促进艾滋病的传播。 为此，《中国预防与控制梅毒规划（2010—2020 年）》明确，将梅毒控制工作纳入艾滋病防治管理机制中，将梅毒监测检测信息纳入全国艾滋病综合防治信息系统管理，推动两者的联合防控。

### （三）回归热螺旋体

回归热是一种以节肢动物为传播媒介，发病症状以发热期和间歇期反复交替出现为特征的急性传染病。病原体有两种：回归热螺旋体，以虱为传播媒介，引起虱型或流行性回归热；杜通螺旋体，以蜱为传播媒介，引起蜱型或地方性回归热。

**1. 生物学性状**　两种引起回归热的螺旋体同属疏螺旋体，形态相同，螺旋稀疏有不规则弯曲，呈波浪形（图 2-41），运动活泼。易被常用染料着色，革兰染色阴性，吉姆萨染色呈紫红色。人工培养困难，一般用动物接种或鸡胚接种进行培养。对砷剂、青霉素、四环素敏感。

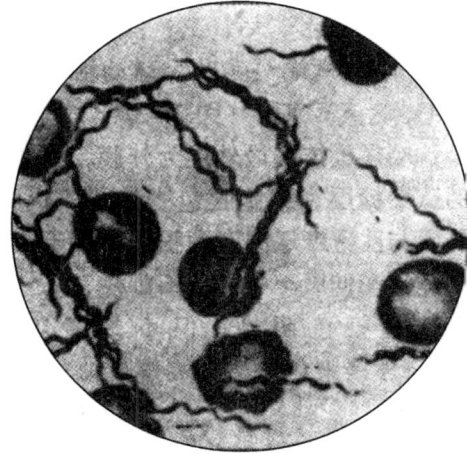

图 2-41　回归热螺旋体的形态（光镜）

**2. 致病性**　螺旋体侵入人体，先在内脏中繁殖，然后进入血流，引起败血症。患者出现高热、肝脾大、黄疸等症状。发热持续 1 周左右骤退，血中的螺旋体同时消失。间歇 1~2 周后，可再次发热，血中又出现螺旋体。如此反复发作可达数次，直至痊愈，故称回归热。体液免疫在抗感染中起重要作用。

虱传型回归热螺旋体在虱体腔内繁殖，当人被虱叮咬而抓痒时，虱体中的螺旋体就通过损伤的皮肤侵入人体。潜伏期为 2~14 天，平均为 7~8 天，起病大多急骤，始为畏寒、寒战和剧烈头痛，继之高热，体温在 1~2 天内达 40℃以上。头痛剧烈，四肢关节和全身肌肉酸痛。部分患者有恶心、呕吐、腹痛、腹泻等症状，也可有眼痛、畏光、咳嗽、鼻出血等症状。面部及眼结膜充血，四肢及躯干可见点状出血性皮疹，腓肠肌压痛明显。半数以上病例肝脾大，重者可出现黄疸。高热期可有精神、神经症状如神志不清、谵妄、抽搐及脑膜刺激征。持续 6~7 日后，体温骤降，伴以大汗，甚至可发生虚脱。以后患者自觉虚弱无力，而其他症状、肝脾大及黄疸均消失或消退，此为间歇期。经 7~9 日后，又复发高热，症状重现。回归发作多数症状较轻，热程较短，经过数天后又退热进入第 2 个间歇期。1 个周期平均为 2 周左右。以后再发作的发热期渐短，而间歇期渐长，最后趋于自愈。

蜱传型回归热杜通螺旋体在蜱唾液腺内进行繁殖，能经卵传代，蜱叮咬时随唾液侵入人体。潜伏期为 4~9 天，临床表现与虱传型相似，但较轻，热型不规则，复发次数较多，可达 5~6 次。蜱咬部位多呈紫红色隆起的炎症反应，局部淋巴结肿大。肝脾大、黄疸、神经症状均较虱传型少，但皮疹较多。

3. **防治原则**　预防回归热主要在于加强个人卫生,消灭传播媒介。治疗可用四环素、青霉素、金霉素等抗生素。

## 二、支原体

支原体(mycoplasma)是一类无细胞壁,呈多种形态,能在无生命培养基中独立生长繁殖的最小的原核细胞型微生物。由于它们能形成有分支的长丝,故称之为支原体。

支原体广泛分布于自然界中,种类较多。与人类感染有关的支原体属(*Mycoplasma*)有70余种,其中14个种对人致病;另一为脲原体属(*Ureaplasma*),只有1个种。对人致病的主要是肺炎支原体和解脲支原体。

**（一）生物学性状**

1. **形态与染色**　支原体体积微小,能通过一般细菌滤器。因其无细胞壁,故形态不定,可呈球形、丝状、杆状、分支状等多种形态。它的最外层为细胞膜,是由蛋白质和脂质组成的3层结构,内、外两层主要是蛋白质,中层为磷脂和胆固醇。由于中层的胆固醇含量较多,故支原体对作用于胆固醇的抗菌物质较敏感,如两性霉素B、皂素、洋地黄苷等均能破坏支原体的细胞膜而使其死亡。常用吉姆萨染色将支原体染成淡紫色。

2. **培养特性**　支原体可人工培养,但由于生物合成及代谢能力有限,细胞中的主要成分需从外界摄取,因此营养要求较高。一般采用的培养基是以牛心浸液为基础,添加10%~20%的动物血清和10%的新鲜酵母浸液,以提供支原体生长所需的脂肪酸、氨基酸、维生素、胆固醇等物质。多数支原体在pH 7.0~8.0生长良好,最适培养温度为37℃,多数需氧或兼性厌氧。支原体不耐干燥,固体培养时在相对湿度为80%~90%的大气环境中生长良好。解脲支原体因生长需要尿素而得名,分解尿素为其代谢特征,产生氨氮,使培养基的pH上升,菌落微小,直径仅有15~25μm,须在低倍显微镜下观察,在合适条件下可转成典型的荷包蛋样菌落。

支原体主要以二分裂方式繁殖,繁殖速度较细菌慢,在液体培养基中生长量较少,不易见到混浊,只有小颗粒沉于管底和黏附管壁;在固体琼脂平板上培养2~6天,用低倍镜可观察到"油煎蛋"样微小菌落,菌落呈圆形,边缘整齐、透明、光滑,中心部分较厚,边缘较薄(图2-42)。

3. **抵抗力**　支原体的抵抗力不强,45℃ 15分钟即被杀死。对一般化学消毒剂敏感,但因缺乏细胞壁,故对青霉素不敏感,对醋酸铊、结晶紫的抵抗力也比细菌强。支原体对红霉素、四环素、卡那霉素等敏感,故可用这些抗生素进行治疗。

图2-42　支原体菌落形态("油煎蛋"样)

**（二）致病性**

支原体在细胞外寄生,很少侵入血液及组织内,多数支原体对宿主无致病性。对人致病的主要有呼吸道感染的肺炎支原体和泌尿生殖道感染的解脲支原体。肺炎支原体是人类原发性非典型肺

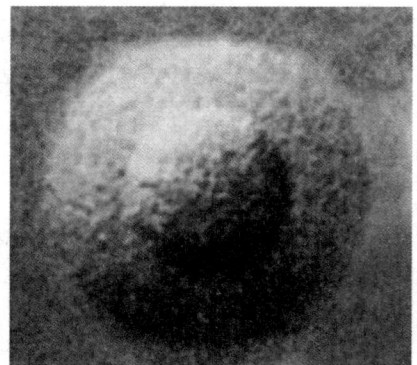

炎的病原体,此病占非细菌性肺炎的 1/3。一般经呼吸道感染,多发于青少年。隐性感染和轻型感染者较多,也可导致严重肺炎。经过 2~3 周的潜伏期,继而出现临床表现。它起病缓慢,发病初期有咽痛、头痛、发热、乏力、肌肉酸痛、食欲减退、恶心、呕吐等症状。发热一般为中等热度,2~3 天后出现明显的呼吸道症状,突出表现为阵发性刺激性咳嗽,以夜间为重,咳少量黏痰或黏液脓性痰,有时痰中带血,也可有呼吸困难、胸痛。发热可持续 2~3 周,体温正常后仍可遗有咳嗽。支原体肺炎可伴发多系统、多器官损害。皮肤损害可表现为斑丘疹、结节性红斑、水疱疹等。胃肠道系统可见呕吐、腹泻和肝功能损害。血液系统损害较常见溶血性贫血。中枢神经系统损害可见多发性神经根炎、脑膜脑炎及小脑损伤等。心血管系统病变偶有心肌炎及心包炎。

解脲支原体通过性行为传播,潜伏期为 1~3 周,可引起泌尿生殖道感染,如非淋球菌性尿道炎、阴道炎、盆腔炎、输卵管炎等。典型的急性期症状表现为尿道刺痛,不同程度的尿急及尿频、排尿刺痛,特别是当尿液较为浓缩时明显,患者小便往往带有臊腥味。女性患者多见以子宫颈为中心扩散的生殖系炎症,可通过胎盘感染胎儿,引起早产、死胎和新生儿呼吸道感染,并且与不孕症有关。

### (三) 支原体与 L 型细菌的区别

支原体与 L 型细菌均无细胞壁,因而在多形态性和菌落特征方面较相似,如对作用于细胞壁的抗生素不敏感、"油煎蛋"样菌落等,但两者之间仍有较大的区别(表 2-7)。

表 2-7 支原体与 L 型细菌的区别

| 生物性状 | 支原体 | L 型细菌 |
| --- | --- | --- |
| 存在 | 广泛分布于自然界 | 多见于实验条件下诱导产生 |
| 培养条件 | 营养要求高,在培养基中稳定,一般需加胆固醇 | 营养要求高,需高渗培养生长,一般不需加胆固醇 |
| 固体培养基上生长 | "油煎蛋"样菌落较小,直径大多为 0.1~0.3mm | "油煎蛋"样菌落较大,直径大多为 0.5~1mm |
| 液体培养基上生长 | 液体培养基浑浊度较低 | 液体培养基有一定混浊度,可黏附于管底或管壁 |
| 致病性 | 对动物、人致病 | 大多无致病性 |
| 其他 | 遗传上与细菌无关,天然无细胞壁 | 可回复为有细胞壁的细菌 |

### (四) 防治原则

要严防支原体污染实验动物和细胞培养(特别是传代细胞),保证实验用动物血清、生物培养基、传代细胞培养等的质量。治疗上可选用庆大霉素、红霉素、四环素,能迅速减轻临床症状,疗效好。但部分患者在症状消退后,较长一段时间内仍可在感染部位分离出支原体。支原体死疫苗和减毒活疫苗经试用有一定的预防效果,以减毒活疫苗鼻内接种效果较好。

## 三、衣原体

衣原体(chlamydia)是一类能通过细菌滤器,进行严格的细胞内寄生,并有独特发育周期的原核细胞型微生物。由于它个体微小,只能在活细胞内寄生,曾一度被认为是大型病毒。直至 1956 年,我国著名微生物学家汤飞凡等自沙眼中首次分离到衣原体后,才逐步证实它是一类独特的原核生物。衣原体含有 DNA 和 RNA 两种类型的核酸,有细胞壁,以二分裂方式繁殖,具有核糖体及较复杂的酶系统,进行一定的代谢活动,多种抗生素能抑制其生长繁殖,这些特性均不同于病毒。

（一）生物学性状

**1. 形态和生活周期**　衣原体在宿主细胞内生长繁殖,有其特殊的生活周期。在不同时期中,可见到衣原体两种形态与结构不同的颗粒——原体和始体。

（1）原体:呈圆形,直径约 $0.3\mu m$,外有坚韧的细胞壁,内有致密的类核结构。吉姆萨染色呈紫色。原体存在于宿主细胞外,具有高度感染性。它先吸附于易感细胞表面,经吞饮而入细胞,被宿主细胞膜包裹形成空泡,空泡内的原体逐渐增大、演化为始体。

（2）始体:较原体大,直径为 $0.6\sim1\mu m$,呈球形,内无致密的核质,染色质分散呈纤细的网状结构,故始体又称网状体。吉姆萨染色呈蓝色。始体在空泡中以二分裂方式繁殖,形成众多的子代原体。它们在宿主细胞内可构成各种形态的包涵体,如散在型、帽型、桑椹型、填塞型等,有助于衣原体的鉴定。始体是衣原体在生活周期中的繁殖型,无感染性。形成的子代原体从感染的细胞内释放出来,又可感染新的细胞,开始新的生活周期。

衣原体的生活周期见图 2-43。

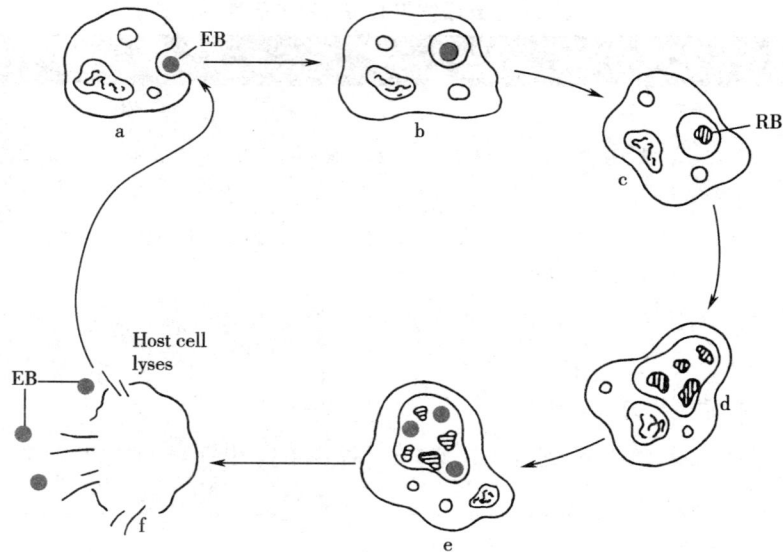

**图 2-43　衣原体的生活周期**
a. 吸附和摄入;b. 原体被吞入细胞质中;c. 原体发育成始体;d. 始体增殖;e. 始体分化为原体,
形成包涵体;f. 细胞破裂,释放原体

**2. 培养特性**　衣原体的培养类似于病毒的培养,需提供易感的活细胞。如沙眼衣原体是由我国微生物学家汤飞凡及其助手于 1956 年用鸡胚卵黄囊接种法分离出来的,对全球人民防盲的贡献巨大,并解决了新生儿结膜炎、男性非淋球菌性尿道炎等疾病的病原学问题。近年采用细胞培养法,较为经济、快速,且敏感性高。鹦鹉热衣原体可接种于小白鼠腹腔、脑内而使之感染。

**3. 抵抗力**　衣原体耐低温,在 $-60\sim-20℃$ 条件下可保存数年,但对热敏感,在 $56\sim60℃$ 环境中仅能存活 $5\sim10$ 分钟。常用的化学消毒剂可灭活衣原体。利福平、四环素、红霉素、氯霉素、青霉素均可抑制衣原体繁殖,故常用于治疗。

**（二）致病性**

衣原体的致病物质主要是类似于革兰阴性菌内毒素样的物质,存在于衣原体的细胞壁中,不易与衣原体分离,加热能破坏其毒性。衣原体侵入机体后,在上皮细胞中增殖,也能进入单核巨噬细胞内,直接破坏所寄生的细胞。衣原体抗原可诱发Ⅳ型变态反应。

对人类致病的衣原体主要有沙眼衣原体和鹦鹉热衣原体,它们可引起多种疾病。

1. **沙眼**　据统计,全球每年有5亿人患沙眼,其中有700万~900万人失明,是人类致盲的第1位病因。由衣原体沙眼生物变种A、B、Ba、C血清型引起,可通过眼-眼、眼-手-眼等途径直接或间接感染。病原体侵入眼结膜上皮细胞后,在其中大量增殖并在细胞质内形成包涵体,导致局部炎症。患者早期表现为流泪,并伴有黏液状脓性分泌物,眼结膜充血,随着病变的深入,血管翳和瘢痕形成,眼睑板内翻、倒睫,严重的导致角膜损害,影响视力,最终可致失明。

2. **包涵体结膜炎**　由沙眼生物变种D~K血清型引起,包括婴儿及成人两种。前者系婴儿经产道感染,引起急性化脓性结膜炎,不侵犯角膜,能自愈。成人感染可因两性接触感染,引起滤泡性结膜炎,又称游泳池结膜炎。

3. **泌尿生殖道感染**　经性接触传播,由沙眼生物变种D~K血清型引起。对男性可引起尿道炎,对女性可引起宫颈炎、输卵管炎以及盆腔炎。

4. **性病淋巴肉芽肿**　由沙眼衣原体LGV生物变种引起,主要通过两性接触传播,是一种性病。可侵犯男性腹股沟淋巴结,引起化脓性淋巴结炎和慢性淋巴肉芽肿。对女性,衣原体可侵犯会阴、肛门、直肠,引起病变而导致该处组织狭窄。

5. **上呼吸道感染**　由肺炎衣原体及鹦鹉热衣原体引起。如鹦鹉热即为吸入病鸟的感染性分泌物而引起的肺炎,肺炎衣原体则引起青少年急性呼吸道感染,以肺炎多见。

**（三）防治原则**

预防上应加强卫生宣传教育,注意个人卫生,在公共浴室不洗浴盆塘,尽量不使用公共厕所的坐便器,不借穿他人的内裤、泳装,上厕所前洗手,提倡健康性行为,加强疫鸟的管理。治疗上可用四环素类抗生素、红霉素、利福平等药物。

## 四、立克次体

立克次体（rickettsia）是一类由节肢动物传播、专性细胞内寄生的原核细胞型微生物。1909年,美国医师Taylor Ricketts首次发现落基山斑疹伤寒的病原体,并于1910年不幸感染而献身,为了纪念他,将此类微生物命名为立克次体。

迄今已知对人类致病的立克次体约20种,它们大多在嗜血节肢动物和自然界哺乳动物之间保持循环传染。人类感染立克次体可因生产劳动、资源开发、战争等原因进入自然疫源地区,经嗜血节肢动物叮咬而感染。

**（一）生物学特性**

1. **形态与染色**　立克次体形似小杆菌,有细胞壁,含有DNA和RNA,以二分裂方式繁殖。

革兰染色阴性,常用吉姆萨染色,使立克次体呈紫色或蓝色。在感染细胞内,立克次体排列不规则,有单个的、有成双的,但常集聚成致密团块状。不同的立克次体在细胞内的分布位置不同,可供初步识别。如斑疹伤寒立克次体常散在胞质中,恙虫病立克次体常堆积在细胞质近核处。

**2. 培养特性** 立克次体不能独立生活,必须专门寄生在活细胞内才能繁殖,常用的培养方法有动物接种、鸡胚接种和细胞培养。一般认为在宿主细胞的新陈代谢不太旺盛时,更有利于立克次体的生长,因此接种立克次体的鸡胚或细胞以 32~35℃ 培养为宜。

**3. 抵抗力** 除 Q 热立克次体外,其他立克次体的抵抗力均较弱,对各种理化因素的耐受力低。加热至 56℃ 30 分钟可使其死亡;对化学消毒剂敏感,在 0.5% 苯酚或皂酚溶液中约 5 分钟可被灭活。立克次体离开宿主细胞后易迅速死亡,但在干燥的虱粪中可保持传染性半年以上。对氯霉素、四环素类抗生素敏感,应特别注意的是磺胺类药物不仅不能抑制反而能刺激其生长。

**(二) 致病性**

立克次体通过虱、蚤、蜱等节肢动物叮咬或粪便污染伤口侵入机体,在血管内皮细胞及单核吞噬细胞系统中繁殖。因立克次体能产生内毒素和磷脂 A 等致病物质,引起细胞肿胀、坏死、微循环障碍、DIC 及血栓的形成,患者出现皮疹和肝、脾、肾、脑等实质性脏器的病变,其毒性物质随血液遍及全身可使患者出现严重的毒血症。

我国主要的立克次体病有斑疹伤寒、恙虫病和 Q 热。

**1. 斑疹伤寒** 斑疹伤寒可分为流行性斑疹伤寒和地方性斑疹伤寒。

(1)流行性斑疹伤寒:由普氏立克次体引起,主要通过人虱为媒介在人群中传播,又称虱型斑疹伤寒,常流行于冬、春季。虱叮咬患者后,立克次体在虱肠管上皮细胞内繁殖,当携带病原体的虱叮咬人体时,由于抓痒使虱粪中的立克次体从抓破的皮肤破损处侵入而感染,经 14 天左右的潜伏期后发病。主要症状表现为高热、头痛,4~5 天出现皮疹,有的伴有神经系统、心血管系统以及其他实质器官的损害。

(2)地方性斑疹伤寒:由莫氏立克次体引起,鼠是其天然储存寄主,通过鼠虱或鼠蚤在鼠群间传播,鼠虱又可将立克次体传染给人,又称鼠型斑疹伤寒。若感染人群中有人虱寄生,则又通过人虱在人群中传播,此时传播方式与流行性斑疹伤寒相同,但病原体不同。

地方性斑疹伤寒与流行性斑疹伤寒相比,发病缓慢,病情较轻,病程短。两者病后有牢固免疫力,并可相互交叉免疫。

**2. 恙虫病** 由恙虫病立克次体引起。病原体在自然界中寄居于恙螨体内,并可经卵传代。恙螨生活在丛林边缘和河流沿岸杂草丛生的地方,通过叮咬,病原体可在鼠群中传播,牛、羊等家畜,野鸟、猴等也可被感染。人进入流行区后,病原体自恙螨叮咬处侵入,患者出现高热,被叮咬处溃疡,形成黑色焦痂,是恙虫病的特征之一。此外,还有神经系统中毒症状,如头痛、头晕、昏迷等;循环系统中毒症状以及其他如肝、肺、脾损害的症状。

**3. Q 热** 由 Q 热立克次体引起。Q 热立克次体寄居在蜱体内,通过蜱叮咬野生啮齿动物和家畜使之感染,可随受感染动物的粪便、尿液等排泄物排出体外。人类通过接触带有病原体的排泄物或饮用含有病原体的乳制品而感染,也可经呼吸道吸入病原体感染。因此,Q 热立克次体是立克次体中唯一可不借助节肢动物而可经其他途径使人发生感染的病原体,多以发热、头痛、肌肉酸痛为主要症状,常伴有肺炎、肝炎等。

### (三)防治原则

预防重点是保持环境卫生,注意个人卫生,控制和消灭立克次体的传播媒介和储存寄主,采取灭鼠、灭虱、灭蚤等措施。特异性预防可接种灭活疫苗和减毒活疫苗,治疗可使用四环素类抗生素、氯霉素等。

**点滴积累** ∨ ........................................................................

1. 螺旋体、支原体、衣原体和立克次体是常见的原核微生物。
2. 梅毒螺旋体是导致人类梅毒疾病的病原体。梅毒是一种危害严重的性传播疾病,及早发现、及早治疗,治疗效果较好。
3. 支原体中危害较重的是解脲支原体,可导致泌尿生殖道感染,严重者可导致不孕不育症。
4. 衣原体主要是导致人的眼部和肺部疾患。

## 目标检测

### 一、选择题

(一)单项选择题

1. 细菌细胞壁的基本成分是( )

 A. 肽聚糖 B. 脂多糖 C. 磷壁酸 D. 脂蛋白

2. 维持细菌固有形态的结构是( )

 A. 细胞壁 B. 细胞膜 C. 荚膜 D. 芽孢

3. 对外界抵抗力最强的细菌结构是( )

 A. 荚膜 B. 芽孢 C. 核质 D. 细胞壁

4. 关于革兰阴性菌细胞壁的叙述,下列正确的是( )

 A. 有磷壁酸 B. 缺乏五肽交联桥

 C. 肽聚糖含量多 D. 肽聚糖为三维立体结构

5. 细菌的特殊结构不包括( )

 A. 荚膜 B. 异染颗粒 C. 菌毛 D. 鞭毛

6. 细菌生长繁殖的条件不包括( )

 A. 营养物质 B. 酸碱度 C. 温度 D. 阳光

7. 大多数病原菌生长最适宜的酸碱度是( )

 A. pH 4.5~4.8 B. pH 6.5~5.8 C. pH 7.2~7.6 D. pH 8.0~9.0

8. 细菌的繁殖方式是( )

 A. 有丝分裂 B. 出芽 C. 复制 D. 无性二分裂

9. 将下列物质注入人体,可引起发热反应的是( )

　　A. 抗生素　　　　　B. 侵袭性酶　　　　　C. 细菌素　　　　　D. 热原

10. 获取细菌代谢产物的最佳时期是( )

　　A. 迟缓期　　　　　B. 对数生长期　　　　C. 稳定期　　　　　D. 衰亡期

11. 长期使用大量广谱抗生素易引起( )

　　A. 免疫力下降　　　B. 菌群失调症　　　　C. 自身免疫病　　　D. 药物中毒

12. 杀灭物体上所有的微生物的方法称( )

　　A. 消毒　　　　　　B. 灭菌　　　　　　　C. 防腐　　　　　　D. 无菌

13. 高压蒸汽灭菌须达到的温度和维持时间是( )

　　A. 160℃ 2 小时　　　　　　　　　　　B. 180℃ 2 小时

　　C. 121. 3℃ 15～20 分钟　　　　　　　D. 100℃ 30 分钟

14. 紫外线杀菌的机制是( )

　　A. 破坏细胞壁　　　　　　　　　　　　B. 破坏细胞膜

　　C. 干扰蛋白质合成　　　　　　　　　　D. 干扰 DNA 复制

15. 手术器械和手术敷料最好的灭菌方法是( )

　　A. 干烤法　　　　　B. 煮沸法　　　　　　C. 高压蒸汽灭菌法　D. 巴氏消毒法

16. 下列物品(或空气)的消毒灭菌法错误的是( )

　　A. 接种环-烧灼　　　　　　　　　　　　B. 普通培养基-高压蒸汽灭菌法

　　C. 皮肤-95％乙醇　　　　　　　　　　　D. 手术室空气-滤过除菌

17. 有关质粒的叙述不正确的是( )

　　A. 是核质以外的遗传物质　　　　　　　B. 是细菌生命活动所必需的结构

　　C. 是双股环状 DNA　　　　　　　　　　D. 某些细菌的耐药性与质粒有关

18. 关于外毒素的叙述正确的是( )

　　A. 多由革兰阴性菌产生　　　　　　　　B. 化学成分是脂多糖

　　C. 经甲醛处理可制备成类毒素　　　　　D. 毒性弱,对机体无选择性毒害作用

19. 紫外线杀菌力最强的波长是( )

　　A. 180～200nm　　B. 210～250nm　　　C. 265～266nm　　D. 270～280nm

20. 冷冻真空干燥保藏法的保藏期是( )

　　A. 1～6 个月　　　B. 6～12 个月　　　　C. 1～2 年　　　　D. ＞5～15 年

21. 下述微生物中哪种不是原核细胞型( )

　　A. 钩端螺旋体　　　B. 沙眼衣原体　　　　C. 衣氏放线菌　　D. 白念珠菌

22. 放线菌生长时,对气体的要求是( )

　　A. 专性需氧　　　　B. 专性厌氧　　　　　C. 需加 30％的 $CO_2$　D. 微需氧或厌氧

23. 下列对放线菌的描述正确的是( )

　　A. 多数可致人类疾病　　　　　　　　　B. 多以裂殖方式繁殖,有菌丝

C. 形成菌丝及孢子的真核生物      D. 必须在活的细胞中才能生长繁殖

24. 关于放线菌的描述错误的是（    ）

    A. 有细长菌丝                 B. 革兰染色阴性

    C. 大多数不致病              D. 属厌氧菌或微需氧菌

25. 能在无生命培养基上生长繁殖最小的原核细胞型微生物是（    ）

    A 细菌            B. 衣原体           C. 支原体           D. 立克次体

26. 支原体与细菌的不同点是（    ）

    A. 无细胞壁                 B. 含有两种核酸

    C. 含有核糖体              D. 细胞核无核膜及核仁,仅有核质

27. 支原体与 L 型细菌的最主要的共同特性是（    ）

    A. 呈多形性                 B. 具有 DNA 和 RNA 两种核酸

    C. 可通过细菌滤器           D. 缺乏细胞壁

28. 引起人类原发性非典型肺炎的病原体是（    ）

    A. 肺炎球菌         B. 肺炎支原体       C. 嗜肺军团菌       D. 流感病毒

29. 立克次体与细菌的主要区别是（    ）

    A. 有细胞壁和核糖体          B. 含有 DNA 和 RNA

    C. 以二分裂方式繁殖          D. 严格细胞内寄生

30. 感染宿主细胞能形成包涵体的原核细胞型微生物是（    ）

    A. 支原体         B. 立克次体         C. 衣原体         D. 螺旋体

31. 衣原体可引起（    ）

    A. 腹泻            B. 食物中毒         C. 肺炎           D. 沙眼

32. 具有特殊发育周期的微生物是（    ）

    A. 支原体         B. 衣原体         C. 立克次体        D. 螺旋体

33. 钩端螺旋体最主要的感染途径是（    ）

    A. 接触患者或病兽           B. 接触疫水或疫土

    C. 经呼吸道感染             D. 经消化道感染

34. 引起人类梅毒的病原体是（    ）

    A. 钩端螺旋体             B. 苍白密螺旋体

    C. 伯氏疏螺旋体          D. 雅司螺旋体

35. 用于治疗人类梅毒的效果较好的抗生素是（    ）

    A. 磺胺类         B. 青霉素         C. 氯霉素         D. 金霉素

（二）多项选择题

1. 细菌发生变异的主要机制有（    ）

    A. 基因突变                B. 转化               C. 转导

    D. 接合            E. 溶原性转换

2. 细菌在液体培养基中的生长现象有(　　)

    A. 菌落               B. 菌膜               C. 菌苔

    D. 混浊               E. 沉淀

3. 我国药典规定,口服药品不得检出哪些致病菌(　　)

    A. 金黄色葡萄球菌         B. 大肠埃希菌         C. 铜绿假单胞菌

    D. 沙门菌             E. 破伤风梭菌

## 二、简答题

1. $G^+$菌与$G^-$菌的细胞壁有何不同?为什么青霉素和溶菌酶对$G^+$菌有效而对$G^-$菌却效果不佳?

2. 典型的细菌生长曲线有何特点?对发酵生产有何指导意义?

3. 发酵工业中使用的菌种为什么会发生衰退?表现在哪些方面?防止菌种衰退的措施有哪些?

4. 简述梅毒螺旋体的致病性与免疫性特点。

## 三、实例分析

某患儿,女,5岁,因急性上呼吸道感染,在某医院门诊给予滴注头孢哌酮钠、炎琥宁、维生素 C。5分钟后,患儿寒战、高热(39.5℃),并有烦躁不安。你认为此患儿出现上述情况的可能原因是什么?应怎样处理?

(凌庆枝　侯云华)

# 第三章

## 真核微生物

ER-03章PPT

导学情景 ∨ ·······················

情景描述:

足癣在世界范围内流行广泛,以热带和亚热带地区更为普遍。 在我国足癣是皮肤真菌病中发病最高的病种,在南方和东部沿海地区发病率高。 足癣对患者的健康和生活质量有显著的影响。

学前导语:

足癣是皮肤真菌感染性疾病,属于真核微生物感染的疾病,想要掌握真菌的生物学特性,应学会观察和判定真菌感染的类型,为今后的学习打好基础。

## 第一节 真菌

### 一、真菌的基本特性

#### (一) 真菌的形态与结构

真菌是八大类微生物中个体最大的微生物,结构较细菌复杂。细胞壁主要由多糖(75%)和蛋白质(25%)组成,不含肽聚糖,故真菌对青霉素或头孢菌素不敏感。真菌按结构可分为单细胞型真菌和多细胞型真菌两大类。

1. **单细胞型真菌** 单细胞型真菌的菌体呈圆形或卵圆形,以出芽方式繁殖,芽生孢子成熟后脱离母细胞形成独立个体,如新生隐球菌。有的形成假菌丝,即由孢子出芽延长的芽管不与母细胞脱离而形成假菌丝,如白假丝酵母菌。对人致病的主要有新生隐球菌和白假丝酵母菌。

2. **多细胞型真菌** 多细胞型真菌有孢子和菌丝两种形态。

(1)菌丝:真菌的孢子在环境条件适宜的情况下长出芽管,芽管逐渐延长呈丝状,称为菌丝。菌丝分枝交织成团称为菌丝体,因此这些真菌又称为丝状菌(俗称霉菌)。

菌丝按功能可以分为:①营养菌丝:菌丝深入培养基中吸取养料,以供生长繁殖需要;②气生菌丝:是指向空气中生长的菌丝;③生殖菌丝:气生菌丝发育到一定阶段产生孢子者称为生殖菌丝。

按结构可以分为:①无隔菌丝:菌丝中无横隔者,整条菌丝是一个细胞,含有多个细胞核;②有隔菌丝:大部分真菌的菌丝在一定间距形成横隔,称隔膜,将菌丝分成一连串的细胞。大多数病原性真菌均有隔膜,隔膜中有小孔,可允许胞质流通。气生菌丝的形态多种多样,如螺旋状、球拍状、结节状、鹿角状和梳状等(图 3-1)。不同的丝状菌有不同形态的菌丝,故真菌菌丝的形态有助于真菌的鉴别。

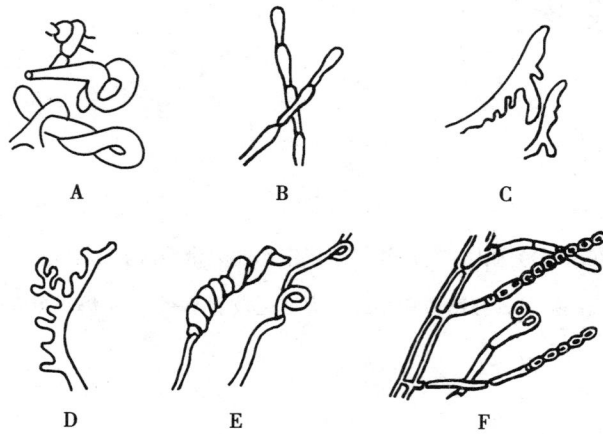

图 3-1  真菌各种菌丝形态
A. 结节状菌丝;B. 球拍状菌丝;C. 梳状菌丝;D. 鹿角状菌丝;
E. 螺旋状菌丝;F. 关节状菌丝

(2)孢子:真菌的繁殖体结构称为孢子。丝状菌的孢子在适宜的环境条件下发芽伸出芽管,逐渐延长成菌丝,一条菌丝又可长出多个孢子。真菌的孢子与细菌的芽孢不同,它的抵抗力不强,加热 60~70℃可将其杀死。真菌孢子分有性孢子和无性孢子两种。有性孢子是由同一菌体或不同菌体上的两个细胞融合经减数分裂形成的;无性孢子是生殖菌丝上的细胞分化或出芽形成的。病原性真菌大多形成无性孢子。无性孢子根据形态分为叶状孢子、分生孢子、孢子囊孢子 3 种(图 3-2)。

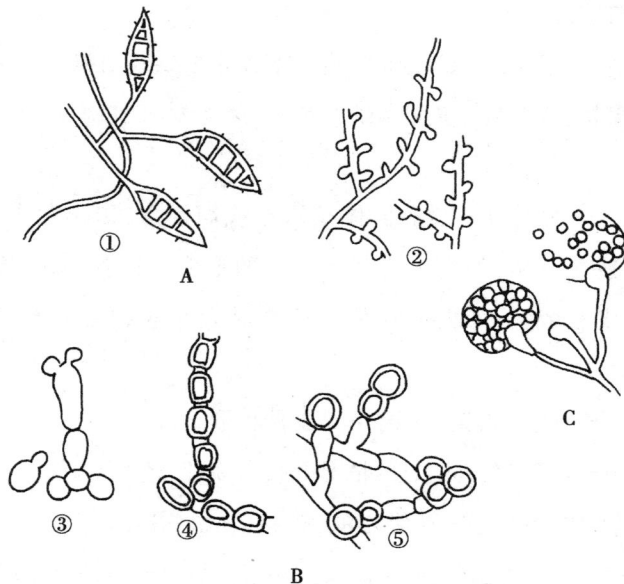

图 3-2  真菌的无性孢子
A. 分生孢子  ①大分生孢子;②小分生孢子
B. 叶状孢子  ③芽生孢子;④关节孢子;⑤厚膜孢子
C. 孢子囊孢子

1）分生孢子：由生殖菌丝末端细胞分裂或收缩形成，也可以在菌丝侧面出芽形成。根据形态和结构分为：①小分生孢子：为单细胞，体积较小，一个孢子只有一个细胞，有球形、卵圆形、梨形等；②大分生孢子：多细胞组成，体积较大，常呈梭状、棍棒状、梨状等。其大小、细胞数和颜色是鉴别真菌的重要依据。

2）叶状孢子：由菌丝内细胞直接形成。包括：①芽生孢子：由真菌细胞出芽形成。②厚膜孢子：菌丝内胞质浓缩、胞壁增厚，在不利环境中形成。当环境条件适宜时，厚膜孢子又出芽繁殖。③关节孢子：菌丝胞壁增厚，形成长方形节状，呈链状排列，在陈旧培养物中常见。

3）孢子囊孢子：菌丝末端膨大成囊状，内含许多孢子，孢子成熟后破囊而出，如毛霉菌、根霉菌的孢子囊孢子等。

不同的真菌可形成不同的孢子，所以孢子有助于鉴别真菌。

（二）真菌的培养特性

真菌为需氧菌，营养要求不高，简单的糖类和无机盐便可满足其营养需要。葡萄糖是真菌生长最好的碳源。真菌在一般的细菌培养基上都能生长，常用沙保罗琼脂培养基培养真菌。最适宜的 pH 为 4.0~6.0；浅部感染真菌的最适温度为 22~28℃，深部感染真菌的最适宜温度为 37℃。多数病原性真菌生长缓慢，特别是皮肤癣菌，常需培养 1~4 周。酵母型真菌生长较快，一般培养 24~48 小时可形成肉眼可见的菌落。培养真菌需较高的湿度与氧气。真菌的菌落有酵母型菌落和丝状菌落两类。

**1. 酵母型菌落**　是单细胞型真菌的菌落形式，菌落光滑湿润、柔软而致密。形态与一般细菌的菌落相似，如新生隐球菌。部分单细胞型真菌在出芽繁殖后，芽管延长不与母细胞脱离，形成假菌丝。假菌丝由菌落向下生长，伸入培养基中，这种菌落称为类酵母菌落，如白假丝酵母菌。

**2. 丝状菌落**　是多细胞型真菌的菌落形式，由许多疏松的菌丝体构成。菌落呈棉絮、绒毛状或粉末状，菌落正、背两面呈现不同的颜色。丝状菌落的形态、结构和颜色常作为鉴定真菌时的参考。真菌有从中心向四周等距离生长形成圆形菌落的倾向，所以临床体癣、股癣、叠瓦癣等皮损表现为环形。

真菌容易发生变异。在培养基上人工传代或培养时间过久，其形态、培养特性甚至毒力都可发生改变。

（三）真菌的抵抗力

真菌对干燥、日光、紫外线及一般消毒剂有较强的抵抗力。由于紫外线对真菌孢子的杀灭作用不理想，因此真菌消毒一般不首选这种方法。实验证明紫外线对多细胞型真菌与白假丝酵母菌在距离 1m 照射需 30 分钟才能杀死。但真菌不耐热，60℃ 1 小时菌丝和孢子均被杀死。对 20g/L 苯酚、25g/L 碘酊、1g/L 升汞或 100ml/L 甲醛溶液较敏感。对常用抗细菌感染的抗生素及磺胺药物均不敏感；灰黄霉素、制霉菌素、两性霉素 B、克霉唑、酮康唑、伊曲康唑等对多种真菌有抑制作用。

## 二、几种主要的真菌

一些真菌可引起中药发霉变质，霉变的中药可能会引发慢性真菌中毒，因此防止中药霉变是保证中药质量的重要措施。可引发中药霉变的主要真菌有：

1. **毛霉**　为结合菌亚门毛霉目中的一个大属，其特征是菌丝是管状分支的无隔菌丝，有性孢子为结合孢子，无性孢子为孢子囊孢子，孢子囊梗直接由菌丝体长出，孢子囊梗上生长着球形的孢子囊，内有大量孢子囊孢子，孢子成熟后破囊释放。毛霉属的代表菌为高大毛霉菌。

2. **根霉**　根霉的形态与毛霉相似，同属于毛霉目，菌丝无隔，有性孢子为结合孢子，无性孢子为孢子囊孢子。根霉属的代表菌为匍枝根霉和毛霉，在固体培养基上生长迅速，菌丝蔓延，可覆盖整个培养基表面，铺满整个容器，不形成固定菌落。

3. **梨头霉**　也属毛霉目，其形态与根霉相似，有弧形匍匐菌丝和假根，其孢子囊梗散在匍匐菌丝中间，而不与假根对立生长，孢子囊顶生，多呈梨形，孢子囊孢子小，大多无色。梨头霉属的代表菌为蓝色梨头霉。

4. **曲霉**　曲霉是发酵工艺和酿造工艺上的重要真菌。曲霉的营养菌丝为有隔菌丝，菌丝底部有横生的足细胞（特化的厚壁而膨大的细胞），分生孢子梗是从足细胞长出的，其顶端膨大呈球形或椭圆形的顶囊，在顶囊表面以辐射状生长出一层或两层杆状小梗，小梗下面一层称为梗基，小梗顶端着生一串圆形的分生孢子，分生孢子具有黄、绿、棕、黑等不同颜色。本属的代表菌为黄曲霉。

---

**案例分析**

**案例**

生活中我们可以发现，当食品在环境中久置时，其表面会长出白色或绿色霉点。药品有效期超过后很容易变色、发黄、变黏、出现霉点。又如蘑菇、银耳经常出现在我们的食谱中，美味可口，实际上你吃的是真菌。

**分析**

所有的霉菌都是真菌，但真菌不一定都是霉菌，花生、玉米、粮油作物霉变菌落中的黄曲霉毒素毒性很强，小剂量就可导致癌症。一些真菌可引起中药发霉变质，霉变的中药可能会引发慢性真菌中毒，因此防止中药霉变是保证中药质量的重要措施。

---

5. **青霉**　青霉在自然界中分布很广，产黄青霉是青霉素的重要产生菌，青霉菌丝为有隔菌丝，是多细胞型真菌，分生孢子梗由气生菌丝或营养菌丝分化而成，分生孢子梗有多次分枝，最后一次分枝上长出成串的分生孢子链，整个分枝外形如扫帚状，习称为青霉穗，从分生孢子梗往上依次称为副枝、梗基、小梗分生孢子，青霉的分生孢子呈球形或椭圆形，生长时呈蓝绿色。

6. **木霉**　菌群密集如毡，分生孢子梗从菌丝侧支上长出，直立，分支，小支常对生，顶端不膨大，上生分生孢子团，分生孢子呈球形，淡色或无色。本属的代表菌为绿霉。

## 三、常见的病原性真菌

不同的真菌其致病性不同，因此可将其分为病原性真菌、机会致病真菌、中毒性真菌、致癌性真菌等；也可依感染部位分为浅部感染真菌和深部感染真菌。

（一）浅部感染真菌

**1. 皮肤癣菌**　是引起浅部真菌病的最主要的病原菌。皮肤癣菌有 40 多个种,分属于 3 个属,包括毛癣菌属、表皮癣菌属和小孢子菌属。皮肤癣菌有嗜角质蛋白的特性,人类因直接或间接接触而感染。真菌在感染部位产生的酶和酸性代谢产物刺激造成局部病变,引起相应的皮肤癣病,如手足癣、体癣、股癣、指(趾)甲癣(俗称灰指甲)、头癣、黄癣和须癣等。手足癣和皮肤癣病是人类最常见的真菌病。

**2. 皮下组织感染真菌**　一般存在于土壤和植物中,经创伤部位侵入人体皮下组织。皮下组织感染真菌主要有着色真菌和申克孢子丝菌。

（1）着色真菌:为腐生菌,因感染多发生在暴露部位,病损皮肤变成暗红色或黑色,故称着色真菌病。着色真菌的分生孢子主要有树枝形、剑顶形和花瓶形 3 种形态,此乃鉴定本菌的重要依据。

（2）申克孢子丝菌:孢子丝菌为腐生菌,其中主要的病原菌是申克孢子丝菌。申克孢子丝菌由创伤侵入皮下组织后,沿淋巴管分布,产生亚急性或慢性肉芽肿,使淋巴管出现链状硬结,继而形成坏死和溃疡,称为孢子丝菌下疳。

（二）深部感染真菌

**1. 新生隐球菌**　为酵母型真菌,菌体为圆形,以出芽方式繁殖,菌体外覆一层多糖组成的肥厚荚膜,折光性强,一般染色法不被着色难以发现,故称隐球菌,如新生隐球菌。用墨汁染色后镜检,可在黑色背景中见到圆形或卵圆形的透亮菌体,并可见到菌体的芽生孢子。新生隐球菌大量存在于干燥的鸽粪中,人因吸入鸽粪污染的空气而感染。感染后大多数症状不明显,某些感染者可出现支气管肺炎,严重者呈暴发型感染而迅速死亡。部分患者发生血行播散,病原菌可由呼吸系统扩散至皮肤、眼、前列腺,尤其是中枢神经系统,引起肉芽肿性炎症,临床主要表现为慢性脑膜炎。有 5%～10% 的 AIDS 患者伴有隐球菌性脑膜炎。

**2. 白假丝酵母菌**　俗称白念珠菌,为机会致病真菌,菌体呈圆形或卵圆形,以出芽方式繁殖,可形成假菌丝和厚膜孢子。常在机体抵抗力下降时引起皮肤、黏膜及内脏的急性或慢性炎症。临床主要表现为皮肤念珠菌病,如皮肤湿疹样症、肛门周围瘙痒症、指(趾)间糜烂症等;黏膜念珠菌病,如鹅口疮、口角糜烂、外阴炎及阴道炎等。病原菌也可随血流扩散至全身,引起支气管炎、肠炎、肺炎、气管炎、膀胱炎、肾盂肾炎、关节炎、心内膜炎、脑膜炎、脑膜脑炎、脑脓肿等。

---

**知识链接**

**真菌与细菌、放线菌的区别**

真菌与细菌、放线菌的重要区别是它有真正的细胞核和多种细胞器。与原核细胞型微生物相比,真菌的主要特征是:①细胞内核物质由双层核膜所包裹,有明显的核仁;②细胞质中含有膜性细胞器,如线粒体、内质网等;③细胞分裂为有丝分裂,分裂过程中出现染色体和纺锤丝;④除少数为单细胞外,大多数为多细胞,且细胞体积为原核细胞的几到十几倍。⑤大多数真菌的繁殖方式主要以无性生殖和有性生殖方式产生各类孢子来产生后代,由此构成了真菌独特的生活周期。

（三）其他病原性真菌

**1. 真菌毒素中毒症**　　有些真菌在粮食、食品或饲料中生长并产生毒素，人、畜误食后导致急、慢性中毒，称为真菌毒素中毒症。真菌毒素中毒症的临床表现因毒素而异，有的引起肝、肾损害，有的引起血液系统的变化，有的引起神经系统损害，出现抽搐、昏迷等症状。

**2. 真菌毒素与肿瘤**　　近年来不断发现真菌毒素与肿瘤有关，其中研究最多的是黄曲霉毒素。此毒素毒性很强，小剂量就可导致癌症。在肝癌高发区的花生、玉米、粮油作物中，黄曲霉污染率很高，黄曲霉毒素含量可高达 1ppm。大鼠实验饲料中含 15ppm 即可诱发肝癌。其他致癌的真菌毒素还有如黄褐毒素也可诱发肝肿瘤，镰刀菌 T-2 毒素可诱发大鼠胃癌、胰腺癌、垂体和脑肿瘤，展青霉素可引起局部肉瘤。

---

点滴积累　∨

1. 真菌的形态与结构　真菌可分为单细胞和多细胞两类，注意真菌的孢子和细菌的芽孢是不同的；所有的霉菌都是真菌，但真菌不一定都是霉菌。因细胞壁无肽聚糖，故真菌对青霉素或头孢菌素类不敏感。

2. 真菌的繁殖与培养　孢子生殖是真菌的主要繁殖方式，常用沙保罗培养基培养。

3. 真菌的致病性　致病性真菌包括病原性真菌及机会致病真菌，致病性真菌可以导致浅部真菌感染、超敏反应、中毒和肿瘤，机会致病真菌主要在深部引发感染，都发生于免疫力低下的个体。浅部真菌感染所导致的癣病是人类最常见的真菌感染，主要发生在机体各部位皮肤、毛发及指（趾）甲，深部真菌感染中又以新型隐球菌、假丝酵母菌和卡氏肺孢菌最常见。

---

# 第二节　药用真菌

## 一、药用真菌概述

药用真菌是指作为药物用以治疗疾病的真菌。它们在生长、发育的代谢活动中，能于菌丝体、菌核或子实体内产生酶、蛋白质、脂肪酸、氨基酸、肽类、多糖（见碳水化合物）、生物碱、固醇、萜类、苷类以及维生素等具有药理活性或对人体疾病有抑制或治疗作用的物质，临床上或是直接利用菌丝体、菌核或子实体，或是利用从菌体中分离出来的有效物质。

真菌类药物广泛，通常所说的药用真菌多限于在生长发育的一定阶段能够形成个体较大的子实体或菌核结构的高等真菌，其中大部分属于担子菌亚门，少数属于子囊菌亚门，在酵母等其他真菌中也有少数种具药用价值。

## 二、常用的药用真菌

能产生抗生素的真菌作为药物历史悠久。早在 2500 年前，中国就已采用酒曲治疗肠胃病。中国东汉初期的《神农本草经》及以后历代本草书内就记载有灵芝,常用的种类有赤芝、紫芝、茯苓、猪苓、雷丸、大秃马勃、紫色秃马勃、冬虫夏草、僵蚕、香菇、木耳以及蝉花等,这些药用真菌都经历了长期的医疗实践,疗效得到了充分的验证,至今仍被广泛应用。临床上常用的药用真菌还有银耳、麦角、落叶松蕈、空柄假牛肝菌、大红菇、白乳菇、竹黄和糠谷老等百余种。

**1. 分类**　药用真菌按其功效可分成:①滋补强壮类:如冬虫夏草、银耳、灵芝等;②利尿渗湿类:如猪苓、粟白发等;③止血活血、消炎祛痛类:如麦角、肉球菌、木耳、安络小皮伞、马勃、朱红栓菌;④止咳化痰类:如金耳、竹黄;⑤安神类:如茯苓;⑥驱虫类:如雷丸;⑦祛风湿类:如空柄假牛肝菌、大红菇;⑧平肝息风类:如蝉花、变绿红菇;⑨降血压类:如草菇;⑩调节机体代谢类:如蜜环菌、香菇、鸡油菌等。

**2. 来源**　药用真菌的来源有野生采集、人工栽培和发酵培养3个途径。

(1)野生采集:野生资源不仅稀少,也不易采集,且受生态环境及季节等自然条件的限制。有些种类如冬虫夏草、麦角等的野生产量已满足不了临床的需要。

(2)人工栽培:人工栽培的蕈菇类多采用椴木栽培或锯木屑瓶栽。目前以茯苓、银耳及黑木耳的生产量较大。近年灵芝的椴木栽培也获成功。锯木屑瓶栽的主要原料为锯木屑、麦麸或糠皮,也可加入少量糖类、石膏或硫酸铵等。灵芝、银耳、茯苓和猴头等都可采用木屑瓶栽。人工栽培能批量生产,较野生采集有优越性。

(3)发酵培养:为进一步扩大药源,改进真菌类药物的生产方法,1957年以来,中国医学科学院药物研究所等单位在麦角栽培培养的基础上,曾先后研究成功固体培养及深层发酵培养麦角菌,提制麦角新碱的生产工艺。1970年,中医各药用真菌研究和生产单位分别对灵芝、蜜环菌、亮菌、安络小皮伞、银耳、猴头、猪苓、茯苓和云芝等进行了发酵、药物化学、药理及临床等的综合研究,制订了生产工艺,并已投产。麦角新碱、蜜环菌片及亮菌片已列为国家级的科学研究成果。

此外,从银耳、茯苓、猪苓、云芝和香菇等担子菌中提制的真菌多糖也引起国内外的重视,日本和美国都进行过大量的研究工作。经化学分析证明这些多糖虽结构各异,但都具有 β-1,3 键连接主链和β-1,6 键连接支链构成的葡聚糖基本结构。多糖化合物的毒性很小,对小鼠肉瘤 S-180 有较强的抑制作用;它们的抗肿瘤作用机制不同于毒性类药物的直接杀伤细胞作用,而是通过提高机体免疫功能,间接抑制肿瘤的生长,从而为抗癌药物的研究与应用开辟了新途径。

为了满足临床和适应生产的需要,在药用真菌的研究工作中,需不断选育优良菌种,相应地改进栽培技术措施或发酵生产工艺,对有效成分还不清楚的一些药用真菌(如台菇及糠谷老等),应加强化学成分的分离提取等研究工作。

**点滴积累** ∨

目前不仅有实用价值的美味真菌,有保健功能的真菌,还有种类繁多的药用真菌,现在真菌的代谢产物也可以成为药物,增强人体免疫力,在抗肿瘤等方面发挥作用。

## 目标检测

### 一、单项选择题

1. 真菌孢子的作用是(　　　)
   A. 非繁殖方式　　　　　　　　　　　B. 为抵抗恶劣的环境
   C. 扩大繁殖的方式之一　　　　　　　D. 为适应变异
   E. 借助昆虫致病

2. 具有多种繁殖方式的微生物是(　　　)
   A. 真菌　　　　　　　　B. 细菌　　　　　　　　C. 衣原体
   D. 立克次体　　　　　　E. 病毒

3. 培养真菌常用(　　　)
   A. 巧克力培养基　　　　B. 沙保罗培养基　　　　C. 罗氏培养基
   D. Korthof 培养基　　　　E. SS 培养基

4. 引起食物霉变的主要真菌是(　　　)
   A. 皮肤癣菌　　　　　　B. 毛霉菌　　　　　　　C. 白假丝酵母菌
   D. 新生隐球菌　　　　　E. 丝状菌

5. 检查新生隐球菌感染常用(　　　)
   A. 革兰染色　　　　　　B. 抗酸染色　　　　　　C. 墨汁染色
   D. 瑞氏染色　　　　　　E. 阿伯特染色

6. 真菌属于浅部感染真菌(　　　)
   A. 毛癣菌　　　　　　　B. 黄曲霉菌　　　　　　C. 白假丝酵母菌
   D. 新生隐球菌　　　　　E. 卡氏肺孢菌

7. 下列属于单细胞型真菌的是(　　　)
   A. 白假丝酵母　　　　　B. 孢子丝菌　　　　　　C. 红色毛癣菌
   D. 黄曲霉菌　　　　　　E. 卡氏肺孢子菌

8. 我国最常见的皮肤感染真菌是(　　　)
   A. 秕糠状鳞斑癣菌　　　B. 须毛癣菌　　　　　　C. 红毛癣菌
   D. 絮状表皮癣菌　　　　E. 小孢子癣菌

9. 一般不侵入皮下或内脏的是(　　　)
   A. 细菌　　　　　　　　B. 病毒　　　　　　　　C. 浅部真菌
   D. 质粒　　　　　　　　E. 深部真菌

10. 白念珠菌感染属于(　　　)
    A. 真菌性中毒　　　　　　　　　　　B. 真菌毒素致癌
    C. 真菌性超敏反应性疾病　　　　　　D. 浅部真菌感染
    E. 机会致病真菌感染

11. 黄曲霉毒素与肿瘤关系最密切的是（　　）

    A. 原发性肺癌　　　　　　B. 原发性肝癌　　　　C. 食管癌

    D. 鼻咽癌　　　　　　　　E. 胶质神经瘤

## 二、简答题

1. 真菌有哪些生物学特性？

2. 真菌如何进行繁殖？有几种类型的孢子？

3. 引起中药霉变的真菌有哪几类？

4. 常见的病原性真菌有哪些？分别引起哪些疾病？

## 三、实例分析

主诉:患白血病女童,10岁,发热2天。

病史:2天前体温升至39℃,无特异性定位体征。

查体:T 39℃,BP 100/60mmHg,P 100次/分,R 20次/分,患者消瘦,呈慢性病面容。

相关发现:皮肤苍白,有几处瘀斑,未见瘀点及黄疸;肺部无异常。

实验室检查:血细胞比容20%,WBC 600;分类:杆状核30%,淋巴细胞55%,单核细胞5%;血小板26 000。尿无异常。

问题:

1. 白细胞减少的患者发生感染常见的细菌、病毒和真菌有哪些？

2. 你将采集何种标本做培养？

（张丹丹）

# 第四章

## 病 毒

ER-04≡PPT

▲

情景描述：

2003 年春天，包括我国在内的一些国家和地区出现了一种可怕的疾病——非典型肺炎，它的传播速度之快、流行面积之广令人惊叹。引起非典的罪魁祸首是 SARS 病毒。

学前导语：

SARS 病毒是一种呼吸道病毒。病毒种类繁多，不同的病毒其致病性也不同。病毒究竟是一种什么样的生物呢？通过本章的学习可揭开病毒神秘的面纱。

## 第一节　病毒的生物学特性

病毒(virus)是一类个体微小、结构简单，仅含一种类型核酸(DNA 或 RNA)，必须在活的易感细胞内以复制方式进行增殖的非细胞型微生物。

病毒广泛分布于自然界中，一旦侵入人、动物、植物等生物体内，可引起宿主结构或功能发生改变，导致感染。在人类的传染性疾病中，约有 75% 是由病毒引起的。病毒感染性疾病具有传染性强、传播迅速、流行广泛、病死率高等特点。有些病毒感染还与肿瘤、免疫缺陷、自身免疫病和先天畸形的发生密切相关。目前病毒感染性疾病尚缺乏特效治疗药物，而特异性预防对控制病毒感染行之有效，故开发研制病毒性疫苗和抗病毒药物是人类有效控制病毒感染性疾病的研究方向。

### 一、病毒的形态与结构

#### (一) 病毒的大小和形态

1. **病毒的大小**　病毒个体微小，能通过滤菌器，其大小的测量单位为纳米(nm)，故通常需用电子显微镜放大数千倍甚至数万倍才能观察到。各种病毒大小不一，最大的病毒约 300nm，最小的病毒约为 20nm，大多数病毒在 150nm 以下。病毒与其他微生物大小的比较见图 4-1。

2. **病毒的形态**　病毒形态多样，对人和动物致病的病毒多呈球形或近似球形，少数呈杆状、丝状、弹头状或砖形，噬菌体多呈蝌蚪状(图 4-2)。

#### (二) 病毒的结构和化学组成

病毒无完整的细胞结构，其基本结构由核心和衣壳构成，称为核衣壳。有些病毒除核衣壳外还有包膜等辅助结构(图 4-3)。仅由核衣壳组成的病毒称为裸病毒，而有包膜的病毒则称为包膜病毒。

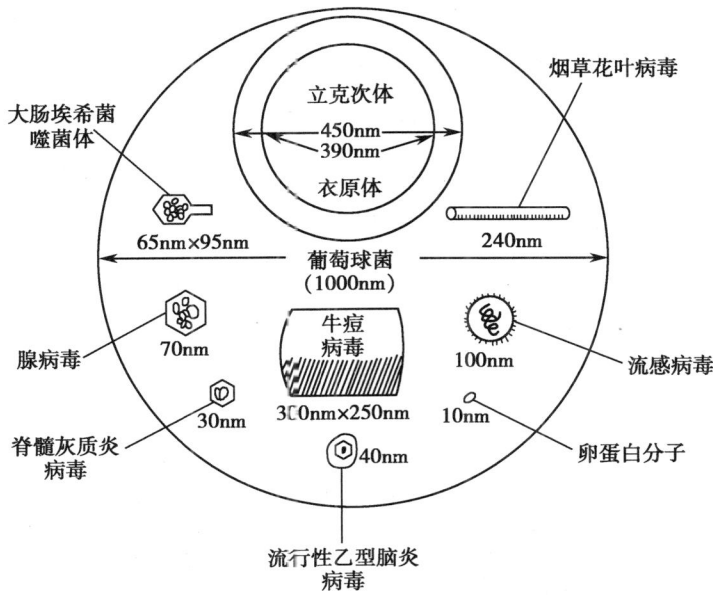

图 4-1　微生物大小比较示意图

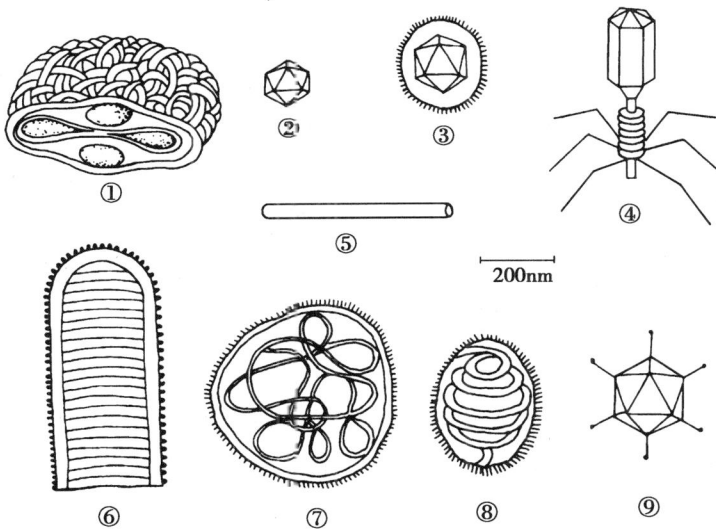

图 4-2　病毒的形态与结构模式图

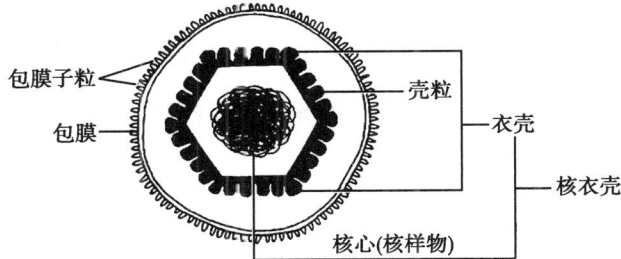

图 4-3　病毒的结构

1. **核心**　是病毒体的中心结构,主要由单一类型的核酸(DNA 或 RNA)组成,此外还含有少量的功能蛋白质,如酶蛋白等。病毒核酸是病毒的基因组,携带病毒的全部遗传信息,决定病毒的感染、增殖、遗传和变异。病毒核酸有双链和单链之分,其中单链 RNA 根据其翻译意义又分正链和负链。有些病毒核酸在除去衣壳蛋白后,仍能进入宿主细胞并复制增殖,称为感染性核酸。感染性核酸易被核酸酶降解,故其感染性比结构完整的病毒低,但无宿主特异性。

**2. 衣壳**　是包围在病毒核酸外的一层蛋白质,由一定数量的壳粒(即蛋白质亚单位)组成。壳粒有 20 面体立体对称型、螺旋对称型、复合对称型 3 种排列方式(图 4-4),可作为病毒分类和鉴别的依据。

衣壳蛋白的功能:①保护病毒核酸免受酶或其他理化因素的破坏;②参与病毒的感染过程,即衣壳蛋白与易感细胞上的受体特异性结合而介导病毒进入宿主细胞;③具有免疫原性,诱发机体产生免疫应答。

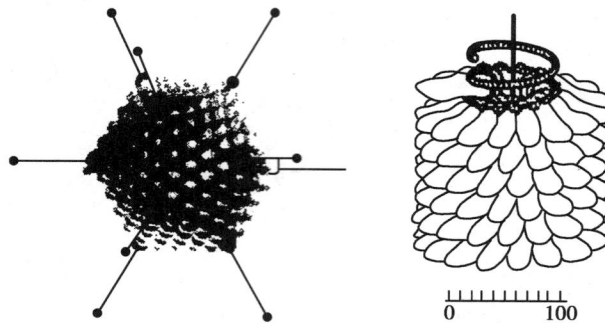

图 4-4　病毒的对称形式

**3. 包膜**　仅为包膜病毒具有,是包围在核衣壳外的膜状结构。包膜是病毒在成熟过程中以出芽的方式释放时穿过细胞膜或核膜时获得的,故含有宿主细胞膜或核膜的类脂和多糖成分,但包膜上的蛋白质是由病毒基因编码的。若包膜蛋白突起在包膜表面并具有一定的形状,称为刺突或包膜子粒。

包膜的主要功能:①维护病毒体结构的完整;②参与病毒的感染过程,有的病毒通过包膜蛋白与易感细胞上的受体特异性结合而介导病毒进入宿主细胞;③具有免疫原性,诱发机体发生免疫应答。

**(三) 理化因素对病毒的影响**

病毒受理化因素作用后可失去感染性,称为灭活。灭活的病毒仍能保留某些特性,如免疫原性、红细胞吸附等。理化因素灭活病毒的机制包括:①冻融或脂溶剂破坏病毒的包膜;②酸、碱、温度等使病毒蛋白质变性;③变性剂、射线等损伤病毒核酸。不同的病毒对理化因素的敏感性也不相同。了解理化因素对病毒的影响,在病毒的分离、疫苗研制以及预防病毒感染等方面均有意义。

**1. 物理因素对病毒的影响**

(1)温度:大多数病毒耐冷不耐热,室温数小时或加热 60℃ 30 分钟、100℃ 几秒即被灭活,但有少数病毒如乙型肝炎病毒需 100℃ 10 分钟才能灭活。病毒在 -20℃ 可保存数月,-70℃ 或液氮温度(-196℃)条件下其感染性可保持数月至数年,故保存病毒标本应尽快低温冷冻,但反复冻融也可使病毒失活。

(2)射线:X 射线、γ 射线、紫外线等均可使病毒灭活。X 射线与 γ 射线能引起核苷酸链发生致死性断裂,而紫外线照射可使核苷酸形成胸腺嘧啶二聚体,抑制病毒核酸的复制。但有些病毒(如脊髓灰质炎病毒)经紫外线灭活后,在可见光照射下可发生复活。因此,不宜用紫外线制备灭活疫苗。

**2. 化学因素对病毒的影响**

(1)脂溶剂:乙醚、三氯甲烷、丙酮、去氧胆酸盐、阴离子型去污剂等脂溶剂能溶解破坏包膜而灭活包膜病毒。脂溶剂对无包膜病毒几乎无作用,故常用乙醚灭活试验鉴别病毒有无包膜。

(2)酸碱度:多数病毒在 pH 5.0~9.0 范围内较稳定,强酸或强碱条件下可被灭活,但也因病毒种类不同而异。肠道病毒对酸的抵抗力较强,在 pH 3.0~5.0 的环境下稳定,而鼻病毒则迅速被灭活。披膜病毒在 pH 8.0 以上的碱性环境中保持稳定。

(3)化学消毒剂:病毒对各种氧化剂、酚类、醛类、卤类等消毒剂敏感,常用的有次氯酸盐、过氧乙酸、戊二醛、甲醛、苯酚等。肝炎病毒对过氧乙酸和次氯酸盐较敏感。甲醛等醛类消毒剂可破坏病毒的感染性,保留其免疫原性,故常用其制备灭活病毒疫苗。

大多数病毒对甘油的抵抗力比细菌强,故常用含 50% 甘油的盐水保存和运送病毒标本。

(4)抗生素和中草药:现有抗生素和磺胺类药物对病毒无抑制作用。多种中草药如板蓝根、大青叶、贯众和七叶一枝花等对某些病毒有一定的抑制作用。

## 二、病毒的增殖与培养

### (一)病毒的增殖过程

病毒为非细胞型微生物,缺乏增殖所需的酶系统和细胞器,只能在活的易感细胞内以复制方式进行增殖。复制是指病毒借助易感宿主细胞的酶系统、原料等,以病毒基因组为模板进行复制、转录和翻译,合成病毒基因和结构蛋白,然后组装生成一个个子代病毒的方式。从病毒进入宿主组胞开始,经基因复制到释放出子代病毒,称为 1 个复制周期,其过程包括吸附、穿入、脱壳、生物合成及组装、成熟和释放 6 个阶段(图 4-5)。不同的病毒其复制周期长短不一,如腺病毒约为 25 小时、小 RNA 病毒为 6~8 小时。

**1. 吸附** 是病毒增殖的第一步,是病毒体的表面结构与易感细胞膜上的受体特异性结合的过程。吸附的特异性决定了病毒嗜组织的特异性,如脊髓灰质炎病毒的衣壳蛋白可与灵长类动物细胞表面的脂蛋白受体结合,但不吸附家兔和小鼠的细胞;HIV选择性侵犯 $CD4^+$ 细胞。依据病毒的吸附特点,可开发具有封闭或消除细胞表面病毒受体作用的或与病毒受体相似发挥竞争作用的抗病毒药物。

**2. 穿入** 吸附在易感细胞上的病毒穿过细胞膜进入细胞内的过程称为穿入。主要有 3 种穿入方

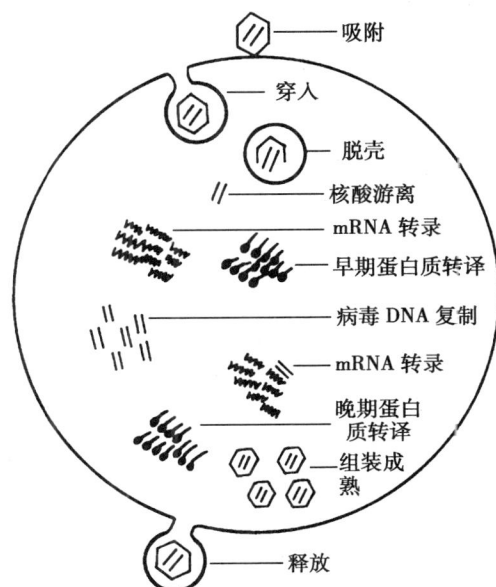

吸附
穿入
脱壳
核酸游离
mRNA 转录
早期蛋白质转译
病毒 DNA 复制
mRNA 转录
晚期蛋白质转译
组装成熟
释放

图 4-5 病毒的复制过程

式:①吞饮:无包膜病毒多以吞饮形式进入易感细胞,即细胞膜内陷将病毒包裹其中,形成吞饮泡,使病毒进入胞质内;②融合:有包膜病毒通过包膜与细胞膜融合,使核衣壳进入胞质内;③直接穿入:少数无包膜病毒,其衣壳蛋白与宿主细胞的病毒受体相互作用,直接进入宿主细胞内。

**3. 脱壳**　穿入胞质中的核衣壳脱去蛋白质衣壳,裸露出基因组的过程称为脱壳。裸露的核酸才能发挥作用,故脱壳是病毒能否复制的关键。不同的病毒其脱壳方式不一样,多数病毒如流感病毒在被吞饮后,吞饮体在细胞溶酶体酶的作用下,将衣壳裂解而释放出病毒基因组。少数病毒如痘类病毒进入宿主细胞后,先经溶酶体酶脱去外层衣壳,再通过脱壳酶脱去内层衣壳,才能释放出病毒核酸。

**4. 生物合成**　病毒基因一经脱壳释放,就能利用宿主细胞提供的低分子物质和能量合成大量的病毒核酸和蛋白质,此过程称为生物合成。在生物合成阶段,不能从细胞内检出完整的病毒体,故又称隐蔽期。病毒在细胞内生物合成的部位因病毒种类而异。多数 DNA 病毒在细胞核内合成DNA,在胞质内合成蛋白质;大多数 RNA 病毒其全部组分均在胞质内合成。

病毒的生物合成包括转录和翻译两个步骤。①早期转录:发生在病毒核酸复制之前,翻译出的蛋白质称为早期蛋白。早期蛋白是功能蛋白质,主要是病毒复制所需要的酶和抑制宿主细胞正常代谢的调节蛋白。②晚期转录:在病毒核酸复制后,以子代病毒核酸为模板所进行的转录,翻译出的蛋白质称为晚期蛋白。晚期蛋白是结构蛋白,主要构成病毒的衣壳。病毒生物合成方式因核酸类型不同而异。

(1)DNA 病毒:DNA 病毒的生物合成过程遵循遗传中心法则进行,即 DNA→RNA→蛋白质。首先以 DNA 为模板,在宿主细胞提供的依赖 DNA 的 RNA 聚合酶作用下,转录出早期 mRNA,在胞质的核糖体上翻译出早期蛋白,即依赖 DNA 的 DNA 聚合酶等。在此酶作用下,以亲代 DNA 为模板复制出子代 DNA,最后以子代 DNA 分子为模板转录晚期 mRNA,在胞质的核糖体上翻译出病毒晚期蛋白,即子代病毒的衣壳蛋白和包膜表面的结构蛋白等。

(2)RNA 病毒:大多数 RNA 病毒的核酸为单股 RNA(ssRNA),其中单股正链 RNA 具有 mRNA功能,可以翻译出早期蛋白(主要是依赖 RNA 的 RNA 聚合酶),然后以病毒 RNA 为模板,依靠早期蛋白复制出子代病毒核酸;单股负链 RNA 不具有 mRNA 功能,必须借助 RNA 聚合酶的作用,以自身为模板复制出互补的正链 RNA 作为 mRNA,翻译出早期蛋白,继而复制子代病毒核酸。

(3)反转录病毒:反转录病毒是带有反转录酶(依赖 RNA 的 DNA 聚合酶)的 RNA 病毒。在反转录酶作用下,利用病毒亲代 RNA 为模板合成互补的 DNA 链,形成 RNA:DNA 杂交中间体,然后以DNA 链为模板,经细胞的 DNA 聚合酶作用,合成互补的另一条 DNA 链,组成双股 DNA 分子,并整合于宿主细胞的 DNA 中,再由其转录出子代 RNA 和 mRNA,mRNA 在胞质核糖体上翻译出子代病毒的蛋白质。如人类嗜 T 细胞病毒、人类免疫缺陷病毒。

**5. 组装和释放**　病毒的组装是指将生物合成的核酸和结构蛋白等组装成子代核衣壳的过程。病毒的种类不同,其组装的部位也不同,如 DNA 病毒多在细胞核内装配,RNA 病毒则多在细胞质内装配。

病毒核衣壳装配完成后,经成熟发育,然后成熟的子代病毒从宿主细胞游离出来即释放。病毒释放的方式依病毒种类不同而异,主要有:①破胞释放:破坏宿主细胞而将胞内病毒一次性全部释放,裸病毒多为此种方式。②芽生释放:有包膜病毒在装配完成后,以出芽方式释放到胞外。这种方式一般不导致细胞立刻死亡。③其他方式:有的病毒通过细胞间桥或细胞融合在细胞间传播,而不释放到细胞外,如巨细胞病毒;有些病毒则将其基因整合到宿主细胞基因上,随宿主细胞分裂而传代。

### (二) 病毒的异常增殖与干扰现象

**1. 病毒的异常增殖** 病毒进入宿主细胞后,由于病毒本身基因组的不完整、发生改变或易感细胞缺乏复制所需的条件,导致病毒不能完成其增殖过程,称为病毒的异常增殖。

(1)顿挫感染:病毒进入宿主细胞后,细胞不能为病毒增殖提供所需要的酶、能量及必要的成分,病毒无法合成自身成分,或虽合成病毒成分,但不能组装和释放出完整的子代病毒,称为顿挫感染。引起顿挫感染的细胞称为非容纳细胞。如人腺病毒若感染的是人胚肾细胞就能完成增殖,若感染猴肾细胞则发生顿挫感染。

(2)缺陷病毒:是指因病毒基因组不完整或者因某一基因位点改变,不能进行正常增殖的病毒称为缺陷病毒。当缺陷病毒与另一种病毒感染同一细胞时,若后者能为前者提供所缺乏的物质,则能使缺陷病毒完成其增殖过程,产生具有感染性的病毒。这种具有辅助缺陷病毒作用的病毒称为辅助病毒。丁型肝炎病毒是典型的缺陷病毒,其辅助病毒是乙型肝炎病毒或其他嗜肝 DNA 病毒,故丁型肝炎病毒常表现为和乙肝病毒重叠感染或先后感染。

**2. 干扰现象(interference)** 两种病毒同时感染或先后感染同一宿主细胞时,可发生一种病毒抑制另一种病毒增殖的现象,称为干扰现象。干扰现象可发生在不同病毒之间,也可在同种、同型甚至同株病毒间发生。干扰现象无特异性,干扰与被干扰的关系也非固定,通常是先进入细胞的病毒干扰后进入的病毒、死病毒干扰活病毒、缺陷病毒干扰完整病毒。病毒发生干扰现象的原因有多种,可能是因为病毒诱导宿主细胞产生了干扰素,也可能是病毒的吸附受到竞争干扰或改变了宿主细胞的代谢途径。

干扰现象构成机体非特异性免疫的一部分,能使病毒感染终止或阻止发病。干扰现象对病毒感染性疾病的防治也具有重要意义:接种病毒减毒活疫苗阻止病毒强毒株的感染;预防接种时,应避免同时使用有干扰作用的两种疫苗,或患病毒感染性疾病者应暂停接种,因病毒疫苗可被宿主体内存在的病毒所干扰。

### (三) 病毒的培养

病毒的培养是病毒实验研究以及制备病毒疫苗和特异性诊断制剂的前提条件。由于病毒具有严格的细胞内寄生性,必须在活的易感细胞内才能增殖,目前培养病毒的方法主要有细胞培养法、鸡胚培养法和动物接种法 3 种。

**1. 细胞培养** 病毒的细胞培养是目前分离培养病毒的最常用的方法。用于病毒分离培养的细胞主要有原代细胞、二倍体细胞和传代细胞。原代细胞是由新鲜组织(动物、鸡胚或人胚组织)制备的单层细胞,对多种病毒的敏感性高,但由于制备不方便,已逐渐少用;二倍体细胞是指原代细胞在体外分裂 50 代后仍能保持其二倍体性质的细胞,可用于多种病毒的分离和疫苗的制备;传代细胞是目前最常用于培养病毒的细胞,是指能在体外无限分裂而持续传代的单细胞。目前用于病毒培养的传代细胞主要是肿瘤细胞和突变的二倍体细胞,如 Vero(传代非洲绿猴肾)细胞、Hela(宫颈癌)细胞、Hep-2(人喉上皮癌)细胞等。由于传代细胞多来源于肿瘤细胞,故不能用于疫苗制备。

病毒在细胞中增殖后,可用光学显微镜直接观察细胞病变,如细胞圆缩、成团、空泡形成、融合、溶解、脱落等。有的细胞不发生病变,但培养液可发生 pH 改变或出现红细胞吸附及血凝现象。有时也可用免疫荧光技术检查细胞中的病毒和细胞变化。

**2. 鸡胚培养** 鸡胚对多种病毒敏感。一般选用孵化 9~14 日龄的鸡胚,根据病毒种类不同,将病毒标本接种于鸡胚的不同部位。按接种部位分:①绒毛尿囊膜接种:用于人类疱疹病毒的培养;②羊膜腔接种:用于流感病毒的初次分离培养;③尿囊腔接种:用于流感病毒及腮腺炎病毒的培养;④卵黄囊接种:用于某些嗜神经病毒的培养(图 4-6)。鸡胚培养是目前培养流感病毒的最敏感、最特异的方法。

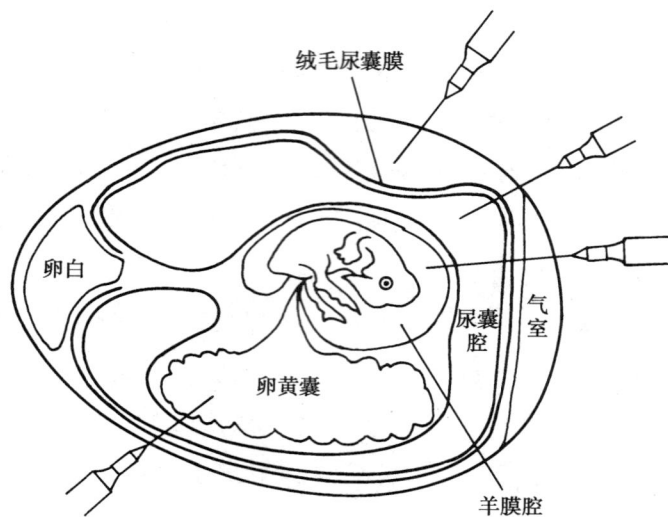

图 4-6 病毒的鸡胚培养法

**3. 动物接种** 是最早的病毒分离方法,目前较少应用。应根据病毒种类选择敏感动物及适宜的接种部位,观察动物的发病情况,进行血清学检测等。常用的实验动物有小鼠、乳鼠、豚鼠、家兔、鸡和猴等。常用的接种途径包括皮下、皮内、腹腔、静脉、角膜、鼻腔及脑内接种等。

## 三、病毒的遗传与变异

病毒与其他微生物一样,有遗传性与变异性。由于病毒体结构简单,基因组单一,基因数仅 3~10 个,增殖速度极快,故在自然条件下也容易发生变异,是较早用于遗传学研究的工具。

病毒的遗传是指病毒在复制过程中,其子代与亲代病毒性状的相对稳定性。病毒的变异是指病毒在复制过程中出现的性状改变。病毒变异分为遗传型与非遗传型变异,遗传型变异是由于其遗传物质—核酸发生改变而引起的性状改变,变异后的性状可遗传给子代病毒;非遗传性变异是指病毒发生性状改变,但基因没有改变,变异后的性状不能遗传。病毒的变异包括多个方面,如抗原性、毒力、耐药性、温度敏感性变异等。病毒遗传型变异的机制有基因突变和基因重组。

### (一) 基因突变

由于病毒基因组中的碱基序列改变(置换、缺失或插入)而发生的变异称为基因突变。基因突变可自发也可诱导发生,各种物理、化学诱变剂如温度、射线、氟尿嘧啶、亚硝酸盐等可诱发突变,其中诱发突变包括致死性突变、宿主适应性突变、耐药性突变与蚀斑性突变。病毒的突变株与原有的野生株相比,可表现为毒力、抗原组成、温度和宿主范围等性状的改变。例如温度敏感突变株可在28~35℃条件下增殖,在37~40℃时则不能增殖;而野毒株在两种温度下均能增殖。温度敏感突变株通常是减毒株,可用来制备疫苗。

**(二)基因重组**

两种具有不同生物学性状且有亲缘关系的病毒在感染同一细胞时,病毒之间发生基因交换而形成子代的过程称为基因重组,如轮状病毒等。其子代称为重组体,可含有来自于两个亲代病毒的核苷酸序列,具有两个亲代病毒所有的特性。基因重组可发生于活病毒之间、灭活病毒之间、活病毒与灭活病毒之间。核酸分节段的病毒(如流感病毒)发生基因重组的频率明显高于其他病毒。

病毒除在病毒间发生基因重组外,某些病毒还能与宿主细胞的基因组发生基因重组。现已证明,许多 DNA 病毒如疱疹病毒、腺病毒和多瘤病毒的 DNA 都能整合到细胞基因组中去。

病毒变异机制的研究对分析病毒的致病机制、流行病学调查、开发疫苗等具有重要的医学意义。例如应用人工诱变的方法使病毒的毒力下降,可制备减毒活疫苗而用于疾病的预防,如脊髓灰质炎减毒活疫苗就是人工诱变的减毒株。

## 四、病毒的分类

### (一)病毒的分类方法

病毒的分类方法有多种。按其寄生宿主的不同,可分为动物病毒、植物病毒、细菌病毒和昆虫病毒等。与人类疾病相关的是脊椎动物病毒,对脊椎动物病毒的分类目前常用以下两种方法:

1. **根据生物学性状分类** 国际病毒分类委员会(ICTV)根据病毒的生物学性状和理化特性进行分类,建立了由目、科、属、种构成的病毒分类系统。由于病毒只含一种核酸,1995 年国际病毒分类委员会第一次将病毒分为三大类,即 DNA 病毒、RNA 病毒、DNA 和 RNA 反转录病毒。然后根据病毒的其他特性如核酸结构、分子量、衣壳的对称性等,进一步分为不同的科、属。2005 年 7 月国际病毒分类委员会发表病毒分类的第八次报告,将目前承认的 5450 多个病毒归属为 3 个目、73 个科、11 个亚科、289 个属、1950 多个种(表 4-1)。生物学性状分类方法能较准确地将病毒定位,但在临床工作中使用不方便。

表 4-1 与人类相关的主要病毒分类

| 核酸类型 | 基因类型 | 病毒科名 | 主要病毒 |
| --- | --- | --- | --- |
| DNA 病毒 | 单链 DNA,无包膜 | 小 DNA 病毒科 | 细小病毒 R19 |
| | 双链 DNA,无包膜 | 乳多空病毒科 | 人乳头瘤病毒 |
| | | 腺病毒科 | 人腺病毒 |
| | 双链 DNA,无包膜 | 疱疹病毒科 | 单纯疱疹病毒、巨细胞病毒、水痘带状疱疹病毒、EB 病毒 |
| | | 痘病毒科 | 天花病毒、痘苗病毒、传染性软疣病毒 |
| | 双链 DNA,不分节* | 嗜肝病毒科 | 乙型肝炎病毒 |

续表

| 核酸类型 | 基因类型 | 病毒科名 | 主要病毒 |
|---|---|---|---|
| RNA 病毒 | 单正链 RNA,不分节,无包膜 | 小 RNA 病毒科 | 肠道病毒 |
| | | 杯状病毒科 | 戊型肝炎病毒 |
| | 单正链 RNA,不分节,有包膜 | 黄病毒科 | 乙脑病毒、登革热病毒 |
| | | 披膜病毒科 | 风疹病毒 |
| | | 冠状病毒科 | 冠状病毒 |
| | 双链 RNA,分节,无包膜 | 呼肠病毒科 | 轮状病毒 |
| | 单负链 RNA,分节,有包膜 | 正黏病毒科 | 流感病毒 |
| | | 布尼雅病毒科 | 出血热病毒 |
| | | 沙粒病毒科 | 拉沙病毒 |
| | 单负链 RNA,不分节,有包膜 | 副黏病毒科 | 麻疹病毒 |
| | | 弹状病毒科 | 狂犬病病毒 |
| 反转录病毒 | 单链 RNA,不分节,有包膜 | 反转录病毒科 | 人类免疫缺陷病毒 |

注:不分节是指核酸不是以节段性存在。

**2. 临床分类法**　根据病毒入侵的部位、传播途径以及所致疾病分为:

(1)呼吸道病毒:经呼吸道传播,引起呼吸道感染或全身多组织感染的病毒,如流感病毒、麻疹病毒、风疹病毒等。

(2)肠道病毒:经粪-口传播,在消化道初步增殖进而侵犯神经组织等其他器官,如脊髓灰质炎病毒、柯萨奇病毒等。

(3)肝炎病毒:为嗜肝病毒,引起人类各种类型的肝炎,如甲、乙、丙、丁、戊型肝炎病毒。

(4)出血热病毒:以节肢动物或啮齿类动物为传播媒介,可引起出血和发热等症状的病毒,如汉坦病毒、新疆出血热病毒。

(5)皮肤黏膜感染病毒:经直接或间接接触传播的病毒,包括性传播病毒,如人类免疫缺陷病毒、疱疹病毒、人乳头瘤病毒。

(6)虫媒病毒:以昆虫为媒介传播的病毒,多为嗜神经病毒,如乙型脑炎病毒和森林脑炎病毒。

(7)肿瘤病毒:病毒感染后引起良性或恶性肿瘤的病毒,如人类 T 细胞白血病病毒已被公认为 T 细胞白血病及淋巴瘤的病原体。此外,与肿瘤密切相关的病毒还有乙型肝炎病毒、人乳头瘤病毒、EB 病毒、疱疹病毒等。

(二) 亚病毒

病毒性质比较明确的称为典型病毒或寻常病毒。此外,还有一些病毒或因子其本质及在病毒学中的位置尚不明确或比较特殊,称为非典型病毒或亚病毒(subvirus)。亚病毒是比病毒更小、结构更简单的传染因子。属于亚病毒的有:

**1. 类病毒**　1971 年 Diener 等在研究马铃薯纺锤形块茎病时发现了比病毒更小的传染因子,仅由 250~400 个核苷酸构成单股共价闭合环状 RNA 分子,没有蛋白质,故称类病毒。类病毒主要引起植物致病。

**2. 卫星病毒** 是在研究类病毒时发现的又一种亚病毒,多引起植物病变。卫星病毒分两大类:一类能自己编码衣壳蛋白,另一类是 RNA 分子(单股闭合环状的 RNA),曾被称为拟病毒,需辅助病毒为其提供衣壳蛋白。

**3. 朊粒** 由 Prusiner 在研究羊瘙痒病的病因时发现,为传染性海绵状脑病的病原体,曾被称为朊病毒。其主要成分是蛋白酶抗性蛋白,对理化因素的抵抗力强。可引起中枢神经系统慢性感染,如人的库鲁病、克雅症,动物的疯牛病、羊瘙痒病等。

**点滴积累** ∨

1. 病毒是非细胞型微生物。 主要特征有个体微小,结构简单,无完整的细胞结构,一种病毒只含一种类型核酸,严格的寄生性,必须在易感的活细胞内进行增殖,对抗生素不敏感。

2. 病毒的基本结构为核心和衣壳构成的核衣壳。 有些病毒在衣壳外还有包膜。 核酸构成核心,蛋白质构成衣壳。

3. 病毒的增殖方式是复制,复制周期包括吸附、穿入、脱壳、生物合成、组装与释放 5 个阶段。 两种病毒同时或先后感染同一宿主细胞,可发生一种病毒抑制另一种病毒增殖的现象,即干扰现象。 预防接种时应注意避免发生干扰现象。

4. 病毒在无生命培养基上不能生长,实验室培养病毒常用细胞培养、鸡胚培养和动物姜种。病毒耐冷不耐热。

# 第二节 病毒感染与免疫

病毒侵入机体并在易感细胞内复制堆殖,导致机体组织细胞发生改变的过程称为病毒感染。病毒感染可诱发机体免疫应答,免疫应答可表现为免疫保护作用,也可造成机体的免疫病理损伤。

## 一、病毒感染的传播方式与途径

病毒感染的传播方式有水平传播和垂直传播两种。

**1. 水平传播** 是指病毒在人群不同个体之间的传播,也包括从动物到人的传播。大多数病毒通过水平传播而致病。该方式常见的传播途径有呼吸道、消化道或皮肤(机械性损伤、昆虫叮咬或动物咬伤)、黏膜(眼结膜、泌尿生殖道黏膜)、血液等途径。

**2. 垂直传播** 是指母体内的病毒经胎盘、产道或哺乳由亲代传给子代的方式。垂直传播是病毒感染的特点之一,目前已知有 10 多种病毒可引起垂直传播,常见的有风疹病毒、巨细胞病毒、乙型肝炎病毒和人类免疫缺陷病毒,其中风疹病毒、巨细胞病毒可引起死胎、早产及先天畸形等。

常见病毒的感染途径与方式见表 4-2。

**表 4-2　常见病毒的感染途径与方式**

| 传播方式 | 主要传播途径 | 病毒种类 |
| --- | --- | --- |
| 水平传播 | 呼吸道 | 流感病毒、副流感病毒、冠状病毒、鼻病毒、麻疹病毒、风疹病毒、腮腺炎病毒等 |
| | 消化道 | 脊髓灰质炎病毒、轮状病毒、甲型肝炎病毒、戊型肝炎病毒、其他肠道病毒等 |
| | 输血、注射 | 人类免疫缺陷病毒、乙型肝炎病毒、丙型肝炎病毒、巨细胞病毒等 |
| | 眼、泌尿生殖道 | 人类免疫缺陷病毒，单纯疱疹病毒Ⅰ、Ⅱ型，肠道病毒 70 型，腺病毒，人乳头瘤病毒 |
| | 破损皮肤或昆虫叮咬 | 脑炎病毒、狂犬病病毒、出血热病毒等 |
| 垂直传播 | 胎盘、产道 | 乙型肝炎病毒、人类免疫缺陷病毒、巨细胞病毒、风疹病毒等 |

## 二、病毒感染的类型

病毒侵入机体后，因病毒的种类、毒力和机体免疫力不同，可表现出不同的感染类型。根据有无临床症状分为显性感染和隐性感染；按病毒在机体内滞留的时间长短，可分为急性感染和持续性感染。

1. **隐性感染**　病毒侵入机体不出现临床症状的感染称为隐性感染或亚临床感染。其原因是由于病毒的毒力弱或机体的防御功能较强，限制了病毒的增殖，从而未造成组织细胞严重损伤，故不出现或出现不明显的临床症状。隐性感染时，侵入机体的病毒可刺激免疫系统发生免疫应答，建立特异性免疫力。人类病毒感染大多属此类型。有些隐性感染可称为病毒携带者，是重要的传染源。

2. **显性感染**　病毒侵入机体大量繁殖，造成细胞破坏和组织损伤而出现临床症状，即显性感染。显性感染根据潜伏期长短、发病缓急、病程长短可分为急性感染和持续性感染。

（1）急性感染：病毒侵入机体后，潜伏期短，起病急，病程较短（数日至数周），病愈后机体内无病毒存在。如甲型肝炎、流行性感冒等。

（2）持续性感染：病毒感染后在体内持续存在数月或数年，甚至终身带毒，可出现症状，也可不出现症状。持续性感染分为 3 型：①慢性感染：体内持续存在病毒，病程可达数月至数年，并可不断排出体外，如乙肝病毒引起的慢性乙型肝炎等。②潜伏感染：某些病毒在急性感染或隐性感染后，病毒潜伏于机体某些细胞内，不增殖，无症状，在一定条件下潜伏病毒被激活，增殖产生感染性病毒体，引起感染再次急性发作。不同的病毒，甚至同一病毒在不同的机体其潜伏期不等，可以是数月、数年甚至数十年。潜伏期内的病毒目前不能检测出。如单纯疱疹病毒急性感染后，长期潜伏于感觉神经节细胞内，当机体抵抗力降低时可再次发作引起唇疱疹等。③慢发病毒感：病毒感染后，有很长的潜伏期，达数年甚至数十年，一旦出现症状，多为亚急性、进行性，最后导致死亡。如麻疹病毒引起亚急性硬化性全脑炎（SSPE）属于慢发病毒感染，而麻疹病毒引起麻疹则为急性感染。

## 三、病毒的致病机制

病毒侵入人体后，对机体的损伤主要表现在两个方面：一是病毒在细胞内寄生引起的宿主细胞损害，二是诱发机体的免疫应答而造成的免疫病理反应。

**（一）病毒对宿主细胞的直接作用**

**1. 杀细胞效应**　病毒在感染细胞内增殖,引起细胞溶解死亡的作用称为杀细胞效应。主要见于无包膜、杀伤性强的病毒,如脊髓灰质炎病毒和腺病毒等。其机制是:①病毒在增殖过程中,抑制宿主细胞的核酸复制和蛋白质的合成,使细胞的新陈代谢功能紊乱,造成细胞病变与死亡;②病毒感染引起细胞的溶酶体膜通透性增加或破坏,释放其酶类导致细胞自溶;③病毒蛋白的毒性作用使细胞死亡。体外实验时,若显微镜观察到接种病毒的细胞培养一定时间后,出现细胞变圆、坏死或从瓶壁脱落等现象,称为细胞病变作用(cytopathic effect,CPE)。具有溶细胞作用的病毒一般引起急性感染。

**2. 稳定状态感染**　有些病毒(多数是有包膜病毒)在易感细胞内缓慢增殖,以出芽方式释放病毒而不影响细胞的分裂和代谢,细胞只有轻微病变,暂时不会出现溶解和死亡,称为病毒的稳定状态感染。稳定状态感染对细胞的损伤主要表现在:①宿主细胞膜出现新抗原:病毒基因编码的抗原可以表达在宿主细胞膜表面,这种新抗原诱发机体免疫应答,导致细胞发生免疫病理损伤。②细胞融合:病毒感染细胞与邻近正常细胞发生细胞膜融合,形成多核巨细胞。病毒可借助细胞融合扩散到未感染的细胞,这也是病毒的一种扩散方式。

**3. 包涵体形成**　有些病毒感染细胞后,在细胞核或细胞质内可出现嗜酸性或嗜碱性的圆形或椭圆形的斑块状结构,光学显微镜下可见,称为病毒包涵体。包涵体内含有病毒装配剩余的成分,也是病毒增殖留下的细胞反应痕迹。包涵体破坏了细胞的正常结构和功能,可引起细胞死亡。作为病毒增殖的痕迹,临床上可通过检测包涵体进行某些病毒感染性疾病的诊断。

**4. 整合感染**　有些病毒感染细胞后并不增殖,而是将其核酸全部或部分整合到受染组织的DNA中,称为整合感染。整合的病毒基因可随宿主细胞分裂进入子代细胞中。病毒基因组的整合可造成宿主细胞的基因组发生改变,导致组织转化。部分转化细胞可发展为肿瘤细胞,这可能是病毒的致肿瘤作用。

**5. 诱发凋亡**　多种病毒感染细胞后,病毒本身或病毒编码的蛋白质可作为诱导因子激活细胞凋亡基因,引发细胞凋亡。如疱疹病毒、人类免疫缺陷病毒等在细胞培养中都可致细胞凋亡。

**知识链接**

病毒与肿瘤

大量研究资料表明,许多病毒与人类肿瘤的发生有着密切的关系。一种关系是肿瘤由病毒感染所致,如人乳头瘤病毒引起的人疣,为良性;人类嗜T细胞病毒引起的人T细胞白血病,为恶性肿瘤。另一种关系是病毒与肿瘤的发生密切相关,如乙型肝炎病毒、丙型肝炎病毒与原发性肝癌的发生有关;人乳头瘤病毒、单纯疱疹病毒2型与宫颈癌的发生有关等。有效预防上述病毒的感染,可降低相关肿瘤的发生。

**（二）病毒感染的免疫病理损伤**

有些病毒感染可影响机体的正常免疫功能,包括直接侵犯免疫细胞或使感染细胞的抗原发生改变,引起宿主机体发生免疫病理反应而导致损伤引起疾病。

**1. 病毒对免疫系统的损伤**　人类免疫缺陷病毒可直接杀伤 CD4$^+$T 细胞,使 CD4$^+$T 细胞减少,导致机体获得性免疫功能缺陷。

**2. 细胞免疫的免疫病理损伤**　细胞免疫是机体清除胞内病毒的主要机制。但细胞免疫在杀伤靶细胞终止病毒感染的同时,也损伤宿主细胞,引起Ⅳ型超敏反应。

**3. 体液免疫的免疫病理作用**　病毒抗原与相应抗体结合诱发Ⅱ或Ⅲ型超敏反应,导致免疫损伤。

**4. 免疫抑制作用**　某些病毒感染可抑制免疫功能,甚至使整个免疫系统功能缺陷。如巨细胞病毒感染最终因多种微生物或寄生虫的机会性感染而死亡。也有许多病毒如麻疹病毒、冠状病毒、风疹病毒等可引起暂时性免疫抑制。

## 四、抗病毒免疫

有效的抗病毒免疫包括清除细胞外游离的病毒与细胞内的病毒,由固有免疫和适应性免疫两者协同完成。

### (一) 固有免疫的抗病毒作用

固有免疫是机体防御病毒的第一道防线。干扰素、吞噬细胞、NK 细胞、补体、细胞因子、机体的屏障结构均参与抗病毒免疫,其中干扰素和 NK 细胞起主要作用。

### (二) 适应性免疫的抗病毒作用

病毒蛋白对人体而言具有良好的免疫原性,能诱导机体发生适应性免疫应答,包括体液免疫和细胞免疫。前者主要作用于胞外病毒,后者主要作用于胞内病毒,同时有效防止病毒再次感染。

**1. 体液免疫的抗病毒作用**　病毒感染或接种疫苗后,可刺激机体产生特异性抗体,如中和抗体、补体结合抗体等,在抗病毒免疫中起特异性保护作用。①中和抗体的作用:能中和游离的病毒,阻碍病毒吸附、侵入易感细胞,使病毒失去感染力;②抗体协同补体的作用:抗体与病毒结合后,激活补体导致病毒裂解;③ADCC 效应:IgG 抗体与病毒结合后,NK 细胞可通过受体与 IgG 结合,触发对病毒的杀伤作用,即抗体依赖细胞介导的细胞毒作用(ADCC),故体液免疫在清除细胞外游离病毒起主要作用,能有效地防止病毒通过血流扩散。

**2. 细胞免疫的抗病毒作用**　感染细胞内的病毒主要依赖于细胞免疫。特异性抗病毒免疫的效应细胞是 CD8$^+$Tc 细胞和 CD4$^+$Th1 细胞。Tc 细胞识别病毒感染的靶细胞,通过裂解与凋亡两种机制直接杀伤靶细胞,终止病毒复制,在抗体的配合下清除病毒。活化的 CD4$^+$Th1 可释放 IFN-γ、TNF 多种细胞因子,通过激活巨噬细胞和 NK 细胞发挥抗病毒作用。

## 五、病毒感染的防治

目前,在病毒感染的疾病中,有效治疗病毒感染的药物十分有限,故人工免疫对预防病毒感染性疾病具有重要意义。

**1. 人工主动免疫**　人为地给机体接种疫苗,使机体获得特异性免疫力,预防相应的病毒感染性疾病。如接种麻疹疫苗或乙肝疫苗,可预防相应的疾病等。

**2. 人工被动免疫**　直接将具有抗病毒作用的物质注入机体,对病毒感染性疾病进行治疗或紧急预防。如免疫球蛋白用于麻疹、甲型肝炎等的紧急预防;细胞因子制剂等主要用于某些病毒感染性疾病和肿瘤的治疗。

**3. 抗病毒药物**　详见本章第四节"抗病毒药物"。

点滴积累　∨

1. 病毒的传播方式有水平传播和垂直传播。　垂直传播危害大,可造成死胎、流产、畸形和先天性感染等。
2. 病毒感染细胞后,可出现细胞溶解、稳定状态感染、细胞凋亡、病毒基因的整合、包涵体的形成和细胞转化。
3. 干扰素、NK 细胞、T 淋巴细胞在机体抗病毒免疫中发挥主要作用。
4. 病毒感染无特效药物治疗,故以预防为主,其中病毒性疫苗接种是主要预防措施。

# 第三节　常见的致病性病毒

## 一、流行性感冒病毒

流行性感冒病毒(influenza virus)简称流感病毒,属于呼吸道病毒,引起流行性感冒(简称流感)。流感是一种急性上呼吸道传染病,传染性强,传播快,蔓延广,常造成流行,曾多次引起世界性大流行,造成数以万计的人死亡,对人类的生命健康危害极大。

（一）生物学性状

**1. 形态与结构**　该病毒呈球形或丝形,直径约 100nm。其结构由病毒核酸与蛋白质组成的核衣壳和外膜 3 层组成(图 4-7)。

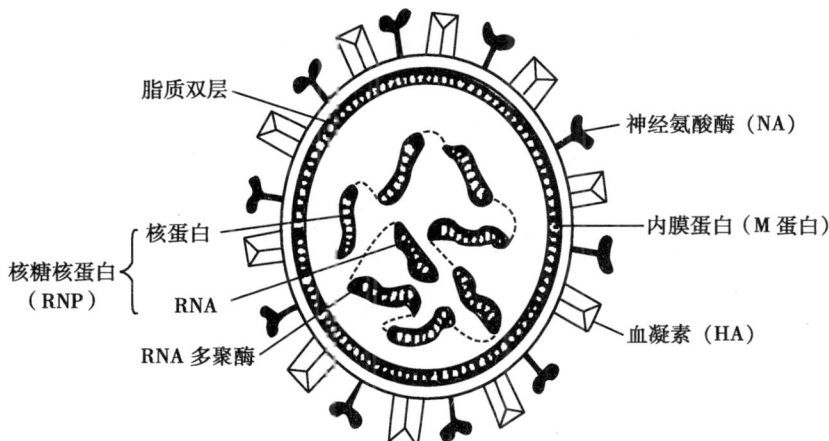

图 4-7　流感病毒结构模式图

（1）核衣壳:是病毒颗粒的核心,内含单链 RNA、核蛋白(NP)和具有转录功能的 RNA 多聚酶。

RNA 分为 7~8 个节段,每一节段各为一个基因,这一特点使病毒在复制时容易发生基因重组而形成新的亚型。核蛋白的抗原结构稳定,很少发生变异,具有型特异性,其抗体无中和病毒的作用。

(2)包膜内层:是病毒基质蛋白(M 蛋白),具有保护核心和维持病毒形态的作用。

(3)包膜外层:为脂质双层膜,来源于宿主细胞膜。膜上有血凝素(HA)与神经氨酸酶(NA)两种刺突,呈放射状,均为糖蛋白,具有抗原性。血凝素能与多种动物红细胞表面的糖蛋白受体结合,使红细胞凝集;神经氨酸酶能水解细胞表面糖蛋白末端的 $N$-乙酰神经氨酸,有助于成熟病毒从细胞表面释放。HA 和 NA 是流感病毒的表面抗原,其抗原性极不稳定,常发生变异,是划分流感病毒亚型的重要依据。

**2. 分型与变异**

(1)分型:根据 NP 和 MP 抗原性的不同,将流感病毒分为甲、乙、丙三型,三型之间无交叉免疫。甲型流感病毒又根据 HA、NA 抗原性的不同,将其划分为若干亚型,迄今发现 HA 有 16 种、NA 有 9 种(HA1~16,NA1~9)。近年报道的 H5N1 和 H9N2 等亚型禽流感病毒致人感染,为新亚型流行。乙、丙型流感病毒尚未发现亚型。

(2)变异:流感病毒易发生变异,尤以甲型变异频繁,其主要原因是由于 HA 与 NA 的抗原结构容易发生化学变化。抗原变异是流感病毒最突出的特性,也是流感防治中的困难所在。流感病毒的抗原变异有两种形式:①抗原漂移(antigenic drift):由于病毒基因点突变,HA、NA 变异幅度小,属量变,引起局部中、小规模的流行;②抗原转换(antigenic shift):由于病毒基因重组,HA 或 NA 变异幅度大,属质变,常导致新亚型出现,可引起较大规模的流行。

甲型流感病毒的变异是一个连续不断的由量变到质变的过程,当其抗原发生质变以后,即形成一个新的亚型。每次变异相隔 10~15 年。每当一新亚型出现,由于人群缺乏对它的免疫力,常引起大流行,甚至波及全球。甲型流感病毒的抗原变异与大流行见表 4-3。

表 4-3　甲型流感病毒的抗原变异与流感大流行简表

| 流行年代 | 病毒亚型 | 抗原结构 | 代表病毒株名(型别/分离地点/毒株序号/分离年代) |
|---|---|---|---|
| 1918~1919 | 西班牙(A1) | H1N1 | A/PR/8/34 |
| 1930~1946 | 原甲型(A0) | H0N1 | A/PR/8/34 |
| 1946~1957 | 亚甲型(A1) | H1N1 | A/FM/1/47 |
| 1957~1968 | 亚洲甲型(A2) | H2N2 | A/Singapore/1/57 |
| 1968~1977 | 香港甲型(A3) | H3N2 | A/Hongkong/1/68 |
| 1977~ | 香港甲型与新甲型 | H3N2,H1N1 | A/USSR/90/77 |
| 2009~ | 北美甲型(A1) | H1N1 | A/Mexico/77 |

**3. 培养特性**　鸡胚培养法是分离培养流感病毒最常用的方法。首先分离该病毒接种于鸡胚羊膜腔,传代适应后可移种至尿囊腔。病毒繁殖后不引起明显的病变,常取羊水或尿囊液做血细胞凝集试验以检查病毒繁殖的情况。流感病毒不易在组织细胞培养中增殖。

血细胞凝集现象是流感病毒表面的血凝素与红细胞表面的糖蛋白受体结合所致。人和多种动物(鸡、豚鼠、绵羊等)的红细胞、人的呼吸道黏膜上皮细胞表面都有流感病毒的血凝素受体,故呼吸道上皮细胞是流感病毒的易感细胞。

流感病毒凝集红细胞的能力可被相应抗体(血凝抑制抗体)所抑制。若使病毒先与抗体作用,然后加入红细胞悬液,血凝现象就不出现,称为血凝抑制试验。血凝抑制试验是一种抗原-抗体反应,有较高的特异性,可用于鉴定病毒的型别与亚型(如对流感病毒的分型)。

**4. 抵抗力** 流感病毒的抵抗力较弱,耐冷不耐热,56℃ 30分钟即可灭活,室温下病毒很快丧失传染性,0~4℃可存活数周,-70℃可长期保存。对干燥、紫外线及常用的消毒剂(如酸类、醛类等)均敏感。

**(二) 致病性与免疫性**

**1. 传染源与传播途径** 传染源主要是患者、隐性感染者及感染动物;传播途径主要是病毒经飞沫传播,也可因接触而传播。

**2. 致病机制与所致疾病** 流感病毒可引起流行性感冒,流感病毒的传染性强,人群普遍易感,50%感染后无症状,潜伏期为1~4天。流感病毒进入人体后,在呼吸道上皮细胞内增殖,引起细胞空泡性变性,最终坏死脱落,患者出现鼻塞、流涕、咽痛、咳嗽等上呼吸道感染症状。不引起病毒血症,但可释放内毒素样物质入血,引起发热、头痛、畏寒、全身酸痛、乏力等全身症状。流感的发病率高,病死率低,病程一般持续5~7天,死亡病例多见于老年人、免疫或心肺功能不全及婴幼儿等有继发性细菌感染者。无并发症的患者发病后3~4天开始恢复。

高致病性禽流感病毒H5N1的主要致病机制是抵抗干扰素和肿瘤坏死因子的抗病毒作用,引发机体免疫病理损伤。

**3. 免疫性** 感染流感病毒后,体内可产生抗HA和NA的抗体,两者存在于血清和呼吸道黏膜分泌液中,对防止再感染有重要作用,但免疫力较短暂(1~2年)。不同型别之间无交叉免疫力,同型的不同亚型之间亦无明显的交叉免疫现象,这是流感能够经常流行的主要原因。

---

**知识链接**

**禽 流 感**

禽流感是禽流行性感冒的简称,是由禽流行性感冒病毒引起的一种人、禽类(家禽和野禽)共患的急性传染病。按病原体类型不同分为高致病性、低致病性和非致病性禽流感3类,其中高致病性禽流感由A型禽流感病毒引起,感染人的禽流感病毒亚型主要有H5N1、H9N2、H7N9等。人类可因病禽的分泌物、排泄物及受病毒污染的水等,经接触、消化道、呼吸道、皮肤等多途径感染。以冬、春季节多发,潜伏期短,感染后表现为高热、咳嗽、流涕、肌痛等,也可表现为较严重的全身性、出血性等症状,感染后死亡率高。

---

**(三) 微生物学检查**

在流感流行期间,根据典型症状即可作出初步诊断。实验室检查主要用于确诊、流行监测和提出疫苗制备方案。

**1. 病毒分离培养**　取急性期患者的口漱液或鼻咽拭子,经抗生素处理后接种于 9~11 日龄鸡胚羊膜腔或尿囊腔,培养后做红细胞凝集试验,阳性标本再做红细胞凝集抑制试验(HI),以确定病毒型别。

**2. 血清学诊断**　取疑似病例的急性期(发病 5 日内)和恢复期(发病 2~4 周)双份血清进行 HI 试验,若恢复期血清的抗体效价较急性期高 4 倍及 4 倍以上,则具有诊断意义。补体结合试验(CF)可以检测作为新近感染指标的 NP、MP 抗体。

**3. 快速诊断**　可采用免疫荧光法、ELISA 法检测病毒抗原。也可用核酸杂交、PCR 和序列分析等分子生物学方法检测病毒核酸与进行分型鉴定。

(四) 防治原则

对流感应以预防为主。目前采用流感减毒活疫苗,用气雾吸入法进行鼻内接种,使病毒在呼吸道黏膜上皮细胞内增殖,除产生血清型抗体外还有上呼吸道分泌型抗体(SIgA),免疫效果较好。应用流感病毒亚单位疫苗(HA 和 NA)接种可防止感染,还可减少全身及局部的接种后反应(如发热等)。干扰素也有一定的预防作用。

口服金刚烷胺可防治甲型流感,但对其他型病毒无效。抗生素对病毒无作用,但对防治继发细菌性感染有效。干扰素及中药如板蓝根、大青叶、连翘等对流感也有防治作用。

## 二、SARS 冠状病毒

冠状病毒(coronavirus,CoV)属冠状病毒科冠状病毒属。由于病毒包膜上有向四周伸出的突起,形如花冠而得名。冠状病毒主要感染成人、少年或较大的儿童,引起普通感冒和咽喉炎,某些毒株还可引起成人腹泻。

SARS 冠状病毒是引起严重急性呼吸综合征(severe acute respiratory syndrome,SARS)的病原体,属变异的冠状病毒。2003 年 4 月 16 日 WHO 正式宣布 SARS 的病原体是一种新型冠状病毒,称为 SARS 冠状病毒(SARS-CoV)。

(一) 生物学形状

**1. 形态与结构**　SARS-CoV 的形态与冠状病毒相似,多呈球形或椭圆形,偶见不规则形态。直径为 60~120nm,有包膜,其外有放射状排列的花瓣样突起,形状如花冠(图 4-8)。

病毒基因组为单股正链 RNA,约由 30000 个核苷酸组成,与经典冠状病毒有约 60% 的同源性,编码 N、S、M、E 蛋白等主要结构蛋白,核衣壳(N 蛋白)呈螺旋对称。N 蛋白是 SARS 病毒的主要结构蛋白,结合在 RNA 上,在病毒转录、复制和成熟中起作用。病毒包膜上有 3 种糖蛋白:①S 蛋白(spike protein):是刺突糖蛋白,突出于包膜表面,呈棒状或球形,它能与宿主细胞受体结合,引起细胞融合,也是病毒的主要抗原;②M 蛋白(membrane protein):是跨膜蛋白,对病毒包膜的形成、出芽以及病毒核心的稳定具有重要作用;③E 蛋白(envelope protein):是一种较小的蛋白质,散在于病毒包膜上,其功能与病毒包膜的形成及核衣壳的装配有关(图 4-9)。

**2. 培养特性**　SARS-CoV 的宿主细胞范围较广,在 VeroE6、MDCK、Hep-2、Hela、BHK-21 等很多细胞中都能生长,病毒增殖后细胞可出现病变。病毒复制可被恢复期患者的血清抑制。

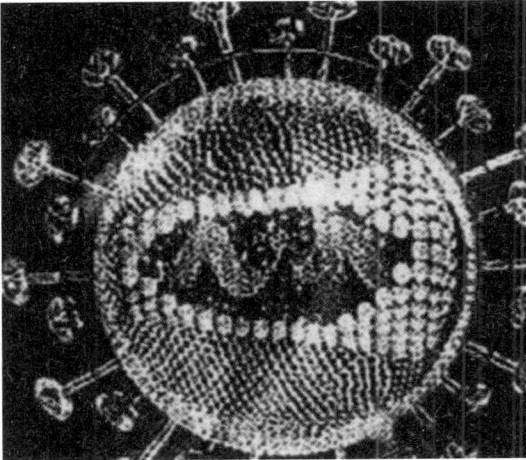

图 4-8 SARS 冠状病毒的电镜照片

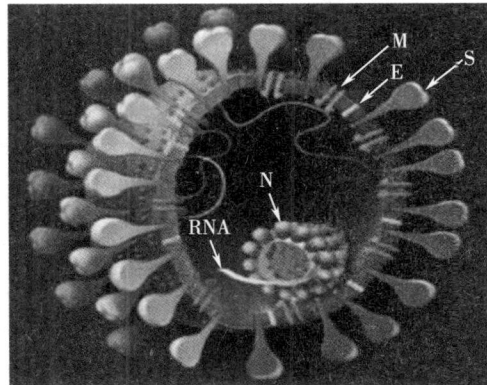

图 4-9 SARS 冠状病毒的结构模式图
E. 包膜蛋白；M. 跨膜蛋白；
N. 衣壳蛋白；S. 刺突糖蛋白

**3. 抵抗力** 该病毒对脂溶剂敏感,不耐热和酸,可用 0.2%~0.5%过氧乙酸或 10%次氯酸钠消毒,普通消毒剂也可使其灭活。

SARS-CoV 离开宿主活细胞后生存时间较短(约 3 小时),但在尿液中至少可存活 10 天,在痰液和粪便中能存活 5 天以上,在血液中可存活约 15 天,在塑料、玻璃、马赛克、金属、布料、复印纸等多种物体表面可存活 2~3 天。

**（二）致病性与免疫性**

**1. 传染源与传播途径** 传染源是 SARS 患者和隐性感染者,SARS-CoV 通过呼吸道分泌物、粪便等排出,人群对 SARS-CoV 普遍易感。SARS-CoV 以近距离呼吸道飞沫传播为主,也可通过手接触呼吸道分泌物,经口、鼻黏膜及眼结膜传播,还存在粪-口传播等其他途径传播的可能性。

**2. 致病机制与所致疾病** 其致病机制还不十分清楚。病毒先在上呼吸道黏膜上皮细胞内增殖,然后进入下呼吸道黏膜及肺泡上皮细胞内增殖,导致细胞坏死;SARS-CoV 诱导机体产生的免疫应答可能也参与对肺组织的损伤。

SARS 起病急,潜伏期一般为 4~5 天,患者以发热为首发症状,体温高于 38℃,可伴有头痛、乏力等,继而出现干咳、胸闷、气短等呼吸道感染症状,严重者肺部病变进展迅速,出现呼吸困难、休克、DIC 甚至死亡。X 线检查胸部出现片状密度增高阴影,晚期可表现为肺实变。

**3. 免疫性** 机体感染 SARS-CoV 后,产生的特异性体液免疫和细胞免疫均有抗病毒作用。特异性抗体能中和病毒,CD8[+]T 细胞活化后可直接杀伤被 SARS-CoV 感染的靶细胞。CD4[+]T 细胞等分泌的干扰素等细胞因子也发挥一定作用。

**（三）微生物学检查**

**1. 病毒分离培养** 取患者的呼吸道分泌物等标本,接种于 VeroE6 等细胞分离病毒,一般在接种后 5 天出现细胞病变。

**2. 血清学检查** 可用酶联免疫吸附试验(ELISA)或间接免疫荧光法检测患者或疑似患者血清

中的特异性抗体。一般在发病后 1 周左右即可检出 IgM 抗体,10 天后可检出 IgG 抗体。

**3. 检测核酸**　可用反转录聚合酶链反应(RT-PCR)检测患者或疑似患者标本(血液、粪便、呼吸道分泌物或机体组织)中的 SARS-CoV 的 RNA。该法可用于病毒感染的早期诊断及疑似感染者的确诊。

**(四)防治原则**

目前尚无有效的预防疫苗和特异性的治疗药物。SARS 的预防主要是隔离患者和严格消毒,治疗采取支持疗法、激素治疗、抗病毒治疗及使用大剂量抗生素。主要用干扰素等抑制病毒增殖,用糖皮质激素降低对肺的损伤,用抗生素治疗并发的细菌感染以及对症支持疗法等。中西医结合治疗 SARS 的效果比单纯西医治疗要好。

此外,其他呼吸道病毒及所致疾病见表 4-4。

表 4-4　常见呼吸道病毒及所致疾病

| 病毒 | 主要生物学特性 | 所致疾病 |
| --- | --- | --- |
| 副流感病毒 | RNA,球形,有包膜 | 普通感冒、支气管炎等 |
| 麻疹病毒 | RNA,球形,有包膜 | 麻疹、亚急性硬化性全脑炎 |
| 腮腺炎病毒 | RNA,球形,有包膜 | 流行性腮腺炎 |
| 风疹病毒 | RNA,球形,有包膜 | 风疹、胎儿畸形或先天性风疹综合征 |
| 腺病毒 | DNA,球形,无包膜 | 呼吸道、胃肠道、尿道和眼结膜感染 |

## 三、脊髓灰质炎病毒

脊髓灰质炎病毒(polio virus)属于肠道病毒,引起脊髓灰质炎。该病毒感染人体后,以隐性感染多见,少数感染者因病毒损害脊髓前角运动神经元细胞,导致肢体肌肉弛缓性麻痹,多见于儿童,故又称小儿麻痹。

**(一)生物学性状**

**1. 形态与结构**　病毒呈球形,直径为 27~30nm,核衣壳为 20 面体立体对称,无包膜。病毒衣壳蛋白主要由 4 种蛋白组成,分别称为 VP1、VP2、VP3 和 VP4。其中 VP1、VP2 和 VP3 暴露在病毒衣壳表面,是病毒与宿主细胞表面受体结合的部位,具有抗原性,是病毒分型的依据;VP4 位于衣壳内部,可维持病毒的空间构型。

**2. 培养特性**　脊髓灰质炎病毒仅在灵长类动物细胞内增殖,故常用人胚肾、人羊膜或猴肾细胞等进行培养,生长的最适温度为 36~37℃。病毒在细胞质中增殖,24 小时即可出现典型的细胞病变,如细胞圆缩、坏死、脱落等,病毒从溶解死亡的细胞中大量释放。

**3. 抗原性与型别**　脊髓灰质炎病毒有 3 个血清型,均可刺激机体产生中和抗体,但三型间无交叉免疫。

**4. 抵抗力**　脊髓灰质炎病毒对外界环境的抵抗力较强,在污水和粪便中可存活数月,能耐受胃酸、蛋白酶和胆汁的作用。病毒对紫外线、热和化学消毒剂敏感,56℃30 分钟可迅速破坏病毒,各种强氧化剂和甲醛、氯化汞等均可灭活该病毒。

**（二）致病性与免疫性**

**1. 传染源与传播途径** 患者、隐性感染者和无症状的带病毒者为传染源。病毒主要存在于粪便和鼻咽分泌物中,经粪-口途径传播。易感者多为 15 岁以下,尤其是 5 岁以下的儿童。

**2. 致病机制与所致疾病** 病毒经口侵入机体后,首先在咽部和肠道集合淋巴结中增殖。约有90%以上的感染者不出现症状或仅有轻微发热、咽痛、腹部不适等,表现为隐性或轻症感染。少数感染者病毒在肠道局部淋巴结增殖后进入血液,引起第一次病毒血症,临床上可出现发热、头痛、恶心等症状。病毒随血液播散到全身淋巴组织或其他易感组织进一步增殖,再次入血引起第二次病毒血症,患者的全身症状加重。此时,若机体免疫力强,中枢神经系统可不受侵犯,临床上不出现麻痹症状。极少数患者病毒侵入中枢神经系统,在脊髓前角运动神经元细胞中增殖并引起病变。轻者引起暂时性肌肉麻痹,以四肢多见,下肢尤甚;重者可造成永久性弛缓性肢体瘫痪,甚至发生延髓麻痹,导致呼吸衰竭或心力衰竭而死亡。

**3. 免疫性** 病后和隐性感染均可使机体获得对同型病毒的牢固免疫力,主要以 SIgA 和血清中和抗体(IgG、IgM)发挥作用。SIgA 能清除咽喉部和肠道内病毒,防止其进入血液。血清中和抗体可阻止病毒进入中枢神经系统。中和抗体在体内的维持时间甚久,6 个月以内的婴儿可从母体获得被动免疫。

**（三）微生物学检查**

**1. 病毒分离与鉴定** 粪便标本加抗生素处理后,接种原代猴肾或人胚肾细胞,置37℃培养 7~10 天,若出现细胞病变,用中和试验进一步鉴定其型别。

**2. 血清学实验** 取发病早期和恢复期双份血清进行中和试验,若血清抗体效价有 4 倍或 4 倍以上增长,则有诊断意义。

**3. 分子生物学方法** 应用 RNA 探针进行核酸杂交试验及 RT-PCR 等方法检测病毒的 RNA,可作出快速诊断。

**（四）防治原则**

对婴幼儿及儿童进行人工主动免疫是预防脊髓灰质炎的最为有效的方法。脊髓灰质炎疫苗有灭活疫苗和减毒活疫苗两种。我国使用口服脊髓灰质炎三价减毒活疫苗,可获得抗 3 种血清型脊髓灰质炎病毒的免疫力。

与患者有过密切接触的易感者可注射丙种球蛋白做紧急被动免疫,可阻止发病或减轻症状。

此外,其他肠道病毒及所致疾病见表 4-5。

表 4-5 其他肠道病毒及所致疾病

| 种类和型别 | 所致疾病 | 主要传播途径 |
|---|---|---|
| 轮状病毒 | 婴幼儿腹泻 | 粪-口途径 |
| 柯萨奇病毒（A 组:1~24 型） | 上呼吸道感染、疱疹性咽炎、手足口病等 | 粪-口途径 |
| 柯萨奇病毒（B 组:1~6 型） | 上呼吸道感染、心肌炎、流行性肌痛等 | 粪-口途径、呼吸道传播 |

续表

| 种类和型别 | 所致疾病 | 主要传播途径 |
|---|---|---|
| 埃可病毒（ECHO） | 无菌性脑膜炎、婴幼儿腹泻、儿童皮疹等 | 粪-口途径 |
| 新型肠道病毒 | 急性出血性结膜炎（"红眼病"） | 接触、粪-口途径、昆虫媒介 |

**知识链接**

## 手足口病

手足口病是一种儿童传染病，主要由柯萨奇病毒 A16 型引起。 其特征是患者手足皮肤和口舌出现水疱型损伤，可伴有发热，因而称为手足口病。 多发生于 5 岁以下的儿童，夏、秋季易流行。 该病通过密切接触及空气飞沫传播，也可通过手、生活用品及餐具等间接传染。 少数患儿可引起心肌炎、肺水肿、无菌性脑膜脑炎等并发症，重症患儿病情发展快，可导致死亡。

## 四、肝炎病毒

▶▶ **课堂活动**

中国是病毒性肝炎的高发地区，目前已知的甲、乙、丙、丁、戊型肝炎在我国均有发生，特别是乙型肝炎的感染率达 10% 左右，严重危害人体健康。 肝炎病毒是怎样感染人体的？ 对人体是有哪些危害？ 如何进行有效的治疗和预防？

肝炎病毒（hepatitis virus）是引起病毒性肝炎的病原体。目前公认的有 5 种类型，包括甲型肝炎病毒（hepatitis A virus，HAV）、乙型肝炎病毒（hepatitis B virus，HBV）、丙型肝炎病毒（hepatitis C virus，HCV）、丁型肝炎病毒（hepatitis D virus，HDV）和戊型肝炎病毒（hepatitis E virus，HEV）。近年来，又发现一些与人类肝炎相关的病毒，如己型肝炎病毒、庚型肝炎病毒。病毒性肝炎传播极广，严重危害人民健康，因此有效地防治肝炎，控制其传播是当前医药界研究的重点课题之一。

（一）甲型肝炎病毒

甲型肝炎病毒是甲型肝炎的病原体。甲型肝炎呈世界性分布，HAV 从感染者粪便排出，污染食物或水源而引起流行，主要感染儿童和青少年。人类感染 HAV 后，大多数表现为隐性感染，仅有少数发生急性肝炎，一般可以完全恢复，不转为慢性，不形成病毒携带者。

**1. 生物学性状**

（1）形态与结构：HAV 为无包膜小球形病毒，直径约 27nm。衣壳呈 20 面体立体对称，每个壳粒由 4 种（VP1～VP4）多肽组成。病毒基因组为单股正链 RNA，核酸具有感染性（图 4-10）。

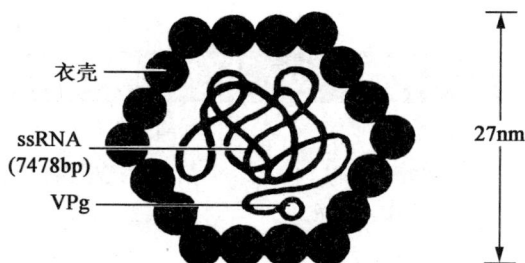

衣壳

ssRNA
(7478bp)

VPg

27nm

图 4-10　甲型肝炎病毒结构示意图

（2）易感动物与培养：黑猩猩和绒猴等对 HAV 易感。HAV 可在非洲绿猴肾细胞、人肝癌细胞株、人胚肺二倍体细胞等多种细胞中缓慢增殖，不引起明显的细胞病变。应用免疫荧光染色法，可检出培养细胞中的 HAV。

（3）免疫原性：HAV 的免疫原性稳定，且只有 1 个血清型，可刺激机体产生中和抗体。

（4）抵抗力：HAV 的抵抗力较强，比一般肠道病毒更耐酸、耐乙醚、耐热。在自然界中的存活能力强，在污水中可存活 1 个月，因此可通过粪便污染水源引起暴发流行。100℃ 5 分钟可消除其传染性。常用的消毒剂如乙醇、苯酚、漂白粉和甲醛等可将其灭活。

**2. 致病性与免疫性**

（1）传染源与传播途径：传染源为患者与隐性感染者。甲型肝炎的潜伏期为 15～50 天，平均为 30 天，患者于发病前后 2 周内均可自粪便排毒，氨基转移酶达高峰时粪便排毒停止。HAV 主要通过粪-口途径传播，带病毒的粪便污染食物、水源、海产品等均可造成散发或暴发流行。1988 年，上海曾发生市民因食用被 HAV 污染的毛蚶而导致 30 万人甲型肝炎暴发流行，危害十分严重。

（2）感染类型与致病机制：人类对 HAV 普遍易感，约 70% 为隐性感染。显性感染多发生于儿童及青少年，成人体内多含抗 HAV 的抗体而不易感。病毒经口侵入后首先在口咽部或唾液腺中增殖，然后在小肠淋巴结内增殖，继而进入血流，形成病毒血症，再到达并侵犯肝脏，在肝细胞内增殖而致病。由于 HAV 在肝细胞内的增殖非常缓慢，所以并不直接造成明显的细胞损害。当黄疸出现时，血液和粪便中的 HAV 量却明显减少，同时体内出现抗体，可见病毒复制的量与症状严重程度并不一致。说明机体的免疫应答参与了肝脏的损伤，除了非特异性巨噬细胞、NK 细胞杀伤病毒感染的靶细胞外，还通过特异性 HAV 抗体在肝脏与 HAV 结合形成免疫复合物，或 CTL 细胞及其产生的细胞因子对感染病毒肝细胞的杀伤作用而引起肝脏损害。至今未发现 HAV 对细胞有转化作用，因此甲型肝炎预后良好。临床表现有发热、疲乏、食欲缺乏、肝大、肝区痛、肝功能异常、黄疸等。急性肝炎可完全恢复，不转为慢性，不形成长期携带病毒者。

（3）免疫性：对于显性感染和隐性感染，机体均可产生抗 HAV 的抗体。抗-HAVIgM 在急性期早期即可产生，维持 2 个月左右；抗-HAVIgG 在恢复期出现，可维持多年，对 HAV 的再感染具有免疫作用。此外，IFN 的产生、NK 细胞和 CTL 对清除病毒、控制感染具有重要作用。

**3. 微生物学检查** 常用放射免疫检测法（RIA）或酶联免疫吸附试验（ELISA）检测患者血清中的特异性抗体，抗-HAVIgM 类抗体升高可作为甲型肝炎早期的诊断依据。也可采用电镜或免疫电镜检测急性期患者粪便中的 HAV 病毒颗粒。

**4. 防治原则** HAV 主要通过粪-口途径传播，故预防甲型肝炎主要是控制传染源，切断传播途径，加强卫生宣传，严格管理和改善饮食和饮水卫生，对患者的排泄物、食具和床单衣物等物品应进行消毒处理。预防甲型肝炎可采用接种灭活疫苗或减毒疫苗。对密切接触患者的易感者，可给予丙种球蛋白肌内注射进行被动免疫。

**案例分析**

**案例**

患者，男，39 岁，半个月前出差在外，曾进食海鲜。 1 周来出现畏寒、发热、恶心、呕吐、乏力、食欲减退，近 2 天尿如浓茶色，前来医院就诊。 检查：巩膜黄染，肝肋下 4cm，脾未触及，其余正常。化验：ALT 998U，总胆红素 113μmol/L，抗=HAVIgM（＋），抗-HBs（＋），其余均正常。 该患者的初步诊断及病原诊断是什么？ 可能经哪种途径感染？ 预后如何？

**分析**

通过临床症状、查体及化验结果分析，该患者为急性甲型肝炎，系感染甲型肝炎病毒所致。 甲型肝炎病毒主要经粪-口途径传播，一般可完全恢复，预后良好，不转为慢性肝炎。

### （二）乙型肝炎病毒

乙型肝炎病毒属于嗜肝 DNA 病毒科正嗜肝病毒属，是乙型肝炎的病原体。HBV 在世界范围内传播，估计全世界有乙型肝病毒携带者 3.5 亿人之多。我国为高流行区，乙型肝炎患者和携带者超过 1.2 亿，感染率达 10% 以上。乙型肝炎的危害比甲型肝炎大，部分患者可转为慢性感染，甚至发展为肝硬化或肝癌，是我国重点防治的严重传染病之一。

**1. 生物学性状**

（1）形态与结构：乙型肝炎患者血清中用电镜观察存在 3 种形态的颗粒，即大球形颗粒、小球形颗粒和管型颗粒（图 4-11）。

1）大球形颗粒：又称 Dane 颗粒，是在 1970 年由 Dane 首先在乙型肝炎患者血清中发现的。Dane 颗粒是具有感染性的完整的病毒颗粒，呈球形，直径为 42nm，具有双层衣壳。其结构由外向内依次为：①外衣壳：相当于一般病毒的包膜，由脂质双层和镶嵌蛋白质构成，镶嵌蛋白质即构成 HBV 的表面抗原（HBsAg）；②内衣壳：呈 20

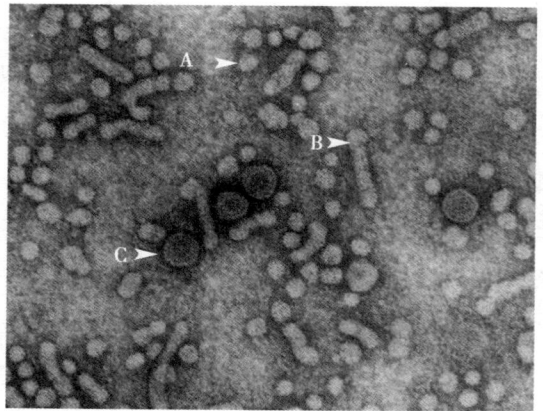

**图 4-11　HBV 电镜图**
A. 小球形颗粒；B. 管型颗粒；C. 大球形颗粒

面体对称结构，相当于一般病毒的衣壳，内衣壳蛋白构成 HBV 的核心抗原（HBcAg）和 e 抗原（HBeAg）；③核心：含双链未闭合环状 DNA 和 DNA 聚合酶。

2）小球形颗粒：直径为 22nm，是由 HBV 在肝细胞内复制时产生的过剩的衣壳，主要成分为 HBsAg，不含病毒 DNA 及 DNA 聚合酶，无感染性，大量存在于血液中。

3）管型颗粒：是由小球形颗粒聚合而成的，长达 100~700nm。

（2）抗原组成：HBV 的抗原组成较复杂，有以下 3 种。

1）表面抗原（HBsAg）：为外衣壳成分，存在于上述 3 种颗粒中。HBsAg 具有免疫原性，是制备疫苗的主要成分，可刺激机体产生抗-HBs，抗-HBs 是具有特异性保护作用的中和抗体，可抵抗 HBV 的再感染。HBsAg 大量存在于感染者的血液中，是 HBV 感染的主要标志。HBsAg 有不同的亚型，各亚型之间一个共同的抗原决定簇 a 和两组互相非斥的亚型决定簇 d/y 及 w/r，所以 HBsAg 可分为 adw、adr、ayw 和 ayr 四种亚型。我国汉族 adr 多见，少数民族多为 ayw。$preS_1$ 和 $preS_2$ 的免疫原性较HBsAg 更强，可刺激机体产生中和抗体，此类抗体能阻断 HBV 与肝细胞结合而起抗病毒作用。

2）核心抗原（HBcAg）：为内衣壳成分，由于 HBV 表面有外衣壳，故在外周血中很难检出 HBcAg。HBcAg 的免疫原性较强，可刺激机体产生抗-HBc。抗-HBc IgM 出现在感染早期，可作为早期诊断的重要指标，高效价的抗-HBcIgM 提示 HBV 在体内复制增殖。抗-HBcIgG 产生较晚，可在血清中存在多年，但对机体无保护作用，可作为乙肝感染的指标。

3）e 抗原（HBeAg）：以可溶性蛋白的形式游离于血中。e 抗原仅见于 HBsAg 阳性的血清口，其在血液中的消长动态与病毒体及 DNA 多聚酶一致，提示 HBeAg 是 HBV 复制及具有传染性的指标。HBeAg 也可刺激机体产生抗-HBe，对 HBV 感染有一定的保护作用，被认为是预后良好的征象。

（3）易感动物：黑猩猩对 HBV 易感，接种后可发生与人类相似的急、慢性感染，是研究 HBV 的最理想的动物模型。目前 HBV 的体外细胞分离培养尚未成功。

（4）抵抗力：HBV 对外界环境的抵抗力较强，对低温、干燥、紫外线和一般消毒剂（如 70% 乙醇）均有耐受性。100℃ 煮沸 10 分钟或高压蒸汽灭菌可将其灭活。环氧乙烷、0.5% 过氧乙酸、5% 次氯酸钠和 2% 戊二醛等可消除其传染性，但须注意 HBV 不被 70% 乙醇灭活。

**2. 致病性与免疫性**

（1）传染源与传播途径：乙型肝炎的主要传染源是患者和无症状的 HBV 携带者。乙型肝炎的潜伏期长达 45~160 天（以 60~90 天多见）。HBV 的主要传播途径有 3 条：①血液传播：由于 HBV 在感染者的血液中大量存在，而人群对其极易感，故极少量（6~10ml）带病毒的血液进入人体即可致感染。输血、输液、注射、手术、针刺、拔牙、妇科操作、纤维内镜检查等均可传播。有学者认为 HBV 也可通过共用公用剃刀、牙刷等传播；②母婴传播：也称垂直传播。人群中 1/3~1/2 的 HBV 携带者来自于母婴传播，主要是经产道、分娩及哺乳使新生儿受到感染。乙型肝炎有明显的家庭聚集倾向，尤其以母亲为 HBeAg 阳性的家庭；③性传播及密切接触传播：由于 HBV 存在于体液中，家庭成员中通过密切接触和性接触而感染 HBV。

（2）致病机制：HBV 的致病机制较复杂，除了对肝细胞的直接损害外，机体的免疫应答及其与病毒相互作用引起的免疫病理损伤则是造成肝脏损害的主要因素。HBV 的致病机制主要有：①细胞免疫介导的免疫损伤：HBV 感染后，在肝细胞内复制可使肝细胞表面表达 HBsAg、HBcAg 和 HBeAg，可激活 T 细胞攻击带有病毒抗原的肝细胞。在清除病毒的同时，也造成肝细胞损伤，其中 CTL 对靶细胞的直接杀伤是肝细胞受损的主要原因；②免疫复合物沉积引起的损伤：血清中游离的 HBsAg 和 HBeAg 与相应抗体结合，形成免疫复合物。免疫复合物随血液循环沉积于肾小球基底膜、关节滑膜等，激活补体，引发Ⅲ型超敏反应导致损伤。慢性肝炎常同时伴有肾小球肾炎、关节炎等肝外损害。免疫复合物若沉积于肝内，可导致急性重型肝炎；③病毒变异及对免疫功能的抑制：HBV 基因变异使病毒的免疫学性状改变，可逃避免疫系统的识别和攻击。另外，HBV 感染可抑制细胞产生 IFN 和IL-2，并使细胞表面 HLA Ⅰ类分子的表达减少，CTL 的杀伤活性减弱。免疫逃逸和免疫抑制可造成

HBV的持续性感染,迁延不愈;④自身免疫反应所引起的病理损害:HBV感染肝细胞后,使肝细胞膜特异性脂蛋白(LSP)暴露,诱导机体产生自身免疫应答而损伤肝细胞;⑤病毒引起的肝细胞转化:HBV基因组能与肝细胞染色体的DNA整合,可激活细胞内的原癌基因,引起肝细胞转化导致癌变。通过核酸杂交技术发现肝癌细胞中可检出HBV的DNA,流行病学调查也证明HBsAg慢性携带者其原发性肝癌的发病率较高。

免疫应答的强弱与临床类型和转归有密切的关系:①若病毒感染所波及的肝细胞数量不多,免疫应答正常,可表现为急性肝炎,最终病毒被清除而痊愈;②若感染的肝细胞数量多而细胞免疫应答过强,迅速引起大量肝细胞坏死,则表现为重症肝炎;③若机体免疫功能低下或病毒变异,不能有效地杀伤病毒感染细胞,使HBV不断释放并感染新的细胞,便形成慢性肝炎;④若机体对HBV形成免疫耐受(尤其在婴幼儿),则可表现为无症状的HBV携带者。

(3)免疫性:①体液免疫:有保护作用的中和抗体主要是抗-HBs、抗-preS$_1$和抗-preS$_2$,这些抗体可阻止HBV进入正常肝细胞,是清除细胞外游离HBV的重要因素。②细胞免疫:HBV抗原激活的特异性CTL细胞对感染肝细胞的杀伤是机体清除细胞内HBV的最主要的因素。NK细胞、巨噬细胞以及一些细胞因子等也参与对靶细胞的杀伤。HBV所激发的免疫应答作用是双重的,一方面表现为免疫保护,如CTL对细胞内病毒的清除、HBs抗体对病毒的中和作用等;另一方面可造成肝细胞和肝外组织的免疫损伤。

### 3. 微生物学检查

(1)HBV抗原抗体的检测及结果分析:检测血清中的HBV抗原抗体最常用的方法是酶联免疫吸附试验(enzyme-linked immunoadsordent assay,ELISA)。主要检测HBsAg、抗-HBs、HBeAg、抗-HBe及抗-HBc,俗称"两对半"或"乙肝五项"。对不同抗原抗体的检出,应结合几项指标进行分析才能作出诊断。HBV抗原抗体检测结果的临床分析见表4-6。

**表4-6　HBV抗原抗体检测结果的临床分析**

| HBsAg | HBeAg | 抗-HBs | 抗-HBe | 抗-HBc IgM | 抗-HBc IgG | 结果分析 |
|---|---|---|---|---|---|---|
| + | − | − | − | − | − | HBV感染或无症状的携带者 |
| + | + | − | − | + | − | 急性或慢性乙型肝炎("大三阳") |
| + | − | − | + | − | + | 急性感染趋向恢复("小三阳") |
| + | + | − | − | + | + | 急性或慢性乙型肝炎、无症状的携带者 |
| − | − | + | + | − | + | 乙型肝炎恢复期 |
| − | − | − | − | − | + | 既往感染 |
| − | − | + | − | − | − | 既往感染或接种过疫苗 |

1)HBsAg:是HBV感染的特异性标志,也是机体感染HBV后最早出现的血清学指标。HBsAg阳性见于HBV携带者、急性乙型肝炎的潜伏期或急性期、慢性乙型肝炎、与HBV有关的肝硬化及原发性肝癌患者。无症状的HBV携带者可长期HBsAg阳性。急性乙型肝炎恢复后,一般在1~4个月

内 HBsAg 消失,若持续 6 个月以上则认为已句慢性肝炎转化。但值得注意的是,由于 S 基因的突变或低水平表达,HBsAg 阴性也不能完全排除 HBV 感染。HBsAg 是筛选献血员的必检指标,HBsAg 阳性者不能作为献血员。

2)抗-HBs:是一种保护性抗体,表示曾感染过 HBV,并对 HBV 具有免疫力,见于乙型肝炎恢复期、既往 HBV 感染者或接种 HBV 疫苗后产生免疫效应。患者体内检测抗-HBs 阳性,表示预后良好或已恢复。

3)抗-HBc:抗-HBc IgM 阳性表示病毒在体内复制,患者的血液具有很强的传染性。抗-HBc IgM 于感染早期出现,其下降速度与病情有关,下降快表示预后良好;若 1 年内不能降至正常水平或高低反复,提示可能已经转为慢性乙型肝炎。抗-HBc IgG 出现较晚,但在体内的维持时间长,见于慢性乙型肝炎。

4)HBeAg:HBeAg 与 HBV DNA 聚合酶的消长基本一致。HBeAg 阳性表示病毒复制及血液具有传染性。急性乙型肝炎患者 HBeAg 阳性呈暂时性,若持续阳性表示可能转为慢性乙型肝炎。慢性乙型肝炎患者转为阴性者,表示病毒在体内停止复制。

5)抗-HBe:抗-HBe 阳性表示病毒在体内复制减弱,机体已获得一定的免疫力,多见于急性肝炎的恢复期。但由于 HBV PreC 区突变株的出现,对抗-HBe 阳性的患者也应检测其血中的病毒 DNA,以正确判断预后。

HBV 抗原抗体检测主要用于:①诊断乙型肝炎及判断预后;②筛选献血员;③乙型肝炎的流行病学调查;④判断疫苗的免疫效果;⑤对饮食、保育及饮水管理等行业人员定期进行健康检查。

(2)HBV 核酸的测定:通过核酸杂交法及 PCR 法检测血清 HBV 核酸,血清检出 HBV DNA 是 HBV 在体内复制和血清有传染性的直接标志。

**4. 防治原则**　乙型肝炎的预防应针对其传播途径采取综合性预防措施。

(1)一般预防:严格筛选供血员,以降低输血后乙型肝炎的发生率。加强医疗器械的消毒管理,杜绝医源性传播。患者的血液、分泌物和排泄物、衣物及用具均需消毒处理。提倡使用一次性注射器。

(2)人工主动免疫:接种乙型肝炎疫苗是预防乙型肝炎的最有效的方法。新生儿接种疫苗免疫 3 次(0、1 和 6 个月),可获得 85%~95% 的抗-HBs 阳性率。乙型肝炎疫苗有血源疫苗和基因工程疫苗两种。①血源疫苗:为第一代乙型肝炎疫苗,是从无症状的携带者血清中提纯的 HBsAg 经甲醛灭活而成的,具有良好的免疫保护效果,曾被广泛应用,但由于来源及安全性问题,现已停止使用;②基因工程疫苗:为第二代乙型肝炎疫苗,即将编码 HBsAg 的基因克隆到酵母菌或哺乳动物细胞中使其高效表达,经纯化后获得大量 HBsAg 供制备疫苗。此外还有新型疫苗,如 HBsAg 多肽疫苗及重组乙肝疫苗等目前亦在研制中。

(3)人工被动免疫:目前常使用含有高效价抗-HBs 的乙型肝炎免疫球蛋白(HBIg)对 HBV 接触者进行紧急预防。在紧急情况下,立刻注射抗-HBs 人血清免疫球蛋白 0.08mg/kg,8 天内均有预防效果,2 个月后需再重复注射 1 次。用 HBIg 和 HBsAg 疫苗对新生儿进行被动-主动免疫,可有效阻断母婴间的垂直传播。

（4）治疗：乙型肝炎的治疗至今尚无特效方法，一般用广谱抗病毒药、中草药及调节机体免疫功能的药物进行综合治疗，效果较好。

### （三）丙型肝炎病毒

丙型肝炎病毒是丙型肝炎的病原体。

**1. 生物学性状**　HCV 是有包膜的球形病毒，直径约 50nm，核酸为线状单股正链 RNA。基因组的 5′端序列的保守性强，病毒株间的差异性小，可用于基因诊断。基因组中的包膜蛋白（E1、E2）基因易发生变异，使包膜蛋白的抗原性改变而逃避免疫识别与清除。HCV 有 6 个基因型，我国以 Ⅱ 型感染为主。

HCV 的体外培养尚未找到敏感有效的细胞培养系统，可感染黑猩猩并在体内连续传代，引起慢性肝炎。HCV 对脂溶剂敏感，加热 100℃ 5 分钟、紫外线照射、甲醛处理均可使之灭活。

**2. 致病性与免疫性**　患者和病毒携带者是主要的传染源，其传播途径与 HBV 相似。主要经血液传播，也可经性传播及垂直传播。医源性感染是一个重要的途径，如医务人员接触患者血液以及医疗操作意外受伤等。丙型肝炎曾有输血后肝炎之称，其潜伏期平均为 10 周。临床特点为：①隐性感染者较 HBV 更多见。②更易发展为慢性，许多感染者发病时已呈慢性，其中约 20% 发展为肝硬化，可能是 HCV 基因易发生变异，导致 HCV 包膜抗原的改变而逃脱了原有包膜抗体的识别，病毒得以持续存在。部分慢性感染者可发展为肝癌，我国肝癌患者血中约 10% 存在抗-HCV，癌组织中约有 10% 检测到 HCV RNA。③丙型肝炎患者恢复后仅有低度免疫力，对再感染亦无保护力。

目前认为，HCV 的致病机制是：①病毒侵入肝细胞，在肝细胞内复制，直接损伤肝细胞，临床上丙肝患者血清 HCV-RNA 的含量与血清丙氨酸氨基转移酶的水平呈正相关；②免疫损伤，特异性 CTL 直接杀伤病毒感染的肝细胞或诱导细胞凋亡。

**3. 微生物学检查**　用 ELISA 检测血清抗-HCV，可快速筛选献血员和诊断丙型肝炎。抗-HCV 为非保护性抗体，阳性表示被 HCV 感染，不可献血。抗-HCV IgM 阳性常见于急性感染和慢性感染活动期；抗-HCV IgG 阳性多见于慢性丙型肝炎或恢复期。检测血清 HCV RNA 也是诊断 HCV 感染的可靠方法。

**4. 防治原则**　丙型肝炎的预防措施主要是严格筛选献血员和加强血制品管理，以最大限度地降低输血后肝炎的发生。目前丙型肝炎疫苗仍处于研究阶段，至今尚无理想疫苗。对丙型肝炎的治疗目前尚缺乏特效药物，除了进行改善肝功能治疗外，IFN-α 是临床常用于治疗丙型肝炎的制剂。

### （四）丁型肝炎病毒

丁型肝炎病毒又称 δ 因子，是一种缺陷病毒，必须在乙型肝炎病毒或其他嗜肝 DNA 病毒的辅助下才能复制。

**1. 生物学性状**　HDV 呈球形，直径约 36nm，有包膜，包膜蛋白由 HBV 编码，是 HBV 的 HBsAg，核心由单股负链 RNA 和与之结合的丁型肝炎病毒抗原（HDV Ag）组成。敏感动物为黑猩猩、土拨鼠和北京鸭等。HDV 的抵抗力、灭活方法与 HBV 相似。HDV 只有 1 个血清型。

**2. 致病性与免疫性**　HDV 的传播途径与 HBV 相同。临床上 HDV 感染有两种类型：①联合感染：从未感染过 HBV 的正常人同时感染 HDV 和 HBV；②重叠感染：已受 HBV 感染的乙型肝炎患者或无症状的 HBV 携带者再感染 HDV。重叠感染常导致原有的乙型肝炎病情恶化或转为慢性,慢性感染者易在短期内发展为肝硬化。

HDV 感染 2 周后产生特异性抗-HDVIgM,1 个月后达高峰,以后随之下降。抗-HDVIgG 产生晚,一般在恢复期出现。

**3. 微生物学检查** 实验室常用 ELISA 检测血清中的 HDVAg 或抗-HDV。HDV-Ag 多见于急性 HDV 感染早期,持续时间短,不易检出;抗-HDVIgM 和抗-HDVIgG 不清除病毒,持续高效价提示慢性 HDV 感染。

**4. 防治原则** 丁型肝炎的预防措施与乙型肝炎相同,主要是严格筛选献血员和加强血制品管理,注射乙肝疫苗可预防 HDV 感染。目前治疗尚无特效药。

**(五) 戊型肝炎病毒**

戊型肝炎病毒是戊型肝炎的病原体。1978 年后曾被称为肠道传播的非甲非乙型肝炎,1989 年美国学者 Reyes 等成功地克隆了戊型肝炎病毒基因组,并正式命名为戊型肝炎病毒。

**1. 生物学性状** HEV 呈球形,直径为 32~34nm,核衣壳呈 20 面体对称,无包膜,表面有锯齿状突起,形如杯状,核心为单股正链 RNA。目前尚不能在体外组织中培养,但黑猩猩、食蟹猴、恒河猴、非洲绿猴等对 HEV 敏感,可用于分离病毒。HEV 的性质不稳定,对高热敏感,煮沸可将其灭活。

**2. 致病性与免疫性** HEV 的致病性与 HAV 相似。通过粪-口途径传播,潜伏期为 10~60 天,病毒在消化道黏膜增殖,进入血液形成病毒血症,再随血流侵犯肝,在肝细胞内增殖,释放到血液和胆汁中,然后随粪便排出体外。患者在潜伏期末期至急性期早期粪便大量排毒,传染性强,病毒污染食物、水源引起散发或暴发流行。HEV 通过直接损伤和免疫病理损伤作用导致肝细胞炎症、坏死。HEV 感染后表现为隐性感染和显性感染。临床患者多为轻、中型急性肝炎,病程为 4~8 周,常为自限性,预后良好,不转为慢性。主要侵犯青壮年,儿童感染多表现为隐性感染,成人的病死率高于甲型肝炎,孕妇患戊型肝炎病情严重,尤其在怀孕 6~9 个月发生感染的病死率达 10%~20%。

HEV 感染后可产生免疫保护作用,可防止 HEV 再感染。康复者血清中的抗-HEV 持续存在数年。

**3. 微生物学检查** 目前,临床诊断常用 ELISA 检测体内 HEV 的 IgM 或 IgG 类抗体。有条件者也可免疫电镜查粪便中的 HEV 颗粒,或采用 RT-PCR 法检测粪便中的 HEVRNA。

**4. 防治原则** HEV 主要经消化道传播,故本病的预防主要采取以切断传播途径为主的综合性预防措施,包括保证安全用水、防止水源被粪便污染、加强食品卫生管理和宣传教育,有效控制戊型肝炎的流行。目前尚无有效的疫苗研制成功,也无特效治疗药物。

5 种肝炎病毒的特性比较见表 4-7。

**表 4-7 5 种肝炎病毒的特性比较**

| | HAV | HBV | HCV | HDV | HEV |
|---|---|---|---|---|---|
| 分类 | 小 RNA 病毒 | 嗜肝 DNA 病毒 | 黄病毒 | 未确定 | 肝炎病毒 |
| 形态结构 | 球形,有包膜 | 3 种形态,有包膜 | 球形 | 球形,无衣壳(缺陷型病毒) | 球形 |

续表

| | HAV | HBV | HCV | HDV | HEV |
|---|---|---|---|---|---|
| 基因组类型 | +ssRNA | dsDNA | +ssRNA | ssRNA | +ssRNA |
| 传播方式 | 粪-口传播 | 血源传播、垂直传播 | 血源传播、垂直传播 | 血源传播、垂直传播 | 粪-口传播 |
| 致病性 | 甲型肝炎、急性肝炎 | 乙型肝炎,急、慢性肝炎,重症肝炎 | 丙型肝炎、慢性肝炎、肝硬化、肾小球肾炎 | 丁型肝炎、重症肝炎 | 急性戊型肝炎、重症肝炎;孕妇感染常发生流产、死胎 |
| 预后 | 良好 | 较差,可形成慢性肝炎、肝硬化 | 较差,可形成慢性肝炎、肝硬化 | 较差,可形成慢性肝炎、肝硬化 | 较好 |
| 致癌性 | 无 | 有 | 有 | 不明确 | 无 |
| 特异性预防 | 甲肝疫苗 | 乙肝疫苗 | 无 | 乙肝疫苗 | 无 |
| 微生物学检查 | 抗-HAV IgM、抗-HAV IgG | HBsAg、抗-HBs、HBeAg、抗-HBe及抗-HBc | 抗-HCV | 抗-HDV | 抗-HEV |

## 五、人类免疫缺陷病毒

人类免疫缺陷病毒(human immunodeficiency virus,HIV)是引起获得性免疫缺陷综合征(acquired immunodeficiency syndrome,AIDS;简称艾滋病)的病原体。人类免疫缺陷病毒有 HIV-1 和 HIV-2 两型,其核苷酸序列相差超过 40%。HIV-1 是引起全球艾滋病流行的病原体;HIV-2 只在西非呈地区性流行。艾滋病以潜伏期长、传播速度快、病情凶险和高度致死性为主要特征,有"超级癌症"之称,目前已成为全球最重要的公共卫生问题之一。

HIV 在分类上属反转录病毒科,此类病毒大多引起禽类、猿猴、鼠、猫的肿瘤。引起人类疾病的反转录病毒有人类嗜 T 细胞病毒(human T-cell leukemia virus,HTLV),分为Ⅰ、Ⅱ、Ⅲ型,Ⅰ、Ⅱ型引起人类白血病和淋巴瘤,Ⅲ型即 HIV。

(一) 生物学性状

1. **形态与结构**　HIV 病毒呈球形,直径为 100~120nm,电镜下可见一致密的圆锥状核心,内含两条单股正链 RNA、核蛋白以及复制病毒所需的反转录酶、整合酶、蛋白酶等。核酸外包被双层衣壳,内层衣壳由 P24 蛋白构成,呈圆锥状,外层衣壳(又称内膜蛋白或基质蛋白)由 P17 构成。双层衣壳外层为脂质双层包膜,嵌有刺突糖蛋白 gp120 和跨膜蛋白 gp41(图 4-12)。gp120 是病毒体与宿主细胞相应受体 CD4 结合的位点,也是中和抗体阻止病毒和 T 细胞结合的位点。gp41 可介导病毒包膜与宿主细胞膜融合。gp120、gp41 均具有免疫原性,刺激机体产生抗体,但 gp120 易发生变异,给疫苗的研制工作带来了很大困难。

2. **基因组结构**　HIV 基因组全长 9700bp,含有 gag、pol 和 env3 个结构基因和 6 个调节基因。其中 gag 基因编码病毒的双层衣壳蛋白；pol 编码反转录酶、蛋白酶和整合酶，与病毒的复制有关；env 基因编码包膜糖蛋白刺突 gp120 和跨膜蛋白 gp41。

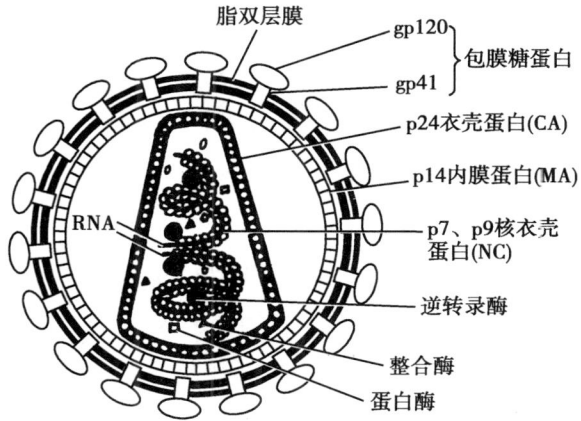

图 4-12　HIV 结构示意图

**3. 病毒的复制**　CD4 分子是 HIV 的主要受体。病毒的 gp120 与靶细胞膜表面的 CD4 分子结合，在辅助受体的协同下，病毒包膜与细胞膜发生融合，核衣壳进入细胞并脱去衣壳，释放基因组 RNA。病毒 RNA 在反转录酶的作用下生成负链 DNA，再由负链 DNA 互补正链 DNA，从而组成双链 DNA。在整合酶的作用下，双链 DNA 与细胞染色体整合，形成前病毒 DNA 并长期潜伏。前病毒 DNA 可被激活转录形成 RNA，其中一部分作为子代 RNA，另一部分成为 mRNA，翻译成病毒蛋白。最终装配为成熟的病毒颗粒，以出芽方式释放到细胞外。

**4. 病毒培养特性**　HIV 感染的宿主范围和细胞范围较窄。在体外仅感染表面有 CD4 受体的 T 细胞和巨噬细胞。实验室常用新鲜分离的正常人 T 细胞或用患者自身分离的 T 细胞培养病毒。黑猩猩和恒河猴可作为 HIV 感染的动物模型。

**5. 变异性**　HIV 的显著特点之一是具有高度变异性，能频繁地改变其抗原性。在宿主体内易发生基因突变和抗原变异。env 基因最易发生变异，导致其编码的包膜糖蛋白 gp120 抗原变异。gp120 表面抗原变异有利于病毒逃避免疫清除，也给 HIV 疫苗的研制带来困难。

**6. 抵抗力**　HIV 对理化因素的抵抗力较弱。56℃30 分钟可被灭活。病毒在室温下可保存活力达 7 天。在冷冻血制品中，须 68℃ 加热 72 小时才能保证灭活病毒。0.2% 次氯酸钠、0.1% 漂白粉、70% 乙醇、50% 乙醚、0.3% 过氧化氢或 0.5% 甲酚处理 10 分钟对病毒均有灭活作用。

（二）致病性与免疫性

**1. 传染源与传播途径**　艾滋病的传染源是 HIV 感染者和艾滋病患者。HIV 感染者是指血中 HIV 抗体或抗原阳性而无症状的感染者，是重要的传染源。HIV 主要存在于血液、精液及阴道分泌物中，唾液、乳汁、脑脊液、脊髓及中枢神经组织标本中均可分离到病毒。艾滋病的主要传播途径有：

（1）性传播：是 HIV 的主要传播途径，包括同性或异性间的性行为，直肠和肛门皮肤黏膜的破损更易感染。艾滋病是重要的性传播疾病之一。

（2）血液传播：输入带有 HIV 血液或血制品、移植 HIV 感染者或患者的组织器官和人工授精等以及使用受 HIV 污染的注射器与针头等均有可能感染 HIV。

（3）垂直传播：包括经胎盘、产道或哺乳等方式传播。

**2. 致病机制**　HIV 进入机体后，选择性地侵犯 CD4+T 淋巴细胞、单核巨噬细胞、树突细胞等，引起机体免疫系统的进行性损伤。CD4+T 淋巴细胞是 HIV 感染的主要细胞，HIV 包膜蛋白 gp120 与细胞膜上的 CD4 和趋化性细胞因子受体结合，gp41 介导使病毒穿入易感细胞内，通过病毒大量增殖、抑制细胞的正常生物合成、使受染细胞融合并诱导受染细胞凋亡等，引起严重的细胞免疫缺陷、体液免疫功能障碍和迟发型超敏反应减弱或消失。HIV 与宿主细胞基因组 DNA 整合或装配的新病毒在巨噬细胞胞质内的空泡中储存是导致机体潜伏感染的主要原因。

HIV 可感染单核巨噬细胞,在细胞中呈低度增殖而不引起病变,但可损害其免疫功能。这些细胞亦可将病毒播散到全身,导致病毒侵犯中枢神经系统,引起中枢神经系统疾病,如 HIV 脑病、脊髓病变、AIDS 痴呆综合征以及胃肠道和肺、心、肾、泌尿生殖器等器官疾病。

**3. 临床表现**　人体感染 HIV 后,可经历 3~5 年甚至更长的潜伏期才发病。临床上将 HIV 感染至发展为典型 AIDS,分为 4 个时期:

(1)原发感染急性期:HIV 感染机体后,在靶细胞内大量复制,形成病毒血症。此时期从血液、脑脊液和骨髓细胞中可分离到 HIV,从血清中可检查到 HIV 抗原。临床上可出现发热、头痛、乏力、咽炎、淋巴结肿大、皮疹等症状,持续 1~2 周后症状自行消退,但病毒血症可持续 8~12 周。此后,大多数病毒以前病毒形式整合于宿主细胞染色体上,长期潜伏下来,进入无症状潜伏期。

(2)无症状潜伏期:此期持续时间较长,可达 10 年左右。临床一般无症状或症状轻微,有无痛性淋巴结肿大。此期血中的病毒量明显下降,HIV 感染细胞在淋巴结中持续存在,并进行大量增殖,并不断有少量病毒释放入血,患者的血液及体液均具有传染性。外周血中一般不能或很少能检测到 HIV 抗原,但感染者血清中的 HIV 抗体检测显示阳性。

(3)AIDS 相关综合征期:当机体受到各种因素的影响时,潜伏的病毒被激活再次大量增殖,导致机体免疫系统进行性损伤,出现各种临床症状,即 AIDS 相关综合征期。患者出现持续发热、盗汗、全身倦怠、体重下降、皮疹及慢性腹泻、持续性全身淋巴结肿大、口腔感染、皮疹等症状和体征,合并各种机会性感染,最终发展为 AIDS。

(4)典型 AIDS 期:主要表现为严重免疫缺陷的合并感染和恶性肿瘤的发生。此期有 4 个基本特征:①严重的细胞免疫缺陷:特别是 $CD4^+T$ 细胞严重缺陷;②严重的机会性感染:由于免疫功能严重缺损,一些对正常无致病作用的生物如病毒(如巨细胞病毒、疱疹病毒、腺病毒)、细菌(如结核分枝杆菌、李斯特菌)、真菌(如白假丝酵母菌、卡氏肺孢子菌)等大量增殖,常可造成致死性感染;③恶性肿瘤:HIV 患者后期常伴发卡波西肉瘤、恶性淋巴瘤、肛门癌、宫颈癌等;④严重的全身症状:患者的全身症状加重,并可出现神经系统症状,如头痛、癫痫、进行性痴呆等。感染 HIV 后,10 年内发展为 AIDS 的约占 50%,AIDS 患者于 5 年内的病死率约为 90%。未经治疗的患者,通常在临床症状出现后的 2 年内死亡。

**4. 免疫性**　HIV 感染可诱导机体产生细胞免疫和体液免疫应答,但不能彻底清除体内潜伏的病毒。因此,HIV 仍能在体内持续地复制,形成长期的慢性感染状态。

**（三）微生物学检查**

**1. 检测病毒抗体**　用 ELISA、RIA 检测患者血清中的抗-HIV,可对艾滋病作出诊断。但由于 HIV 的全病毒抗原与其他反转录病毒有交叉反应,故有一定的假阳性反应。因此,ELISA 和 RIA 一般用于 HIV 抗体的初筛,确证试验选用免疫印迹试验。若血清中同时检出 P24、gp41 和 gp120 蛋白中的两种或两种以上抗体,可确诊为受 HIV 感染。

**2. 检测病毒核酸**　利用核酸杂交试验、RT-PCR 定量检测 HIV-RNA,具有快速、高效、敏感和特异等优点,用以监测慢性感染者病情的发展以及评价抗-HIV药物的治疗效果。

**3. 检测病毒抗原** 常用ELISA法检测HIV的P24抗原。此抗原于病毒感染的急性期出现,潜伏期常为阴性,典型的AIDS期抗原又可再现。

**4. 病毒分离** 从患者体内直接分离出HIV是感染的最直接的证据。但病毒分离时间较长,并要求极严格的工作条件,故不宜用于临床诊断。

---

**知识链接**

人类免疫缺陷病毒感染的窗口期

从人类免疫缺陷病毒进入人体到血液中产生足够量,能用检测方法查出人类免疫缺陷病毒抗体之间的这段时间称为窗口期。 在窗口期用酶联法以及化学发光法虽测不到人类免疫缺陷病毒抗体,但体内已有人类免疫缺陷病毒,可以通过检测HIV核酸进行病毒感染检测,因此处于窗口期的感染者具有传染性。 目前随着艾滋病检测技术的不断发展,艾滋病的窗口期可以缩短到14~21天。 所以,世界卫生组织(WHO)明确表示艾滋病的窗口期(window period)为14~21天。 但应注意的是,不同的个体对人类免疫缺陷病毒的免疫反应不一,抗体出现的时间也不一致,尤其对近期具有高危行为的人,一次实验结果阴性不能轻易排除感染,应隔2~3个月再检查1次。

---

**(四) 防治原则**

**1. 预防** 目前,既无治愈AIDS的药物,也没有研制出可有效预防AIDS的特异性疫苗。HIV感染的预防以一般性预防为主,主要措施包括:①开展广泛宣传教育,普及预防知识,认识艾滋病的传染方式及其严重危害性,杜绝吸毒和取缔娼妓;②控制传染源,建立HIV感染的监测系统,掌握该疾病的流行动态;③切断传播途径,对供血者进行HIV抗体检查,一切血制品均应通过严格检疫,确保输血和血液制品的安全性。

**2. 治疗** 目前经美国食品药品监督管理局(FDA)批准用于临床的HIV药物已有27种,主要包括4类:核苷类反转录酶抑制剂(齐多夫定,AZT;拉夫米定,3TC)、非核苷类反转录酶抑制剂(奈韦拉平)、蛋白酶抑制剂(PIs),以及新近上市的以gp41为作用靶点的融合抑制剂(FI)。齐多夫定(AZT)、拉夫米定(3TC)等只能抑制HIV在体内复制,部分恢复机体的免疫功能,可在一定程度上延缓疾病进程和延长生存时间。融合抑制剂能够抑制病毒包膜和细胞膜的融合,阻止HIV侵入细胞。为了防止耐药性的产生,目前采用多药联用的鸡尾酒疗法,一般为1~2种HIV蛋白酶抑制剂或1种非核苷类反转录酶抑制剂与2种核苷类似物联合应用。

除以上介绍的常见的重要病毒外,其他人类致病性病毒见表4-8。

表4-8 其他人类致病性病毒的主要特征

| 代表种(或型) | 主要生物学特点 | 致病性 | 主要传播途径 |
|---|---|---|---|
| 乙型脑炎病毒 | RNA,球形,有包膜 | 流行性乙型脑炎(乙脑) | 蚊叮咬 |
| 汉坦病毒 | RNA,球形或多形性,有包膜 | 流行性出血热 | 呼吸道、消化道、皮肤 |

续表

| 代表种（或型） | 主要生物学特点 | 致病性 | 主要传播途径 |
|---|---|---|---|
| 新疆出血热病毒 | RNA,球形,有包膜 | 新疆出血热 | 蜱叮咬 |
| 单纯疱疹病毒 | DNA,球形,有包膜 | 皮肤、黏膜疱疹 | 飞沫传播 |
| 水痘带状疱疹病毒 | DNA,球形,有包膜 | 水痘、带状疱疹 | 飞沫传播 |
| 巨细胞病毒 | DNA,球形,有包膜 | 先天性巨细胞包涵体病、单核细胞增多症等 | 口腔、母婴传播、输血、器官移植、性传播 |
| EB 病毒 | DNA,球形,有包膜 | 上呼吸道感染、传染性单核细胞增多症、恶性淋巴瘤、鼻咽癌 | 唾液传播、输血传播 |
| 人类嗜 T 细胞病毒 | RNA,球形,有包膜 | T 淋巴细胞白血病 | 输血、注射、性传播、母婴传播 |
| 狂犬病病毒 | RNA,子弹状,有包膜 | 狂犬病 | 动物咬伤、破损的皮肤黏膜 |
| 人乳头瘤病毒 | DNA | 尖锐湿疣、子宫颈癌、寻常疣 | 接触、母婴传播 |

**点滴积累** ╲

1. 流感病毒和 SARS 冠状病毒均是呼吸道病毒，分别引起流感和 SARS。 其中甲型流感病毒的最主要的特点是 HA 和 NA 易变异，其抗原变异与流感流行的关系甚为密切，变异幅度大小直接影响流感的流行规模。 SARS 冠状病毒是一种变异的新冠状病毒。

2. 脊髓灰质炎病毒是肠道病毒，通过粪-口传播，引起脊髓灰质炎，又称小儿麻痹。 可用脊髓灰质炎减毒活疫苗进行预防。

3. 常见的肝炎病毒有 5 种，HAV 和 HEV 通过粪-口途径传播，HBV、HCV、HDV 主要通过血液、母婴和性传播。 HBV 的形态有 3 种，其中大球形颗粒是完整的病毒颗粒，小球形和管型颗粒是合成过剩的衣壳。 HBV 有 3 种抗原抗体系统，目前临床主要用血清学检测 HBsAg、抗-HBs、HBeAg、抗-HBe 及抗-HBc，俗称"两对半"，各有不同的临床意义。 HDV 为缺陷病毒，必须依赖 HBV 才能复制。

4. HIV 是一种反转录病毒，是 AIDS 的病原体，传播途径有性传播、血液传播及垂直传播。 HIV 选择性地侵犯表达 CD4$^+$分子的细胞，使 CD4$^+$T 细胞溶解破坏，从而导致机体免疫功能缺陷。 HIV 的实验室诊断主要检测抗-HIV。

## 第四节　抗病毒药物

病毒为严格细胞内寄生的微生物,抗病毒药物必须进入细胞内才能作用于病毒,故要求抗病毒药物既能穿入细胞选择性地抑制病毒增殖,又不损伤宿主细胞,故迄今尚未获得理想的抗病毒药物。

近年来,随着病毒分子生物学的深入研究,研制出了一些抗病毒药物,但仍不能满足临床病毒感染性疾病治疗的需要,并且由于药物的靶位均是病毒复制周期中的某一环节,对不复制的潜伏病毒感染无效;某些复制突变率高的病毒易产生耐药毒株等,故抗病毒药物的应用也有较大的局限性。目前正在研发的抗病毒药物主要是针对人类免疫缺陷病毒、肝炎病毒等对人类健康危害严重的病毒。

## 一、抗病毒化学药物

**1. 核苷类药物** 核苷类药物是最早用于临床的抗病毒药物。大部分抗病毒药物都是核苷类似物,此类药物能与正常核酸前体竞争磷酸化酶和多聚酶,抑制核酸的生物合成。目前常用的核苷类药物包括:

(1)阿糖腺苷(adenine arabinoside,Ara-A):能抑制病毒 DNA 聚合酶,阻断病毒 DNA 合成,对多种 DNA 病毒引起的感染有较显著的抑制作用,如疱疹病毒和嗜肝 DNA 病毒等,常用于治疗疱疹性脑炎、新生儿疱疹病毒感染和带状疱疹。类似药物还有阿糖胞苷、5-碘脱氧尿嘧啶核苷(疱疹净)、利巴韦林(病毒唑)等。

(2)阿昔洛韦(acyclovir,ACV):对疱疹病毒的选择性很强,是目前最有效的抗疱疹病毒药物之一。该药的细胞毒性很小,广泛用于疱疹病毒感染引起的单纯疱疹、生殖器疱疹及带状疱疹的治疗。

(3)齐多夫定(zidovudine):又名叠氮胸苷(azidothymidine,AZT),是最早用于治疗艾滋病的药物。齐多夫定为胸腺嘧啶核苷类药物,能抑制病毒反转录酶的活性,阻断前病毒 DNA 的合成,从而抑制 HIV 的复制。AZT 对病毒反转录酶的抑制作用比对细胞 DNA 聚合酶敏感 100 倍以上,可有效降低艾滋病的发病率和病死率,但因其对骨髓有抑制作用和易形成病毒的耐药性而面临被淘汰。类似药物还有用于治疗慢性乙型肝炎的拉米夫定等。

(4)拉米夫定(lamivudine):是一种脱氧胞嘧啶核苷类似物,临床上该药最早用于艾滋病的治疗。近年来发现其可迅速抑制慢性乙肝患者体内 HBV 的复制,使血清 HBV DNA 转阴,是目前治疗慢性乙型肝炎的最新和最有前途的药物之一。

(5)利巴韦林(ribavirin):对多种 RNA 和 DNA 病毒的复制都有抑制作用,但临床主要用于 RNA 病毒感染的治疗。目前临床主要用于流感病毒和呼吸道合胞病毒感染的治疗。

**2. 蛋白酶抑制剂** 尽管病毒的复制依赖宿主的酶系统,但有些病毒如小 RNA 病毒或反转录病毒等含有自身复制酶、修饰酶及反转录酶,这些蛋白酶对病毒生物合成具有重要作用。蛋白酶抑制剂可与各种蛋白酶结合而抑制其活性,阻止病毒复制。

(1)赛科纳瓦(saquinavir):可抑制 HIV 复制周期中、晚期的蛋白酶活性,影响病毒结构蛋白的合成。主要用于人类免疫缺陷病毒感染及艾滋病患者的联合抗病毒治疗。

(2)英迪纳瓦(indinavir)和瑞托纳瓦(ritonavir):是新一代病毒蛋白酶抑制剂,用于 HIV 感染的治疗。

**3. 其他抗病毒药物** 主要用于流感病毒和疱疹病毒感染的治疗。

(1)金刚烷胺(amantadine)和甲基金刚烷胺(rimantadine):金刚烷胺为合成胺类,甲基金刚烷胺是其衍生物,两者有相同的抗病毒谱和副作用,能特异性地抑制甲型流感病毒的脱壳,以抑制病毒的增殖。主要用于治疗甲型流感,但对乙、丙型流感病毒无效。

（2）甲酸磷霉素（phosphonoformic acid,PFA）：选择性地抑制病毒 DNA 聚合酶和反转录酶,而对宿主细胞无影响。可抑制多种疱疹病毒,如单纯疱疹病毒、水痘带状疱疹病毒等。

## 二、干扰素和干扰素诱生剂

**1. 干扰素（interferon,IFN）**　IFN 是病毒或干扰素诱生剂诱导宿主细胞产生的一类具有高度活性和多种功能的糖蛋白。IFN 具有抗病毒、抗肿瘤和免疫调节等多种生物功能。

（1）干扰素的种类：人类细胞诱生的干扰素可分为 α、β、γ 三种类型。IFN-α 由人白细胞产生,IFN-β 由人成纤维细胞产生,IFN-γ 由人致敏 T 淋巴细胞产生,后者为免疫干扰素又称 Ⅱ 型干扰素,而 IFN-α 和 IFN-β 又称 Ⅰ 型干扰素。

（2）干扰素的抗病毒作用：IFN 并非直接灭活病毒,而是作用于细胞诱生一组抗病毒蛋白（antiviral protein,AVP）,它能抑制病毒蛋白在细胞内的合成。细胞本身具有抗病毒蛋白的基因,正常情况下处于静止状态,当干扰素与细胞膜上的干扰素受体结合时,编码抗病毒蛋白的基因活化,继而合成抗病毒蛋白,使细胞处于抗病毒状态。抗病毒蛋白只影响病毒蛋白的合成,不影响宿主细胞蛋白质的合成。在生理条件下,若干扰素的浓度≥10U/ml,只需 5 分钟就能使细胞处于抗病毒状态（图 4-13）。细胞在感染的同时即产生干扰素,早于特异性抗体的出现,并使细胞迅速处于抗病毒状态。因此它既能终止受病毒感染细胞中的病毒复制,又能限制病毒的扩散。

（3）干扰素的作用特点：①有种属特异性：即干扰素仅对产生干扰素的同系细胞起作用,对异种细胞无活性;②无病毒特异性：干扰素具有广谱抗病毒活性,一种干扰素可抑制多种病毒的增殖。

干扰素的分子量小,4℃可保持较长时间,−20℃可长期保存活性,蛋白酶 56℃加热可被破坏。目前临床使用的干扰素多为人工重组干扰素,我国多用大肠埃希菌作为干扰素基因的载体生产干扰素,其生产流程见图 4-14。

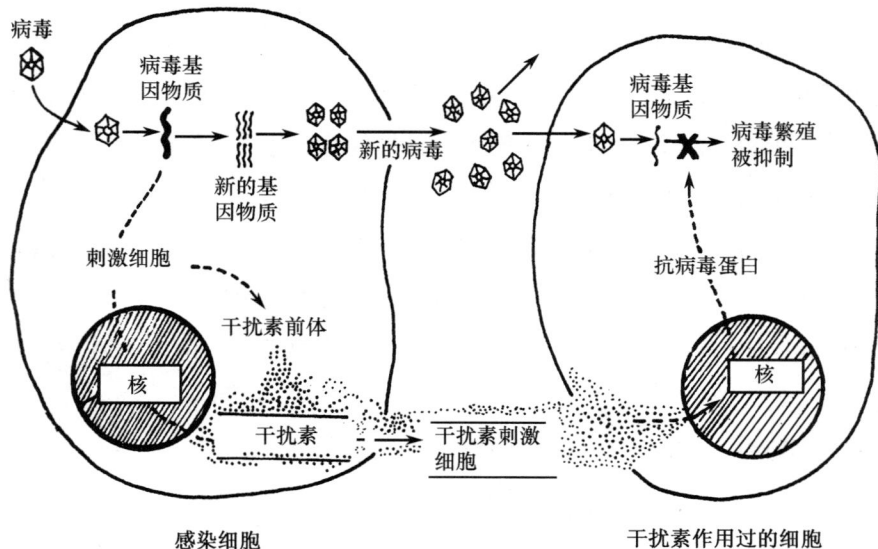

图 4-13　干扰素作用模式图

**2. 干扰素诱生剂(IFN inducer)** 包括多聚肌苷酸、多聚胞啶酸、甘草酸、云芝多糖等。

(1)多聚肌苷酸和多聚胞啶酸(polyI:C):为目前最有效的 IFN 诱生剂,具有诱导机体产生干扰素和免疫促进作用。但因对机体有一定的毒性,尚未达到普及阶段。临床主要用于治疗带状疱疹、疱疹性角膜炎等。

(2)甘草酸:具有诱生 IFN 和促进 NK 细胞活性的作用,可大剂量静脉滴注治疗肝炎。

(3)云芝多糖:是从杂色云芝担子菌菌丝中提取的葡聚糖,具有诱生 IFN、抗病毒、促进免疫功能和抗肿瘤等作用。

### 三、抗病毒基因制剂

**1. 反义寡核苷酸** 反义寡核苷酸是根据病毒基因组的已知序列设计并合成的能与某段序列互补结合的寡核苷酸。将反义寡核苷酸导入感染的细胞内可抑制病毒复制,但成本较高且不够稳定,目前仅用于巨细胞病毒性脉络膜炎及视网膜炎的治疗。

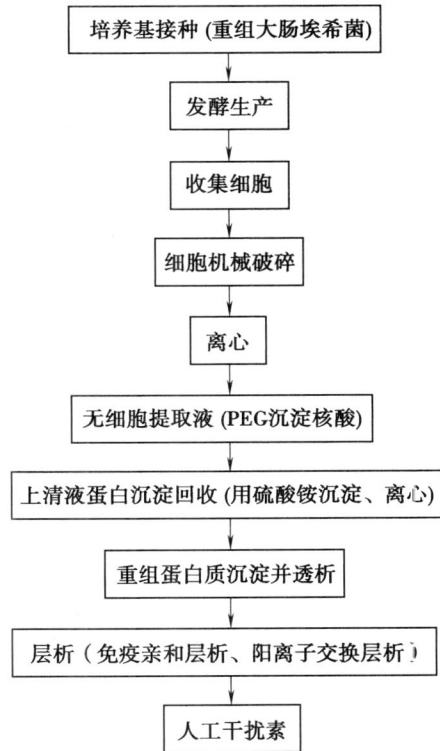

培养基接种(重组大肠埃希菌)
↓
发酵生产
↓
收集细胞
↓
细胞机械破碎
↓
离心
↓
无细胞提取液(PEG沉淀核酸)
↓
上清液蛋白沉淀回收(用硫酸铵沉淀、离心)
↓
重组蛋白质沉淀并透析
↓
层析(免疫亲和层析、阳离子交换层析)
↓
人工干扰素

图 4-14　重组人干扰素的生产流程图

**2. 核酶** 核酶是一类具有双重功能的 RNA 分子,既能识别特异性的靶 RNA 序列,并与之互补结合;又具有酶活性,能通过特异性位点切割降解病毒的靶 RNA,从而抑制病毒的复制。

### 四、抗病毒中草药

实验证明,多种中草药具有抗病毒作用。如板蓝根、大青叶能抑制多种病毒增殖;苍术、艾叶在组织培养细胞中能抑制腺病毒、鼻病毒、疱疹病毒、流感病毒、副流感病毒等;紫草根能抑制麻疹病毒等;贯众、生南星可抑制疱疹病毒。有关中草药的抗病毒作用机制多不明确,还有待于进一步研究。

### 五、抗病毒药物的作用机制

抗病毒感染的治疗应从抑制病毒的增殖入手,因此病毒复制周期中的任何一个环节均可作为抗病毒药物作用的靶位。

**1. 抑制病毒侵入与脱壳** 在不同的组织细胞表面有不同的病毒黏附受体,病毒可以通过细胞表面的受体与细胞接触,并侵入细胞引起细胞病变。例如 HIV 病毒体的 gp120 与 $CD4^+T$ 细胞表面的 CD4 分子结合,进入细胞后导致细胞进行生产性复制。

**2. 抑制病毒核酸的合成** 如治疗疱疹病毒感染的碘苷、阿昔洛韦、阿糖腺苷等由于它们的化学结构类似于胸腺嘧啶核苷,能与胸腺嘧啶核苷竞争多聚酶,从而选择性地抑制病毒的复制。

**3. 抑制病毒蛋白质的合成** 反义寡核苷酸作为作用于病毒 mRNA 的药物,具有抵抗核酸酶的降解作用。反义寡核苷酸与新形成的病毒 RNA 结合成二聚体,从而阻止 mRNA 的形成或阻断 mRNA 由核内向细胞质内输送,抑制 mRNA 与核糖体的结合。

**4. 抑制病毒装配及释放** 某些病毒编码的聚合蛋白由病毒蛋白酶切割为小分子后作为结构蛋白参与组装。蛋白酶抑制剂能抑制病毒蛋白酶的活性,阻断病毒装配和释放。

点滴积累 V

1. 病毒对抗生素不敏感。

2. 抗病毒药物主要作用于病毒复制周期的不同环节,通过抑制病毒侵入与脱壳、抑制病毒核酸的合成、抑制病毒蛋白质的合成及抑制病毒装配与释放达到抗病毒作用。 包括核苷类药物、蛋白酶抑制剂、干扰素和干扰素诱生剂、抗病毒基因制剂及中草药。

3. 干扰素是病毒或干扰素诱生剂诱导宿主细胞产生的一类具有高度活性和多种功能的糖蛋白,具有抗病毒、抗肿瘤和免疫调节等多种功能。

# 第五节 噬菌体

噬菌体(bacteriophage,phage)是侵袭细菌、真菌、放线菌或螺旋体等微生物的病毒。

## 一、噬菌体的生物学性状

### (一) 形态与结构

噬菌体在电子显微镜下有 3 种形态,即蝌蚪形、微球形和丝形。大多数噬菌体呈蝌蚪形,由头部和尾部两部分组成(图 4-15)。噬菌体的头部呈六边形、立体对称,内含核酸,外裹一层蛋白质衣壳。尾部是一管状结构,由一个中空的尾髓和外面包裹的尾鞘组成。尾髓具有收缩功能,可使头部核酸注入宿主菌。在头、尾连接处有尾领、尾须结构,尾领与头部装配有开关。尾部末端有尾板、尾刺和尾丝,尾板内有裂解宿主菌细胞壁的溶菌酶;尾丝为噬菌体的吸附器官,能识别宿主菌体表面的特殊受体(图 4-16)。某些噬菌体的尾部很短或缺失。

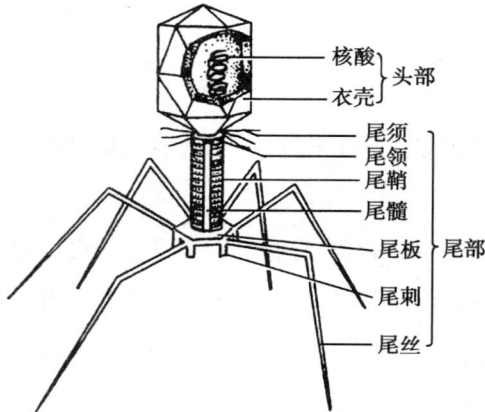

图 4-15 噬菌体结构模式图

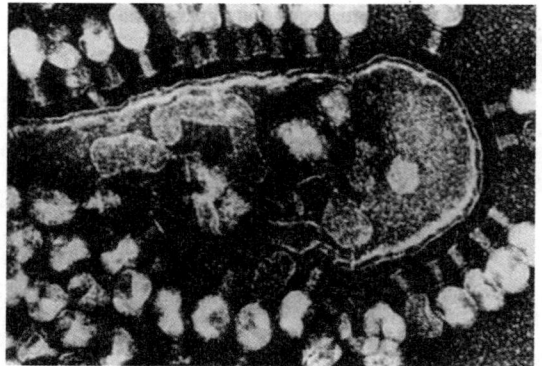

图 4-16 噬菌体吸附于大肠埃希菌(电镜下)

（二）化学组成

噬菌体主要由核酸和蛋白质组成。蛋白质构成噬菌体头部的衣壳及尾部，具有保护核酸的作用，并决定噬菌体的外形和表面特征。

核酸构成是噬菌体的基因组，常见噬菌体的基因组大小为 2~200kb。噬菌体的核酸类型为 DNA 或 RNA，并由此将噬菌体分成 DNA 噬菌体和 RNA 噬菌体两大类。某些噬菌体的基因组含有异常碱基，如大肠埃希菌 T 偶数噬菌体无胞嘧啶，而代以 5-羟甲基胞嘧啶与糖基化的 5-羟甲基胞嘧啶；某些枯草芽孢杆菌噬菌体的 DNA 无胸腺嘧啶，而代以尿嘧啶、5-羟甲基尿嘧啶等。因宿主菌细胞内没有这些碱基，可成为噬菌体 DNA 的天然标记。

（三）免疫原性

噬菌体具有免疫原性，能刺激机体产生特异性抗体。该抗体能抑制相应的噬菌体侵袭敏感细菌，但对已吸附或已进入宿主菌的噬菌体不起作用，该噬菌体仍能复制增殖。

（四）抵抗力

噬菌体对理化因素的抵抗力比一般细菌的繁殖体强，加热 70℃ 30 分钟仍不失活，也能耐受低温和冷冻。多数噬菌体能抵抗乙醚、三氯甲烷和乙醇，在 5g/L 苯酚中经 3~7 天不丧失活性。对紫外线和 X 射线敏感，一般经紫外线照射 10~15 分钟即失去活性。

## 二、噬菌体与宿主的相互关系

根据噬菌体与宿主菌的相互关系，噬菌体可分成两种类型：一种是能在宿主菌细胞内复制增殖，产生许多子代噬菌体，并最终裂解细菌，称为烈性噬菌体（或毒性噬菌体）；另一种是噬菌体基因与宿主菌染色体整合，不产生子代噬菌体，但噬菌体 DNA 能随细菌 DNA 复制，并随细菌的分裂而传代，称为温和噬菌体或溶原性噬菌体。

（一）毒性噬菌体

毒性噬菌体在敏感菌内以复制方式进行增殖，增殖过程包括吸附、穿入、生物合成、成熟和释放几个阶段。从噬菌体吸附至细菌溶解释放出子代噬菌体，称为噬菌体的复制周期或溶菌周期。噬菌体的复制周期与病毒的复制周期相似，只是缺乏脱壳阶段，其衣壳仍保留在被感染的菌体细胞外。

在液体培养基中，噬菌现象可使混浊的菌液变为澄清。在固体培养基上，若用适量的噬菌体和宿主菌液混合后接种培养，培养基表面可出现透亮的溶菌空斑。一个空斑系由一个噬菌体复制增殖并裂解细菌后形成，称为噬斑（plaque），不同噬菌体噬斑的形态与大小不尽相同。若将噬菌体按一定倍数稀释，通过噬斑计数，可测知一定体积内的噬斑形成单位（plaque forming units，PFU）数目，即噬菌体的数量。

（二）温和噬菌体

温和噬菌体的基因组能与宿主菌基因组整合，并随细菌分裂传至子代细菌的基因组中，不引起细菌裂解。整合在细菌基因组中的噬菌体基因组称为前噬菌体（prophage），带有前噬菌体基因组的细菌称为溶原性细菌（lysogenic bacterium）。前噬菌体可偶尔自发地或在某些理化和生物因素的诱导下脱离宿主菌基因组而进入溶菌周期，产生成熟噬菌体，导致细菌裂解。温和噬菌体的这种产生成熟噬菌体颗粒和溶解宿主菌的潜在能力称为溶原性（lysogeny）。由此可知,温和噬菌体可有 3 种存在状态：①游离的具有感染性的噬菌体颗粒；②宿主菌胞质内类似于质粒形式的噬菌体核酸；③前噬菌体。所以,温和噬菌体既有溶原性周期又有溶菌性周期,而毒性噬菌体只有溶菌性周期。

溶原性细菌具有抵抗同种或有亲缘关系噬菌体重复感染的能力,即使得宿主菌处在一种噬菌体免疫状态。

某些前噬菌体可导致细菌的基因型和性状发生改变,称为溶原性转换（lysogenic conversion）。例如白喉棒状杆菌产生白喉毒素,是因其前噬菌体带有毒素蛋白的结构基因；A 群溶血性链球菌受有关温和噬菌体感染发生溶原性转换,能产生致热外毒素；肉毒梭菌的毒素、金黄色葡萄球菌溶素的产生,以及沙门菌、志贺菌等的抗原结构和血清型别都与溶原性转换有关。

## 三、噬菌体在医药学中的应用

### （一）细菌的鉴定与分型

噬菌体有严格的宿主特异性,只寄居在易感宿主菌体内,故可利用噬菌体进行细菌的鉴定和分型。例如用伤寒沙门菌 Vi 噬菌体可将有 Vi 抗原的伤寒沙门菌分为 96 个噬菌体型。噬菌体分型法对追踪传染源及流行病学调查具有重要意义。

### （二）分子生物学研究的重要工具

由于噬菌体结构简单、基因数少、繁殖速度较快又易于培养,常用于分子生物学与基因工程研究,成为研究 DNA、RNA 和蛋白质相互作用的良好模型系统。近年来,利用 λ 噬菌体作为载体构建基因文库；利用丝形噬菌体表面表达技术构建肽文库、抗体文库和蛋白质文库等。

### （三）耐药性细菌感染的治疗

近年来,一些研究者对各种耐药性病原菌进行了噬菌体治疗试验,如铜绿假单胞菌、葡萄球菌、大肠埃希菌、克雷伯菌等病原体,感染类型包括创伤和手术后感染、胃肠炎、脓胸等,研究结果表明获得了肯定的治疗效果。但由于噬菌体的特异性过于专一,限制了噬菌体在临床上的广泛应用。

### （四）遗传工程

在遗传工程中,利用噬菌体作为载体将需要转移的基因带入菌细胞,让细菌在增殖过程中表达该基因产物。

### （五）其他

噬菌体在自然界中广泛分布,有菌就有噬菌体,故在发酵工业中应严防噬菌体对发酵菌种的污染,且在选育生产发酵菌种时应注意选育抗噬菌体的菌株。目前临床上还将噬菌体用于抗病毒药物的筛选和作为抗肿瘤抗生素的实验模型。

**点滴积累** ∨

1. 噬菌体是寄生在细菌体内的病毒, 多呈蝌蚪形。 根据其对宿主菌的作用分为烈性噬菌体和温和噬菌体两种, 烈性噬菌体能裂解细菌, 温和噬菌体是其基因与宿主菌染色体整合, 随细菌的分裂而传代, 不破坏细菌。

2. 噬菌体常作为分子生物学和基因工程等领域的载体工具，也可用于细菌的鉴定和分型以及临床上用于耐药性细菌的治疗。

3. 发酵工业生产上常要防止噬菌体污染。

## 目标检测

### 一、选择题

（一）单项选择题

1. 用以测量病毒大小的单位是（　　）

    A. nm             B. μm             C. mm

    D. cm             E. m

2. 病毒的基本结构是（　　）

    A. 核酸             B. 衣壳             C. 包膜

    D. A+C             E. A+B

3. 病毒的增殖方式是（　　）

    A. 二分裂            B. 核酸复制         C. 孢子

    D. 有丝分裂          E. 无性繁殖

4. 下列具有感染性的病毒成分是（　　）

    A. 包膜             B. 刺突             C. 衣壳蛋白

    D. 核酸             E. 核衣壳

5. 干扰素的本质是（　　）

    A. 病毒复制过程中的产物         B. 病毒感染机体产生的抗体

    C. 细胞感染病毒后产生的糖蛋白     D. 抗病毒的化学治疗剂

    E. 人工合成的抗病毒蛋白

6. 垂直感染是指（　　）

    A. 通过性接触而发生的病毒感染

    B. 母体内病毒经胎盘或产道传给胎儿的病毒感染

    C. 父亲将病毒传给其子女的感染方式

    D. 母亲将病毒传给其子女的病毒感染

    E. 家庭成员间的感染方式

7. 以下哪种微生物对抗生素不敏感（　　）

    A. 支原体            B. 衣原体            C. 立克次体

    D. 细菌             E. 病毒

8. 病毒被灭活后（　　）

    A. 失去凝血特性       B. 失去免疫原性       C. 失去干扰现象

　　　　D. 失去感染性　　　　　　　　E. 以上均可

9. 流感病毒最突出的特性是(　　　)

　　A. 其结构分 3 层　　　　　　B. 中层是病毒膜蛋白　　　C. 病毒不入血流

　　D. 抗原性变异　　　　　　　　E. 有包膜的 RNA 病毒

10. 表明机体对乙肝病毒有免疫力,可抵御乙肝病毒再感染的指标是(　　　)

　　A. 抗-HBs　　　　　　　　　B. 抗-HBc　　　　　　　　C. 抗-HBe

　　D. HBeAg　　　　　　　　　E. HBsAg

11. HBV 的最主要的传播途径是(　　　)

　　A. 血液　　　　　　　　　　B. 粪-口　　　　　　　　　C. 呼吸道

　　D. 昆虫媒介　　　　　　　　E. 消化道

12. 引起严重急性呼吸综合征(SARS)的病原体是(　　　)

　　A. 冠状病毒　　　　　　　　B. SARS 冠状病毒　　　　　C. 流感病毒

　　D. 风疹病毒　　　　　　　　E. 呼吸道病毒

13. 脊髓灰质炎患者的传染性排泄物主要是(　　　)

　　A. 鼻咽分泌物　　　　　　　B. 眼分泌物　　　　　　　　C. 粪便

　　D. 尿　　　　　　　　　　　E. 痰

14. Dane 颗粒含有的抗原是(　　　)

　　A. HBsAg+HBcAg　　　　　B. HBsAg+HBeAg　　　　　C. HBsAg+HBcAg+HBeAg

　　D. HBcAg+HBeAg　　　　　E. HBsAg

15. 干扰素抗病毒的作用机制是(　　　)

　　A. 直接灭活病毒　　　　　　　　　　B. 诱导细胞产生抗病毒蛋白质

　　C. 阻止病毒蛋白合成　　　　　　　　D. 阻止病毒吸附

　　E. 诱导细胞产生抗病毒抗体

16. 感染后选择性地破坏免疫细胞导致免疫缺陷的病毒是(　　　)

　　A. 流感病毒　　　　　　　　B. HBV　　　　　　　　　　C. HIV

　　D. SARS-CoV　　　　　　　E. EBV

17. 下列经垂直感染导致畸胎的病毒是(　　　)

　　A. 风疹病毒　　　　　　　　B. 麻疹病毒　　　　　　　　C. 流感病毒

　　D. 甲肝病毒　　　　　　　　E. 狂犬病病毒

18. 下列哪项不是核苷类药物(　　　)

　　A. 阿昔洛韦　　　　　　　　B. 利巴韦林　　　　　　　　C. 拉米夫定

　　D. 赛科纳瓦　　　　　　　　E. 阿糖腺苷

19. 具有广谱抗病毒作用且细胞毒性小的是(　　　)

　　A. 核苷类药物　　　　　　　B. 干扰素　　　　　　　　　C. 病毒蛋白酶抑制剂

　　D. 基因治疗剂　　　　　　　E. 特异性免疫球蛋白

20. 用于紧急预防乙型肝炎的生物制品是（　　）

    A. 乙型肝炎疫苗        B. 干扰素        C. 类毒素

    D. HBIg        E. 胸腺肽

21. HIV 感染人体后,其潜伏期是（　　）

    A. 数天        B. 数周        C. 数月

    D. 约 10 年        E. 数小时

22. HIV 不经哪种方式传播（　　）

    A. 性接触传播        B. 消化道传播        C. 胎盘传播

    D. 输血        E. 共用注射器

23. AIDS 是下列哪种疾病名称的缩写（　　）

    A. 严重急性呼吸综合征        B. 带状疱疹        C. 水痘

    D. 获得性免疫缺陷综合征        E. 脊髓灰质炎

24. 血清学检查 HBsAg(+)、HBeAg(+),说明患者（　　）

    A. 病情进入恢复期        B. 已获得免疫力        C. 血液具有传染性

    D. 是无症状的携带者        E. 急性肝炎

25. 成年男性患者,被确诊为 HIV 感染者,在对其已妊娠 3 个月的妻子进行说明的过程中,哪项是不正确的（　　）

    A. 此病可通过性行为传播        B. 应立即终止妊娠        C. 避免与患者公用餐具

    D. 应配合患者积极治疗        E. 可通过血液传播

（二）多项选择题

1. 分离培养病毒的方法是（　　）

    A. 血培养        B. 鸡胚培养        C. 动物接种

    D. 组织培养        E. 营养培养基培养

2. 关于 SARS 的传播,下列叙述正确的是（　　）

    A. 通过飞沫传播        B. 经呼吸道传播        C. 经粪-口传播

    D. 经眼传播        E. 性接触传播

3. 病毒包膜的功能有（　　）

    A. 保护病毒的核衣壳        B. 具有免疫原性

    C. 介导病毒体吸附穿入易感细胞内        D. 引起机体发热

    E. 具有感染性

4. 乙肝病毒"大三阳"包括（　　）

    A. HBsAg(+)        B. HBeAg(+)        C. HBcAg(+)

    D. 抗-HBc(+)        E. 抗-HBe(+)

5. 关于病毒说法正确的是（　　）

    A. 非细胞结构        B. 只含 1 种核酸类型        C. 可在活细胞内寄生

D. 对抗生素敏感　　　　　　　E. 对干扰素敏感

## 二、简答题

1. 试述病毒的结构、化学组成及其功能。

2. 病毒的复制周期包括哪些步骤？

3. 什么是病毒的干扰现象？对医学实践有何指导意义？

4. 流感病毒核酸的结构特点有哪些？病毒的变异性与流感发生有何关系？

5. 试述 HBV 的致病机制。

## 三、实例分析

1. 青年女性，有不洁性交史和吸毒史，近半年来出现体重下降、腹泻、发热、反复出现口腔真菌感染、浅表淋巴结肿大。该患者感染了何种病原体？可能经哪些途径感染？该患者处于何种状态？可确诊该疾病的试验是什么？

2. 某患者血清的 HBV 抗原抗体检测结果为 HBsAg（+）、抗-HBs（-）、HBeAg（+）、抗-HBe（-）、抗-HBc IgM（+）。该患者感染了何种病原体？可能经哪些途径感染？该患者处于何种状态？血液有无传染性？

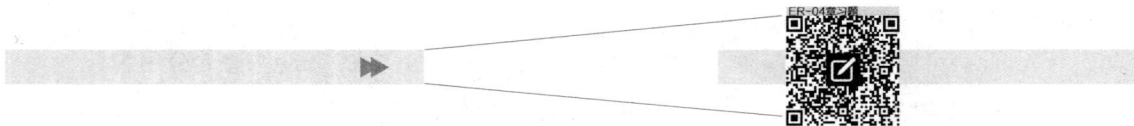

（吴正吉）

# 第五章

---

## 微生物在药学中的应用

ER-05章PPT ▲

**导学情景** ∨

**情景描述：**

　　1929 年，英国科学家 Fleming 在寻找能够杀灭病原菌而又对人体无害的药物时，发现青霉菌能够产生一种能抑制金黄色葡萄球菌生长的物质，将其命名为青霉素（penicillin）。1941 年，青霉素的临床试验获得成功，成为第一个用于医疗实践的抗生素，结束了传染病几乎无法治疗的时代，同时也拉开了微生物与药学相关性研究的序幕，开启了制药工业的崭新时代。

**学前导语：**

　　以青霉素为代表的抗生素是微生物药物的典型代表，除此之外，目前已在临床实践中广泛应用的微生物药物还有哪些？ 微生物与基因工程药物有什么关系？ 如何控制微生物对药物的污染？ 带着这些问题让我们一起走进本章的学习。

## 第一节　微生物引起的药物变质

　　微生物广泛存在于自然界的各种生态环境中，因此药物的原料及药物制剂的生产、运输和保存过程均有可能被微生物污染，从而导致药物变质。这不仅影响了药物的质量甚至使药物失效，更为严重的是能引起患者出现不良反应、继发性感染乃至危及生命。所以药物生产的各个环节必须高度关注、控制微生物的污染，确保药物制剂达到卫生学标准。

### 一、药物中的微生物污染（来源）

　　药物中的微生物主要来源于空气、水等外界环境以及药物原料、制药设备、包装材料与操作人员等诸多方面。

（一）来源于空气中的微生物

　　空气中缺少营养成分和水，并且受到日光的直接照射，因此并非微生物生长繁殖的良好环境，但由于人和各种动物呼吸道和口腔中的细菌可随唾液、飞沫散步到空气中，土壤中的细菌也可随尘埃悬浮在空气中，因此空气中仍存在不同种类和数量的细菌、真菌、酵母菌等微生物，最常见的有葡萄球菌、链球菌、棒状杆菌、青霉菌、曲霉菌、红酵母菌等。

　　室内空气中的微生物含量与清洁度、温度、湿度、人员活动、机械振动等诸多因素有关。通常情况下,空气中的微生物数量为 $10^2 \sim 10^4$ 个/m³,但污染严重时室内空气中的微生物则可达 $10^6$ 个/m³ 以上。因此必须根据药物生产的不同环节、不同种类与剂型,采取相应措施,以防止空气中微生物的污染。

---

### 知识链接

#### 药品生产区对空气洁净度的要求

空气洁净度指洁净空气中所含悬浮尘粒(包括微生物)量多少的程度,以每立方米空气中的最大允许粒子数来确定其空气洁净度等级。通常空气中含尘粒浓度低则空气洁净度高,所含尘粒浓度高则空气洁净度低。

不同的药品种类与剂型对其生产环境的空气洁净度都有特定的要求,因此应将车间合理地划分成不同的区域,每种制剂在相应的生产区域生产才能保证质量,否则就很容易受到污染。

一般生产区:无洁净度要求。成品检漏、灯检等在此生产区进行。

控制区:洁净度要求在 10 万~30 万级。原料的称量、精制、压片、包装等在此生产区进行。

洁净区:洁净度要求 1 万级。灭菌及安瓿的存放、封口等在此生产区进行。

无菌区:洁净度要求 100 级。水针、粉针、输液、冻干制剂的灌封等在此生产区进行。

---

### (二)来源于水中的微生物

水是微生物生存的天然环境,其中的微生物主要来源于土壤、空气、人和动物的排泄物等。水中的微生物种类与数量随水体的不同而不同,常见的有伤寒沙门菌、痢疾志贺菌、霍乱弧菌等引起消化道疾病的细菌以及放线菌、病毒、真菌等其他微生物。

在制药工业中,水是不可缺少的,在各类制剂的配制、中药材的炮制、物品洗涤及冷却过程中均需要水,从而成为药物微生物污染的重要来源。因此,制药用水都必须定期进行微生物污染状况检测。水源不同,其受微生物污染的因素也不同,应针对各自的原因采取应对措施,以减少用水造成的微生物对药物的污染。

---

### 知识链接

#### 水中病原微生物污染状况检测

细菌菌落总数和大肠菌群数是体现水中病原微生物污染状况的指标,同时也是粪便污染水源的卫生学指标。由于大肠菌群主要来源于人和动物的粪便,所以水中的大肠菌群数、细菌菌落总数越多,说明水源被粪便污染的程度越严重,也预示着有肠道致病菌污染的可能性越大。我国的卫生学标准是饮用水和瓶装饮料中的细菌菌落总数 <100 个/ml,每 100ml 饮用水中不得检出大肠菌群。

---

#### ▶▶ 课堂活动

结合生活实际,利用所学的专业知识,分析天然水、自来水、蒸馏水和去离子水等不同水体遭受微生物污染的可能因素。

（三）来源于药物原材料中的微生物

天然来源的植物、动物、生化制剂等药物原材料皆具有丰富的营养物质,通常带有一定种类和数量的微生物,在生产过程中如果处理不当,这些微生物将会进入药物制剂中,因此不仅要选用含微生物少的原材料,还必须对原材料进行消毒灭菌,从而控制药物免受微生物污染。大多数化学合成的原材料因生产工艺中多用有机溶剂处理,加之这类药缺少微生物繁殖的营养物质,故微生物含量较少。但有些化学合成的原材料如乳酸钙、磷酸钙等易被微生物污染,应在低温、干燥环境下储存,以控制微生物的生长繁殖。

（四）来源于制药设备与包装材料中的微生物

药物生产所使用的容器、工具等设备可能有微生物滞留或滋生,尤其是构造复杂、不易清洗的部位,药物若与之接触就难免不被污染。因此,要求制药设备的设计、选型、安装等应符合生产要求,易于进行清洗、消毒和灭菌。

包装材料特别是直接接触药品的容器是药品微生物污染的又一重要来源,如果处理不慎,在药物贮藏和运输过程中极易引起药物新的污染。因此,药品包装材料在使用前应进行清洁或消毒处理,若使用新型无菌包装材料,则应进行合理封装,尽量减少微生物污染。

（五）来源于操作人员的微生物

人体的体表以及与外界相通的腔道如口腔、鼻咽腔等都存在着不同种类和数量的微生物。在药物生产的各个环节,操作人员都有可能通过手、咳嗽以及衣服、头发等渠道直接或间接地污染药品。因此,为了保证药物制剂的质量,操作人员必须无传染病,具有良好的卫生习惯,规范执行操作过程,按要求清洗和消毒手,穿戴专用工作服与工作帽,减少流动与说话。

## 二、微生物导致的药物变质

药品中常常含有保湿剂、表面活性剂、赋形剂等多种适宜于微生物生长繁殖的成分,若环境条件适宜,则污染药物的微生物即可生长繁殖,使药物发生系列理化改变,直至引起药物变质失效。

（一）药物变质后的改变

药物变质后的改变主要表现在物理性质与化学性质两个方面。

**1. 物理性质的改变** 药物受到微生物污染后,可出现物理性状的改变。如原本透明的液体制剂可见混浊、沉淀或菌膜等现象;糖浆剂可形成聚合性黏丝;乳剂出现团块或砂粒;片剂、丸剂等固体制剂则可见变色、潮解、粘连、有丝状物和斑点等。

**2. 化学性质的改变** 微生物几乎可以降解所有的有机物,因此微生物污染药物后,可引起药物化学性质的改变。有的可以出现异常气味如泥腥味、苦味。酸味、芳香味等;有的可以产生气体,使塑料包装膨胀、玻璃容器爆炸。

（二）药物变质的判断

不同的药物受到微生物污染后的改变不尽相同,但以下现象通常可以作为判断依据:①从规定无菌制剂中检出微生物;②从规定非无菌制剂如口服药、外用药中检出的微生物总数超过限度标准;

③从药物中检出了病原微生物和不应存在的特定种类的微生物;④药物中虽未检出活的微生物,但检出了微生物的毒性代谢产物如热原、真菌毒素等;⑤药物出现理化性质的改变。

## 知识链接

### 微生物限度检查

微生物限度检查是指检查规定非无菌制剂及其原料、辅料受微生物污染的程度。 检查项目包括:①染菌数量检查:对细菌、真菌及酵母菌总数进行测定,以检查其对制剂的污染程度;②控制菌检查:《中国药典》规定控制菌检查包括大肠埃希菌、沙门菌、金黄色葡萄球菌、铜绿假单胞菌、梭菌、白念珠菌等。 不同药物制剂检查的控制菌种类不同。

微生物限度检查应遵循的基本原则是:①被检药品的采样应有一定数量以保证检验结果具有代表性;②被检药品在检查前应保持原包装状态,放置于阴凉干燥处,防止因微生物的污染和繁殖而影响检查结果;③检查全过程应严格无菌操作;④为排除制剂中的防腐剂或抑菌成分干扰试验结果,应同时用已知阳性对照菌设立阳性对照。

### (三) 变质药物对人体的损害

药物变质造成的不仅仅是经济损失,更为严重的是对人体造成损害,主要包括:

**1. 药源性感染** 根据药物制剂的给药途径以及受染微生物的种类与污染程度的不同,感染发生的部位和程度各异。若规定无菌制剂如注射剂、输液剂等被微生物污染,进入人体后可引起局部感染、全身感染甚至死亡;滴眼剂、眼药膏等被铜绿假单胞菌污染,使用后可引起眼部感染甚至角膜溃疡、穿孔;冲洗液消毒不彻底,使用后可引起尿路感染;软膏和乳剂受污染,使用后可引起皮肤病患者和烧伤患者的感染。

**2. 毒性代谢产物所致疾病** 病原微生物的生长繁殖实际上是进行新陈代谢的过程,其中的部分代谢产物与致病有关。如革兰阴性菌产生的热原若随注射剂、输液剂进入人体后可致热原反应,轻者发热,重者休克、死亡;黄曲霉产生的黄曲霉毒素可以诱发肝癌。

**3. 药物疗效降低或不良反应增加** 许多药物可被微生物降解,可导致药物疗效降低或不良反应增加。如青霉素被产酶细菌降解后不仅失去药理作用,而且大大增加了致敏性;被真菌污染后可使药物中的有效成分遭受破坏,以致失去药用效果。

## 案例分析

### 案例

2008 年 7 月 1 日,昆明特大暴雨造成库存的刺五加注射液被雨水浸泡。 黑龙江完达山药业股份有限公司的销售人员张某将这些药品调换包装标签后继续销售,导致云南省红河州的 6 名患者使用后均不同程度地出现了腹泻、寒战、高热不退、恶心、呕吐、大小便失禁等不良反应,最终致 3 人死亡、3 人受伤。

分析

微生物污染是"刺五加"事件的元凶。原中国药品生物制品检定所、云南省食品药品检验所在被雨水浸泡的部分药品中检出多种细菌。我们必须清醒地知道，这些在显微镜下的美丽生物有着致病甚至致命的危害。因此药品生产质量管理必须严格执行 GMP 标准，控制微生物污染，严防药害的发生。

### 三、防止微生物污染药物的措施

为了确保药物的稳定性和质量，必须积极采取有效措施，防止微生物污染药物，使药物生产与管理符合《药品生产质量管理规范》(GMP) 的标准要求。

**1. 加强药物的生管理** 目前我国和较先进的国家都已实施 GMP 制度。GMP 中特别强调要防止并有效控制药品不受微生物污染。药厂必须环境整洁；生产车间的建筑结构、装饰和生产设备应便于清洗和消毒，尽量减少微生物污染的机会；控制原材料和生产用水的质量，对其进行必要的消毒和灭菌；按标准操作规程进行生产；按不同药物种类的要求进行包装和储存等。

**2. 严格进行微生物学检查** 在生产过程中，应按 GMP 的规定不断进行微生物学检查。对规定无菌制剂进行无菌检查；对规定非无菌制剂进行细菌、真菌和酵母菌活菌数测定以及控制菌检查；对注射剂进行热原测定等。通过各项检查来评价药物是否被微生物污染以及受染与破坏的程度，确保药品的卫生学质量。

**知识链接**

### 无菌制剂的种类

无菌制剂可以直接注入体内或直接接触创面、黏膜等，主要包括：①注射用制剂，如注射剂、输液剂、注射粉针等；②眼用制剂，如滴眼剂、眼用膜剂、软膏剂、凝胶剂等；③植入型制剂，如植入片等；④创面用制剂，如溃疡、烧伤及外伤用溶液、软膏剂、气雾剂等；⑤手术用制剂，如止血海绵剂和骨蜡等。

**3. 合理使用防腐剂** 规定非无菌制剂如口服剂不需要严格无菌，但药典规定这类药物中不得含有致病菌且微生物总数须在一定限量以内。为了限制药物中微生物的生长繁殖，减少微生物对药物的破坏，可在药物中加入合适的防腐剂。理想的防腐剂应该具备良好的抗菌活性，对人没有毒性和刺激性，稳定性好，不受处方中其他成分的影响。常用的防腐剂有苯甲酸、山梨醇、硫柳汞等。

总之，微生物与药物质量关系密切。目前，药物生产中如何更好地控制微生物污染，提高药物的质量，还存在很多问题亟待解决，尚需专业人员不断进行探索与研究。

**点滴积累** ∨

1. 微生物分布广泛，药品生产的各个环节皆有可能受其污染，从而导致药物变质。

2. 药物变质的判断除观察其理化性状的改变外，更重要的是检测微生物及其代谢产物。

3. 药物的变质最为严重的危害是引起患者出现不良反应、感染乃至危及生命。 因此，药物生产过程中应规范执行 GMP 标准，通过加强生产管理、严格进行微生物学检查以及合理使用防腐剂等措施，防控微生物污染药物。

# 第二节　微生物药物

微生物药物是指来源于微生物本身或其代谢产物的一类药物,现已被广泛应用于工业、农业和医药领域中,主要包括微生态制剂、疫苗、抗生素等微生物代谢产物。

## 一、微生态制剂

微生态制剂(microecologics)又称微生态调节剂或活菌制剂,是应用微生态学的原理,利用正常微生物群及其促生长物质,经特殊工艺制成的微生物制剂。微生态制剂可以调整微生态失调(microdysbiosis),保持微生态平衡(microeubiosis),提高机体的健康水平或增进机体的健康状态,有其他药物不可替代的优点。目前,微生态制剂已经广泛地应用于医药保健、食品等领域。

（一）微生态制剂的类型

国际上将微生态制剂分成 3 种类型,即益生菌(probiotics)、益生元(prebiotics)和合生素(synbiotics)。

1. **益生菌**　益生菌是指能通过改善微生态平衡,从而发挥改善健康状态,提高健康水平作用的微生物(活性菌、死菌体)及其代谢产物,主要有乳杆菌、双歧杆菌、粪肠球菌、粪链球菌、蜡样芽孢杆菌、枯草芽孢杆菌等。其中双歧杆菌类活菌制剂是目前国内外应用最广的微生态制剂,主要用于婴幼儿保健、调整肠道菌群失调、治疗肠功能紊乱和慢性腹泻,以及抗癌、防衰老等。

2. **益生元**　益生元是指能够选择性地促进益生菌增殖并激活其代谢功能的物质,包括低聚糖如低聚果糖、木糖、麦芽糖、半乳糖,微藻如螺旋藻、节旋藻以及天然植物如蔬菜、中草药、野生植物等。

3. **合生素**　合生素是指益生菌与益生元合用的混合制剂,其既可以发挥益生菌的生理活性,又可以选择性地增加益生菌的数量,使之更显著、更持久地发挥作用。

（二）微生态制剂的作用

微生态制剂的有效成分是益生菌,包括活性菌、死菌体及其代谢产物,其主要作用有:①维持生态平衡:益生菌可以补充机体的有益菌群,调整失调的微生态系统,使之保持平衡;②生物拮抗作用:益生菌进入人体后可定植在肠壁,一方面竞争性地排斥有害菌的生存空间,另一方面其生长繁殖所产生的乳酸和乙酸等酸性物质能降低肠道的 pH 及 Eh(氧化还原电位)值,改善内环境,抑制有害菌的生长;③营养作用:益生菌能合成 B 族维生素及维生素 K、氨基酸等营养物质,保证了酶及其他促生长因子等活性物质的正常供应;④降解有毒物质:有些益生菌如乳杆菌等所产生的有机酸可以提高蛋白质的利用率,减少氨与胺等的生成;⑤提高免疫力:某些益生菌是非特异性免疫调节因子,可提高巨噬细胞的活性,刺激机体免疫系统产生干扰素、抗体,提高机体免疫力。

另外有的益生菌如双歧杆菌对机体的生长、发育具有促进作用,有的还具有抗癌作用等。

总之,微生态制剂以其独特的作用受到医疗保健领域的关注,现已应用于胃肠道疾病、肝脏疾病、高脂血症、癌症以及妇科疾病等众多疾病的预防、治疗和辅助治疗中,成为微生物药物不可或缺的重要种类。

▶ **课堂活动**

酸奶因具有增强机体免疫功能、助消化等多种作用,在有些地区被誉为长寿食品。 酸奶这种有利于身体健康的作用与益生菌的作用有关系吗? 你还能列举出哪些食品中含有益生菌的成分?

## 二、疫苗

疫苗(vaccine)是指将病原微生物(如细菌、立克次体、病毒等)及其代谢产物,经过人工减毒、灭活或利用基因工程等方法制成的用于预防传染性疾病的自动免疫制剂。因其保留了病原微生物刺激机体免疫系统的特性,所以称之为控制传染性疾病的有力武器。

---

**知识链接**

疫苗与传染性疾病的控制

疫苗的发现可谓医学史上具有里程碑意义的事件。 传染性疾病一直以来是危害人类健康,导致死亡的重要原因,控制传染性疾病的最理想的手段就是预防,而接种疫苗被认为是最行之有效的措施。 事实也充分证明如此,威胁人类几千年的天花病毒在 18 世纪英国医生 Edward Jenner 发现了牛痘疫苗后便被彻底消灭了,迎来了人类用疫苗战胜传染性疾病的第一个胜利。 此后,疫苗家族不断扩大发展。 目前用于人类疾病防治的疫苗有 20 多种,展现了疫苗对控制和消灭传染性疾病的不可替代的巨大作用。

---

(一) 疫苗的种类

疫苗主要包括以下几类:

**1. 死疫苗** 死疫苗又称灭活疫苗,是选用免疫原性强的病原微生物经人工培养后,用物理或化学方法将其灭活而制成的,如伤寒、副伤寒、霍乱、百日咳、狂犬病疫苗等。死疫苗具有稳定、容易保存、不会回复突变等优点,但其在体内不能繁殖,为维持抗体水平,常需多次接种,且用量大,注射后局部或全身反应较重。另外由于灭活的病原体不能进入宿主细胞内繁殖,难以通过内源性途径加工、提呈抗原,故不能诱导 $CD8^+T$ 细胞成为效应 T 细胞,免疫效果有一定的局限性。

**2. 减毒活疫苗** 减毒活疫苗又称死疫苗,是由毒力减弱或无毒的活病原微生物制成的。一般制备方法是将病原微生物在培养基或动物细胞中反复传代,使其失去或明显降低毒力,但保留免疫原性,如用牛型结核分枝杆菌在人工培养基上多次传代后制成卡介苗;用脊髓灰质炎病毒在猴肾细胞中反复传代制成脊髓灰质炎减毒活疫苗。减毒活疫苗中的微生物在体内仍有一定的生长繁殖能力,一般只需接种 1 次,多数活疫苗的免疫效果良好、持久,除诱导机体产生体液免疫外,还可产生细胞免疫。但活疫苗的稳定性差,不易保存,且有回复突变的危险,因此免疫缺陷者以及孕妇等免疫力低下的人群一般不宜接种。

---

**知识链接**

**细菌性减毒活疫苗的基本制备流程**

1. 菌种选择  由中国食品药品检定研究院等单位提供弱毒菌种。菌种使用前进行复壮、挑选,并做形态、特性、抗原性和免疫原性鉴定。将鉴定合格的菌种接种于规定的培养基进行增殖培养,经纯粹检查等检查合格者可作为种子液。

2. 菌液培养  将种子液接种于培养基,按不同菌苗要求进行培养,制备菌液。经纯粹、活菌数等检查合格后使用。

3. 浓缩菌液  为提高单位活菌数,保证免疫效果,可采用吸附沉淀法、离心沉淀法等对菌液进行浓缩。浓缩菌液也应进行纯粹、活菌数等的检查。

4. 配苗与冻干  将检查合格的菌液按规定比例加入保护剂配苗,随即进行分装后迅速送入冻干柜预冻、真空干燥,冻干后立即加塞、抽空、封口,移入冷库保存。

---

**3. 类毒素**  类毒素是用细菌外毒素经 $0.3\% \sim 0.4\%$ 甲醛脱毒处理后制成的。类毒素仍具有免疫原性,接种后可诱导机体产生抗毒素,以中和外毒素的毒性。医学实践中类毒素不仅用于预防白喉、破伤风等产毒性致病菌引起的疾病,也可用于免疫马获得抗血清,制备抗毒素。常用的类毒素疫苗有白喉类毒素和破伤风类毒素,两者可与百日咳死疫苗混合制成百白破三联疫苗。

**4. 新型疫苗**  新型疫苗是采用生物化学合成技术、基因工程技术等现代生物技术制造的疫苗。近年来广为应用的种类有:

(1)亚单位疫苗:亚单位疫苗是去除病原微生物中与激发保护性免疫无关的成分,保留有效免疫成分而制成的疫苗。如提取乙型肝炎病毒的表面抗原制成的乙肝亚单位疫苗、提取脑膜炎球菌的多糖成分制成的脑膜炎球菌多糖疫苗等。亚单位疫苗可减少无效无关抗原组分所致的不良反应,毒性显著低于全菌疫苗。另外,亚单位疫苗不含核酸,从而避免了某些病毒核酸致畸、致癌的风险。

(2)结合疫苗:结合疫苗是将细菌荚膜多糖化学连接于白喉类毒素而制成的疫苗。白喉类毒素为细菌荚膜多糖提供了蛋白质载体,从而使后者由胸腺非依赖性抗原成为胸腺依赖性抗原,由仅能刺激机体产生 IgM 类抗体转变为也可产生 IgG 类抗体,免疫效果明显提升。目前已被推广使用的结合疫苗有 B 型流感杆菌疫苗、脑膜炎球菌疫苗和肺炎球菌疫苗。

(3)合成肽疫苗:合成肽疫苗是根据有效免疫原的氨基酸序列,将设计合成的免疫原性多肽结合到载体上,再加入佐剂制成的疫苗。合成肽疫苗不仅可以大量生产,也可制成多价疫苗,同时能诱导特异性体液免疫和细胞免疫,具有较好的免疫效果。同时,还可以避免减毒活疫苗返祖以及病毒核酸疫苗致畸、致癌的风险。目前,研究较多的合成肽疫苗是抗肿瘤和抗病毒的种类。

(4)基因工程疫苗:基因工程疫苗是指利用基因工程技术制备的疫苗。包括重组抗原疫苗、重组载体疫苗、核酸疫苗、转基因植物疫苗等。

**知识链接**

### DNA 疫苗

DNA 疫苗是目前研究最多的核酸疫苗。该疫苗是将编码某种抗原蛋白的外源基因与细菌质粒构建的重组体直接注入机体，通过宿主细胞的翻译系统表达目的抗原，从而诱导机体产生特异性免疫的疫苗。此类疫苗的稳定性好，在体内可持续表达，免疫效果好，维持时间长。

自 1992 年以来，应用该技术不仅已成功地在小鼠、黑猩猩等动物中诱导抗流感病毒、HIV 等多种病原微生物的特异性免疫，抗肿瘤 DNA 疫苗的研制也取得了可喜的进展，将成为癌症预防和免疫治疗的强有力的新式武器。

在我国颁布的《疫苗流通和预防接种管理条例》中将疫苗分为两类。第一类疫苗，是指政府免费向公民提供，公民应当依照政府的规定受种的疫苗，包括国家免疫规划确定的疫苗，省、自治区、直辖市人民政府在执行国家免疫规划时增加的疫苗，以及县级以上人民政府或者其卫生主管部门组织的应急接种或者群体性预防接种所使用的疫苗；第二类疫苗，是指由公民自费并且自愿受种的其他疫苗。

**案例分析**

**案例**

2016 年 3 月，山东警方破获案值 5.7 亿元的非法疫苗案。疫苗未经严格冷链存储运输销往北京、福建、甘肃、广东、广西等 24 个省市的 80 个县市，制造了震惊中外的山东疫苗案件。

**分析**

疫苗作为生物制品，对温度比较敏感，温度过高或过低都会对它们产生影响。从疫苗生产出厂到接种，其中要经历多个流通、运输和储存的环节，为了保证疫苗的稳定性和抗原性，全程的冷链就格外重要。除减毒活疫苗和水痘疫苗应冷冻保存且应避免反复冻融外，绝大多数疫苗应保存在 2~8℃。

（二）疫苗与一般药品的不同

疫苗是一种特殊的药品，具有其自身的特点，有别于其他一般药物（表 5-1）。

表 5-1 疫苗与一般药品的比较

| 主要特点 | 疫苗 | 一般药品 |
| --- | --- | --- |
| 应用人群 | 健康人群 | 患病人群 |
| 应用目的 | 预防疾病 | 治疗疾病 |
| 应用范围 | 针对群体 | 针对个体 |
| 药物类型 | 均为生物制品 | 天然药物、化学合成药物、生物药品等 |

### 三、微生物代谢产物

微生物在其生命活动中会产生多种多样的代谢产物,有些代谢产物具有药效作用,如抗生素、氨基酸、维生素、酶与酶的抑制剂等,这些药物都可以利用微生物的发酵技术进行制备。

**知识链接**

#### 微生物发酵

微生物发酵就是利用微生物生命活动产生的酶对各种原料进行酶加工以获得所需产品的过程。由于微生物代谢类型的多样化,不同的微生物对同一物质进行发酵或同一种微生物在不同的条件下进行发酵,可以获得不同的产物。因此,微生物发酵的类型也多种多样,常见的有液体深层发酵、需氧浅层发酵等。微生物发酵技术的流程一般分为3个阶段:上游技术是指发酵生产用菌种的选育;中游技术是指微生物在适宜条件下的培养,即发酵阶段;下游技术是指从发酵培养液中分离、提取、精制加工有关产品,即提取阶段。

#### (一) 抗生素

**1. 抗生素的概念**　人类对抗生素(antibiotics)的认识是伴随着对抗传染性疾病的认识而逐渐形成的。在相当长的一段时间内,抗生素一直被理解为是一种由微生物产生的、能抑制其他微生物生长的物质。随着医药科技的发展以及对抗生素研究工作的不断深入,人们逐渐发现,抗生素的作用不仅仅局限于抗菌,还有其他多种生理活性,如新霉素、两性霉素 B 等具有降低胆固醇的作用。现在普遍认为,抗生素是生物(包括微生物、植物和动物)在其生命活动过程中所产生的,以化学、生物、生物化学等方法获得的,能在低浓度下有选择性地抑制或影响他种生物功能的有机物质。临床治疗中所用的抗生素主要是由微生物产生的对其他微生物或肿瘤细胞有选择性抑制作用的天然有机化合物。

▶▶ **课堂活动**

我们每个人都因患有传染性疾病而使用过抗生素。请列举你所患过的传染性疾病与使用的抗生素种类。

**2. 抗生素的分类**　抗生素种类繁多,性质复杂,用途多元。迄今为止已从自然界中发现和分离的抗生素已达 10 000 多种,实际用于生产和医疗上的抗生素有 100 多种,连同半合成的衍生物及盐类共 300 余种。对抗生素的分类目前尚无较完善的系统分类方法,习惯上以生物来源、作用对象、化学结构、作用机制等为依据进行分类(表 5-2)。

表 5-2　抗生素的分类

| 分类方法 | 抗生素种类 | 产物举例 |
| --- | --- | --- |
| 根据抗生素的生物来源分类 | 放线菌产生的抗生素 | 链霉素、红霉素、四环素等 |
| | 真菌产生的抗生素 | 青霉素、头孢菌素等 |
| | 细菌产生的抗生素 | 多黏菌素、杆菌肽 |
| | 植物或动物产生的抗生素 | 地衣酸、蒜素、鱼素等 |
| 根据抗生素的作用对象分类 | 广谱抗生素 | 氨苄西林等 |
| | 抗革兰阳性菌的抗生素 | 青霉素、新生霉素等 |
| | 抗革兰阴性菌的抗生素 | 链霉素、多黏菌素等 |
| | 抗真菌抗生素 | 制霉菌素、放线菌酮等 |
| | 抗病毒抗生素 | 丝裂霉素、四环素类等 |
| | 抗肿瘤抗生素 | 放线菌素 D、多柔比星等 |
| 根据抗生素的化学结构分类 | β-内酰胺类抗生素 | 青霉素、头孢菌素类 |
| | 氨基糖苷类抗生素 | 链霉素、庆大霉素等 |
| | 大环内酯类抗生素 | 红霉素、麦迪霉素等 |
| | 四环类抗生素 | 四环素、土霉素等 |
| | 多肽类抗生素 | 多黏菌素、杆菌肽等 |
| | 多烯类抗生素 | 制霉菌素、两性霉素 B 等 |
| 根据抗生素的作用机制分类 | 抑制细胞壁合成的抗生素 | 青霉素类、头孢菌素类 |
| | 影响细胞膜功能的抗生素 | 多烯类、多肽类抗生素等 |
| | 抑制蛋白质合成抗生素 | 四环素、红霉素等 |
| | 抑制核酸合成的抗生素 | 丝裂霉素 C、博来霉素等 |
| | 抑制生物氧化作用的抗生素 | 抗霉素、寡霉素等 |

**3. 医用抗生素的基本要求**　医用抗生素有别于其他用途的种类,必须满足以下基本要求:①差异毒力大:所谓差异毒力(differential toxicity),即抗生素对微生物或肿瘤细胞等靶体的抑制或杀灭作用与对机体损害程度的差异比较。抗生素的差异毒力愈大,则愈有利于临床应用。抗生素具有的差异毒力大小是由它们的作用机制决定的。当抗生素干扰了微生物的某一代谢环节,而此环节又不为宿主所具备,此时必然就显示出较大的差异毒力。如青霉素能抑制细菌细胞壁的合成,而人及哺乳动物细胞没有细胞壁,因而青霉素的差异毒力非常大。②生物活性强:生物活性强体现在极微量的抗生素就对微生物具有抑制或杀灭作用。抗菌作用的强弱常用最低抑菌浓度(minimal inhibitory concentration,MIC)来表示。MIC 即指能抑制微生物生长所需的药物最低浓度,一般以 μg/ml 为单位。药物的 MIC 值越小,则抗菌作用越强。③有一定的抗菌谱或抗瘤谱:由于不同抗生素的作用机制不同,因而每种抗生素都具有一定的抗菌活性和抗菌谱。所谓抗菌谱(antimicrobial spectrum),即指抗生素所能抑制或杀灭微生物种类的范围。范围广者称为广谱抗生素,如氯霉素不仅能抑制大部分革兰阴性菌和革兰阳性菌,而且能抑制立克次体、螺旋体等;范围窄者称为窄谱抗生素,如多黏菌素只能抑制革兰阴性菌。抗生素的抗瘤范围则称为抗癌谱。④不易使病原菌产生抗药性:近年来,病原菌的抗药现象日趋严重,其引起的疾病常成为临床治疗的难题。因此,一个优良的抗生素应不易使病原菌产生抗药性。

此外,良好的抗生素还应具有吸收快、血药浓度高、不易被血清蛋白结合而失活,且毒副作用小、少见超敏反应等特性。

**4. 获得抗生素的基本途径**　目前,获得抗生素的主要途径有:

(1)从自然界中分离并筛选抗生素产生菌:自然界是抗生素的原始产生菌的主要来源。近年来,已从传统的土壤微生物扩展到海洋微生物,从一般常见的微生物扩展到极端微生物等。

---

**知识链接**

**土壤中微生物分离与筛选的基本环节**

1. 分离　采集土壤,经人工培养后,选取单个菌落移种获得纯培养物。

2. 筛选　从大量待筛选微生物中鉴别出有实用价值的抗生素产生菌。

3. 早期鉴别　从产生菌及其所产生的抗生素两个方面对经过筛选得到的阳性菌株进行鉴定,再与已知菌及已知抗生素进行比较鉴别。

4. 分离精制　将可能产生抗生素的菌种进行扩大培养,然后选择合适的方法将有效抗生素从培养液中提取出来,加以精制纯化。

5. 临床前试验研究　按照国家《药品临床前研究质量管理规范》(GLP)的要求对分离精制所得的抗生素进行动物毒性试验等系列临床前试验研究。

6. 临床试验　经临床前试验研究后,被审查合格的抗生素按照《药品临床试验管理规范》(GCP)的要求进行人体生物利用度和生物等效性研究等系列临床试验。效果良好者,再经药政部门审查批准,投入生产和临床使用。

---

▶ **课堂活动**

联系你所了解的新药研发和评价中出现的乱象,谈谈执行《药品临床前研究质量管理规范》(GLP)与《药品临床试验管理规范》(GCP)的重要意义。

(2)改造已有的抗生素产生菌,经筛选获得新抗生素产生菌。

(3)对已知的抗生素进行结构改造,经筛选后获得新的半合成抗生素。

(4)新的筛选方法:如应用定向生物合成和突变生物合成的原理,以及培养超敏细菌以寻找微量的新抗生素,选用新的肿瘤模型,如用鼠肉瘤病毒M(MSV.M)、鸟类粒细胞白血病病毒等来筛选抗肿瘤的抗生素。

(5)利用现代分子生物学技术设计产生新抗生素。主要包括:①基因克隆技术:首选获得某已知抗生素的结构基因,然后通过一定的载体将基因片段导入特定的另一种抗生素产生菌中,产生完全符合人们设计的新抗生素;②沉默基因的激活:引入抗生素生物合成的调控基因,激发抗生素产生菌中处于休眠状态或沉默状态的基因系统,从而开启另一结构抗生素的生物合成形成,得到新抗生素。

**(二) 氨基酸**

氨基酸是蛋白质的基本构成单位,是生物机体的重要组成部分,在生物有机体的营养、物质代谢调控、信息传递等方面发挥着重要作用。目前,氨基酸不仅作为添加剂、调味剂广泛应用于食品工业、农业、畜牧业等领域,而且成为医疗保健行业中不可替代的医药品种之一。氨基酸的主要用途:一是制备复方氨基酸输液以维持术后或烧伤患者等危重患者的营养;二是合成多肽药物;三是作为治疗药物,治疗多种疾病(表5-3)。

**表 5-3　临床常用的治疗疾病的氨基酸种类**

| 氨基酸及其衍生物 | 所治疗的疾病 |
| --- | --- |
| 谷氨酸及其盐酸盐、谷氨酰胺、乙酰谷酰胺铝、甘氨酸及其铝盐、硫酸甘氨酸铁、维生素 U、组氨酸盐酸盐 | 消化道疾病 |
| 精氨酸盐酸盐、磷葡精氨酸、鸟天氨酸、谷氨酸钠、蛋氨酸、乙酰蛋氨酸、瓜氨酸、赖氨酸盐酸盐、天冬氨酸 | 肝脏疾病 |
| 谷氨酸钙盐与镁盐、氢溴酸谷氨酸、色氨酸、5-羟色氨酸、左旋多巴 | 脑及神经系统疾病 |
| 偶氮丝氨酸、氯苯丙氨酸、磷天冬氨酸、重氮氧六正亮氨酸、N-乙酰-L-缬氨酸等 | 肿瘤 |

▶▶ **课堂活动**

蛋白质是手术患者康复的重要保证之一。 我们应该为其提供哪些富含蛋白质且容易消化吸收的食物?

**1. 氨基酸的生产技术**　对氨基酸的生产技术的研究和探索始于 19 世纪,一直以来备受人们的重视。目前使用较多的技术有:

(1)蛋白质水解技术:以毛发、血粉、废蚕丝等多种蛋白质为原料,通过酸、碱或酶水解成多种氨基酸的混合物,经分离纯化(结晶、精制)获得各种氨基酸。利用该技术手段获得的氨基酸主要有 L-胱氨酸、L-精氨酸、L-亮氨酸、L-异亮氨酸、L-组氨酸、L-脯氨酸以及 L-丝氨酸等。

(2)化学合成技术:是用化学合成的方法生产氨基酸。利用该技术手段获得的氨基酸主要有赖氨酸、色氨酸、天冬氨酸以及甘氨酸、丝氨酸、蛋氨酸、苯丙氨酸等。

(3)酶转化技术:是利用完整的微生物或微生物产生的酶生产氨基酸。利用该技术获得的氨基酸主要有赖氨酸、色氨酸、天冬氨酸以及酪氨酸等。

(4)发酵技术:发酵技术分为直接发酵法和添加前体发酵法。直接发酵法是利用微生物的作用直接将粮食原料经过发酵生产氨基酸;而添加前体发酵法是指在发酵中添加氨基酸代谢途径上的中间产物,利用微生物将其转化为氨基酸的过程。发酵法可以生产构成蛋白质的大部分氨基酸,如赖氨酸、天冬氨酸以及丙氨酸等,使氨基酸工业成为发酵工业的重要组成部分。

**2. 重要的氨基酸**　在各种氨基酸的生产中,以谷氨酸的发酵规模量和产量最大,赖氨酸次之。

(1)谷氨酸:谷氨酸是利用微生物发酵技术生产的第一种氨基酸,它不仅是味精的生产原料,而且可用于治疗肝性脑病、神经衰弱等疾病以及配制营养注射液。

谷氨酸产生菌主要是棒状杆菌属短杆菌属和黄杆菌属。我国谷氨酸发酵生产所用的菌种有北京棒状杆菌 AS1. 299、钝齿棒状杆菌 B9、T6-13 及 672 等。

谷氨酸的生物合成大致为葡萄糖经糖酵解(EMP)和磷酸己糖旁路(HMP)两种途径。其生成丙酮酸,再氧化成乙酰辅酶 A,然后进入三羧酸循环,生成 α-酮戊二酸,再经谷氨酸脱氢酶的作用,在 $NH_4^+$ 的存在下生成 L-谷氨酸。谷氨酸棒状杆菌的谷氨酸合成途径见图 5-1。

　　(2)赖氨酸:赖氨酸是人类和动物的必需氨基酸之一,具有促进人体发育、增强免疫以及提高中枢神经组织功能的作用,赖氨酸缺乏会导致疲劳、虚弱、恶心、呕吐、食欲减退、发育迟缓等症状的出现。同时赖氨酸也是重要的食品和饲料添加剂,可用于面包、儿童营养品的生产以及配制营养注射液等。

　　目前赖氨酸也由微生物发酵技术生产。赖氨酸产生菌主要是谷氨酸棒状杆菌、北京棒状杆菌、黄色短杆菌或乳糖发酵短杆菌等。目前,对赖氨酸的市场需求量潜力很大,而我国微生物发酵生产赖氨酸的技术还不够完善,需进一步进行研究和改进,以进一步地提高赖氨酸的产量,满足日益增长的需要。

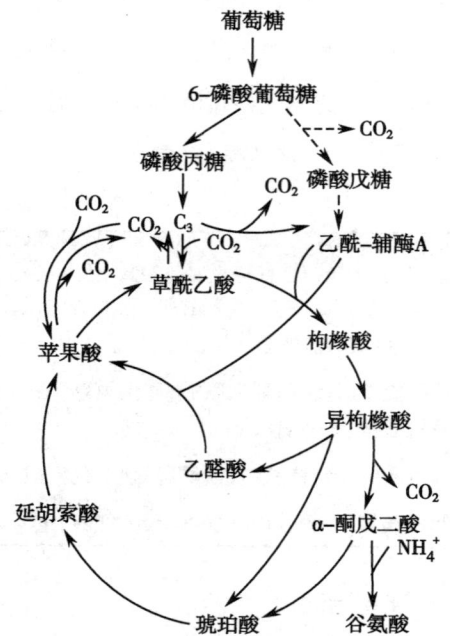

图 5-1　谷氨酸生物合成途径

### (三) 维生素

　　维生素是维持身体健康所必需的一类有机化合物。这类物质既不是构成机体组织的原料,也不是能量的来源,但其本身可以直接参与或作为酶的辅酶或辅基参与机体的各种生化反应,因此对机体的新陈代谢、生长、发育、健康有着极为重要的作用。如果长期缺乏某种维生素,就会引起机体生理功能障碍而发生某种营养代谢性疾病,即维生素缺乏症(表 5-4)。维生素在体内不能合成或合成量不足,必须经常由食物供给。当然若维生素供给过多也会引起营养代谢性疾病,称之为维生素过多症或维生素中毒。

表 5-4　常见维生素缺乏与维生素缺乏症

| 缺乏的维生素种类 | 维生素缺乏症 |
| --- | --- |
| 维生素 A | 夜盲症、眼干燥症、视神经萎缩等 |
| 维生素 $B_1$ | 神经炎、脚气病、感觉性失语症等 |
| 维生素 $B_2$ | 脂溢性皮炎、口腔炎等 |
| 维生素 $B_3$ | 失眠、口腔溃疡、烟酸缺乏症等 |
| 维生素 $B_6$ | 肌肉痉挛、过敏性湿疹等 |
| 维生素 $B_9$、维生素 $B_{12}$ | 恶性贫血 |
| 维生素 C | 维生素 C 缺乏症 |
| 维生素 D | 软骨病(佝偻病) |
| 维生素 E、维生素 K | 不育症、习惯性流产等凝血酶缺乏,不易止血 |

**1. 维生素的分类**　维生素是个庞大的家族,现所知的维生素就有几十种,大致可分为脂溶性维生素和水溶性维生素两大类,前者包括维生素 A、维生素 D、维生素 E、维生素 K,而后者则包括 B 族维生素和维生素 C。

两类维生素在体内的吸收与代谢特点不同。脂溶性维生素在食物中与脂类共同存在,其吸收程度与脂类吸收关系密切。吸收后,容易在体内储存,主要部位在肝脏,通过胆汁缓慢排出体外,排泄率低,故脂溶性维生素摄入过多容易产生有害作用甚至中毒,如维生素 A 和维生素 D 中毒;而其缺乏则需要较长的时间才会出现缺乏症状。水溶性维生素在消化道中很快被吸收,又容易经过从尿液和汗液排出,故在体内仅有少量存在,一般不会产生蓄积和毒害作用;而其摄入不足时,则易出现缺乏症,因此必须通过饮食经常摄入。

有些物质在化学结构上类似于某种维生素,经过一定的代谢反应即可转变成维生素,此类物质称为维生素原。如 β-胡萝卜素和 7-脱氢胆固醇,在体内前者能转变为维生素 A,后者可转变为维生素 $D_3$。

▶▶ **课堂活动**

你知道 B 族维生素的种类吗? 请列举富含 B 族维生素的食物。

**2. 维生素类药物的一般生产技术**　维生素类药物的化学结构各异,决定了其生产方法的多样性。目前从动植物中直接提取的种类不多,大多数维生素是通过化学合成技术获得的,而近年来发展起来的微生物发酵技术以其诸多优势成为了维生素类药物生产的发展方向。

(1) 化学合成技术:化学合成技术是根据已知维生素的化学结构,采用有机化学合成的原理和方法生产维生素的技术。用该技术合成的维生素有烟酸、烟酰胺、叶酸、维生素 $B_1$、维生素 $B_6$、硫辛酸、维生素 D、维生素 E、维生素 K 等。

(2) 微生物发酵技术:微生物发酵技术是用人工培养微生物的方法生产维生素的技术,整个生产过程包括菌种培养、发酵、提取、纯化等。目前工业上应用此技术生产的维生素主要有维生素 C、维生素 $B_2$、维生素 $B_{12}$,其中以维生素 C 的生产规模最大。现以我国发明的采用两种不同的微生物进行生物转化的二步发酵法为例,简介维生素 C 的发酵生产过程。

以葡萄糖为原料,经催化加氢制成 D-山梨醇;采用弱氧化醋杆菌进行发酵,将 D-山梨醇转化为 L-山梨醇;再采用假单胞菌进行发酵,将 L-山梨醇转化为 2-酮基-L-古龙酸(2-KLG);2-酮基-L-古龙酸(2-KLG)再经盐酸酸化生成维生素 C(图 5-2)。

近年来,由于基因工程的迅速发展,科学家们已成功地运用基因工程手段构建了一种重组菌株,这一菌株可直接将葡萄糖发酵生成 2-酮基-L-古龙酸,即一步发酵,使维生素 C 的生产工艺路线大大改进和简化。

**(四) 酶及酶的抑制剂**

酶是生物产生的具有催化能力的蛋白质,是生物进行新陈代谢活动必不可少的生物催化剂。随着现代生物技术的发展,酶及酶抑制剂的用途不断被开发,现已广泛应用于疾病的诊断、治疗和药物生产等医药领域。另外,一些工具酶在基因工程中也发挥着极为重要的作用。

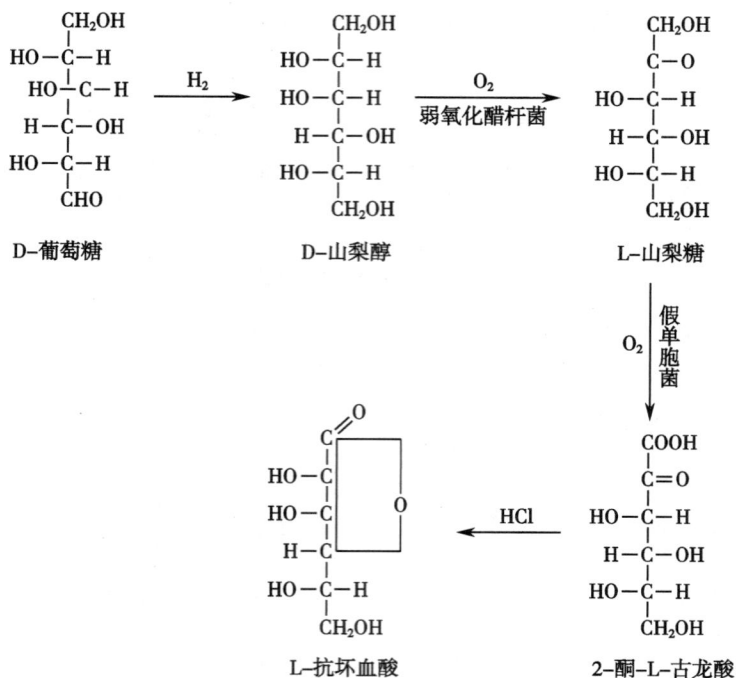

图 5-2 我国发明的维生素 C 两步发酵法原理

**1. 酶制剂** 酶制剂是指按一定质量标准的要求,应用物理、化学方法将酶从动、植物细胞和微生物发酵液中提取出来,加工成一定规格并能稳定发挥其催化功能的生物制品。即酶制剂的来源有动物、植物和微生物三大类,其中微生物因种类繁多、酶源蕴藏丰富,而且在人工控制条件下,比较适合于大规模的工业化生产,因此成为酶制剂的主要来源。医药领域常用的微生物酶制剂与其来源及用途见表 5-5。

表 5-5 医药领域常用的微生物酶制剂

| 微生物酶制剂 | 来源 | 主要用途 |
| --- | --- | --- |
| 链激酶 | 乙型溶血性链球菌 | 治疗脑血栓、血栓性静脉炎等 |
| 链道酶 | 乙型溶血性链球菌 | 治疗脓胸 |
| 透明质酸酶 | 化脓性链球菌、产气荚膜梭菌等 | 治疗心肌梗死 |
| 溶菌酶 | 枯草芽孢杆菌突变株 | 治疗细菌性与病毒性感染 |
| 天冬酰胺酶 | 大肠埃希菌等 | 治疗白血病及淋巴瘤 |
| 蛋白酶 | 地衣形芽孢杆菌、短小芽孢杆菌等 | 治疗消化不良 |
| 淀粉酶 | 枯草芽孢杆菌、多数真菌 | 治疗消化不良、食欲缺乏 |
| 青霉素酶 | 蜡状芽孢杆菌、巨大芽孢杆菌等 | β-内酰胺类抗生素的无菌检测 |
| 青霉素酰化酶 | 大肠埃希菌、真菌、放线菌等 | 合成半合成 β-内酰胺类抗生素 |

**2. 酶抑制剂** 酶抑制剂主要是指一类具有生理活性的小分子化合物,它们能通过中和抑制或竞争抑制来特异性地抑制某些酶的活性,调节人体内的某些代谢,增强机体的免疫能力,同时酶抑制剂还具有降血脂、抗血栓、抗肿瘤、抗感染与炎症等多种作用。

目前发现的微生物酶抑制剂的种类已逾上百种,主要来源于放线菌,且集中在链霉菌,也可由真菌和细菌等产生。医药领域常用的微生物酶抑制剂及其应用等见表 5-6。

表 5-6　疾病防治的常用微生物酶抑制剂

| 微生物酶抑制剂 | 所抑制的酶 | 防治疾病 |
| --- | --- | --- |
| 抑肽素 | 蛋白酶 | 胃溃疡 |
| 泛诞菌素 | 淀粉酶 | 肥胖症、糖尿病 |
| 克拉维酸或棒酸 | β-内酰胺酶 | 青霉素耐药菌所致的感染 |
| 洛伐他汀、普伐他汀 | 羟甲基戊二酰辅酶 A(HMG-CoA)还原酶 | 心血管疾病 |
| 马来酸依那普利 | 血管紧张素转化酶 | 高血压和充血性心力衰竭 |

**知识链接**

其他微生物制剂

1. 核酸类物质制剂　核酸类物质主要包括嘌呤核苷酸、嘧啶核苷酸以及它们的衍生物,主要用于治疗心血管疾病、肿瘤;ATP 作为能量合剂可治疗代谢紊乱。

2. 生物碱　微生物能合成某些种类的生物碱,如用作子宫收缩剂的麦角碱是由紫麦角菌产生的,用于治疗白血病的安沙美登素是由诺卡菌产生的。

3. 螺旋藻　螺旋藻中含有极丰富的营养物质,如蛋白质、螺旋藻多糖、γ-亚麻酸等不饱和脂肪酸、多种维生素、酶类、矿物质等,具有很大的医疗保健价值。

4. 微生物多糖　微生物产生的多糖已在医药领域中广泛应用,如抗休克的右旋糖酐,提高机体免疫力、抗肿瘤的真菌多糖以及作为药物稳定剂的环糊精。

**点滴积累** ∨

1. 微生物药物是指来源于微生物本身或其代谢产物的一类药物。

2. 常用的微生物药物有微生态制剂、疫苗、微生物代谢产物。

3. 属于微生物代谢产物的药物有抗生素、氨基酸、维生素以及酶与酶抑制剂等。

# 第三节　微生物与基因工程药物

自 1982 年,世界上第一个基因工程药物重组人胰岛素经美国 FDA 批准上市以来,基因工程药物不断问世,现已在糖尿病、心血管疾病、病毒感染性疾病、类风湿关节炎、创面修复和肿瘤等疾病的诊断和治疗上得以应用,并展现出广泛的应用前景。

基因工程药物是以基因组学研究中发现的功能性基因或基因的产物为起始材料,通过生物学、分子生物学或生物化学、生物工程等相应技术制成的,并以相应的分析技术控制中间产物和成品质量的生物活性药物。基因工程药物类型广泛,包括重组蛋白质药物、人源化单克隆抗体、基因治疗药物、重组蛋白质疫苗、核酸药物等 10 多种类型。

生产基因工程药物的基本方法是将目的基因利用 DNA 重组技术连接在载体上,然后将载体导入受体细胞(微生物、哺乳动物细胞或人体组织细胞),使目的基因在受体细胞中得到表达,最后将表达的目的蛋白质提纯及制成药物制剂。因此,选择适宜的运输目的基因的载体以及体外表达的受体细胞是生产基因工程药物的关键步骤。

## 一、微生物与基因工程载体

所谓基因工程载体是指具有自我复制能力的 DNA 分子,在其 DNA 分子的核酸序列中可以插入分离后的不具备自我复制能力的目的基因的 DNA 片段,再进入受体细胞中进行复制,伴随着载体 DNA 的复制,目的基因的 DNA 也获得了扩增和表达。

理想的基因工程载体应具备以下特点:①在受体细胞中能保持独立和稳定的 DNA 自主复制能力;②容易进入受体细胞;③容易插入外来核酸片段,插入后不影响其进入宿主细胞和在细胞中的复制;④容易从受体细胞中分离纯化出来,便于重组操作;⑤有容易被识别筛选的标志,当其进入受体细胞或携带着外来的核酸序列进入受体细胞都能容易被辨认和分离出来。鉴于上述要求,微生物中的质粒和噬菌体成为基因工程技术中常选用的载体。

**1. 质粒(plasmid)**　是存在于细菌或细胞染色质以外的,能自主复制的,与细菌或细胞共生的遗传物质。

质粒是环状、闭合的双链 DNA 分子。质粒有大、小两类,大质粒可含几百个基因,为染色体的 1%～10%;小质粒仅含 20～30 个基因,约为染色体的 0.5%。质粒基因可编码很多重要的生物学性状物质(详见第二章第一节)。

(1)质粒的分类:质粒有多种分类方法,如按编码的功能分为 R 质粒、F 质粒、Col 质粒等,按宿主范围分为窄宿主范围质粒和广宿主范围质粒。另外质粒还可以按复制的调控及其拷贝数进行分类:一是严紧控制型质粒,又称为低拷贝数质粒,每个细胞中只有 1～4 个拷贝,随细菌染色体的复制同步进行,多为大质粒;另一类是松弛控制型质粒,又称为高拷贝数质粒,每个细胞中 10～100 个拷贝,具有多个复制周期,独立于细菌细胞而自主复制,多为小质粒。

(2)质粒的复制:质粒的复制有 3 种形式,一是利用宿主的复制系统,多见于非常小的质粒,而且需要复制原点;二是携带特殊的基因,为其复制转录产生必需的成分多,见于大质粒;三是整合到宿主细胞的染色体上,随其复制而复制,称为附加体。

(3)质粒载体的特点:质粒载体主要用于 DNA 分子的亚克隆、表达外源蛋白、DNA 序列的测定和基因的体外重新构建等。它的优点是:①与外源 DNA 重组操作简单;②外源 DNA 在质粒中相对稳定;③质粒 DNA 的制备和纯化方便、快速简单。鉴于上述原因,质粒载体在基因工程操作中得以广泛应用。但是质粒载体容纳外源 DNA 片段有限,最多为 15kb 左右,当大于 15kb 时,转化效率明显下降。

现在基因工程中使用的质粒载体都已不是原来细菌或细胞中天然存在的质粒,而是为满足不同的实验要求所设计的各种不同的具有特定用途的新型质粒,除最常用的大肠埃希菌克隆用质粒载体外,近年来发展了许多人工构建的其他质粒载体。

### 应用最广的大肠埃希菌质粒载体——PBR322

"PBR322"中的"P"代表质粒,"BR"代表两位研究者的姓名,"322"代表试验编号。质粒或体PBR322 具有 4 个明显的优点:一是相对分子质量较小,大小仅为 4361bp;二是只带有 1 个复制起始位点,保证了该质粒只在大肠埃希菌的细胞中复制;三是具有两种抗生素抗性基因;四是具有较高的拷贝数,为重组体 DNA 的制备提供了极大的方便。

**2. 噬菌体** 噬菌体(phage)是感染细菌的一类病毒,其生物学特性以及在宿主细胞内的繁殖方式等内容已在第四章第五节中详述。噬菌体的基因组有的较大,如双链噬菌体 λ 噬菌体等;有的则较小,如单链噬菌体 M13、f1、fd 噬菌体等。DNA 重组技术中常用的噬菌体载体主要为已做过许多人工改造的 λ 噬菌体。

λ 噬菌体载体与质粒载体相比较,筛选简便,可克隆的 DNA 片段大,最大可达到 23kb;体外包装反应效力高,克隆效率 100 倍于质粒载体,适于构建 cDNA 文库、真核生物基因组文库,也经常用于外源目的基因的克隆。

## 二、微生物与基因工程受体细胞

基因工程受体细胞又称为宿主细胞,是指在转化和转导中接受外源基因的细胞。

**1. 选择受体细胞的原则** 选择基因工程受体细胞应遵循的原则是:①容易获得较高浓度的细胞;②安全,不致病;③遗传背景清楚,容易进行 DNA 重组操作及遗传改造;④表达水平和稳定性高,即产物的产量高且生物活性高;⑤产物容易提取纯化;⑥容易进行代谢调控;⑦易培养,培养成本低。

**2. 受体细胞的分类与特点** 基因工程中的受体细胞通常分为两类:一类是原核细胞,如大肠埃希菌、枯草芽孢杆菌、链霉菌等,该表达系统较为简单,但后期产物分离麻烦,而且不能对蛋白质进行修饰,不适合生产真核生物基因编码的蛋白质;另一类是真核细胞,包括酵母菌、哺乳动物细胞和昆虫细胞,该表达系统可以将产物分泌到细胞外,易于分离,而且能对蛋白质进行修饰。

### 大肠埃希菌与基因工程药物

大肠埃希菌生长繁殖速度快,且容易接受外源质粒,便于转化,是常被选用的基因工程受体细胞。美国科学家已利用大肠埃希菌作为基因受体细胞研发生产出多种基因工程药物。

生长激素释放抑制素(1977):用于治疗肢端肥大症和急性胰腺炎等疾病。

人胰岛素(1978):用于治疗糖尿病。

人生长激素(1979):用于治疗侏儒症。

干扰素(1980):用于治疗病毒感染性疾病。

**点滴积累** V

1. 微生物作为载体和受体细胞在基因工程药物的生产中发挥着重要作用。

2. 微生物中的质粒和噬菌体是基因工程技术中常选用的载体。

3. 原核细胞尤其是大肠埃希菌等是基因工程常选用的受体细胞。

## 目标检测

### 一、选择题

（一）单项选择题

1. 药物被污染的最大危害是（　　）

　　A. 造成经济损失 　　　　　　B. 造成药物失效 　　　　C. 引起药物变质

　　D. 产生有毒气味 　　　　　　E. 对人体造成危害

2. 属于药物变质后化学性质改变的是（　　）

　　A. 片剂潮解 　　　　　　　　B. 透明药液出现沉淀 　　　C. 丸剂变色

　　D. 产生气体 　　　　　　　　E. 片剂出现斑点

3. 变质药物引起输液反应的原因是产生了（　　）

　　A. 内毒素 　　　　　　　　　B. 热原 　　　　　　　　　C. 外毒素

　　D. 变应原 　　　　　　　　　E. 侵袭性酶

4. 《药品生产质量管理规范》的缩写为（　　）

　　A. GLP 　　　　　　　　　　B. GNP 　　　　　　　　　C. GMP

　　D. GCP 　　　　　　　　　　E. GAP

5. 下列药品中可以使用防腐剂的是（　　）

　　A. 注射剂 　　　　　　　　　B. 口服液 　　　　　　　　C. 滴眼剂

　　D. 止血剂 　　　　　　　　　E. 输液剂

6. 下列不属于益生菌的是（　　）

　　A. 乳杆菌 　　　　　　　　　B. 双歧杆菌 　　　　　　　C. 粪肠球菌

　　D. 葡萄球菌 　　　　　　　　E. 蜡样芽孢杆菌

7. 益生菌的有效成分是（　　）

　　A. 菌体 　　　　　　　　　　　　B. 死菌体

　　C. 活菌体 　　　　　　　　　　　D. 菌体的代谢产物

　　E. 活菌体、死菌体及菌体的代谢产物

8. 在体内有回复突变危险的疫苗是（　　）

　　A. 活疫苗 　　　　　　　　　B. 死疫苗 　　　　　　　　C. 类毒素

　　D. 亚单位疫苗 　　　　　　　E. 结合疫苗

9. 百白破三联疫苗是指( )

    A. 白喉类毒素、破伤风类毒素、百日咳类毒素

    B. 白喉死疫苗、破伤风类毒素、百日咳死疫苗

    C. 白喉类毒素、破伤风类毒素、百日咳死疫苗

    D. 白喉类毒素、破伤风类毒素、百日咳活疫苗

    E. 白喉死疫苗、破伤风类毒素、百日咳死疫苗

10. MIC 的含义是( )

    A. 指能抑制微生物生长所需的药物的最高浓度

    B. 指能抑制微生物生长所需的药物的最低浓度

    C. 指能促进微生物生长所需的药物的最低浓度

    D. 指能促进微生物生长所需的药物的最高浓度

    E. 指能抑制微生物生长所需的药物的适宜浓度

11. 对抗生素差异毒力描述正确的是( )

    A. 差异毒力越大,临床应用价值越高    B. 差异毒力越大,临床应用价值越低

    C. 差异毒力越大,毒副作用越大    D. 差异毒力越大,毒副作用越小

    E. 差异毒力的大小与临床应用无关

12. 容易在体内储存导致中毒的维生素是( )

    A. 维生素 C        B. 维生素 $B_2$        C. 维生素 D

    D. 维生素 $B_6$        E. 叶酸

13. 酶制剂最主要的来源是( )

    A. 动物        B. 植物        C. 动物和植物

    D. 动物和微生物        E. 微生物

14. 维生素的作用主要体现在( )

    A. 是构成机体组织的原料        B. 是机体产生能量的来源

    C. 是酶的辅酶或辅基成分        D. 维持机体的酸碱平衡

    E. 维持机体的电解质平衡

15. 酶抑制剂最主要的来源是( )

    A. 放线菌        B. 真菌        C. 细菌

    D. 病毒        E. 螺旋体

16. 基因工程技术中常选用的载体是( )

    A. 质粒和核糖体        B. 质粒和噬菌体        C. 核糖体和噬菌体

    D. 核糖体和酵母菌        E. 噬菌体和酵母菌

17. 基因工程技术中能对蛋白质进行修饰的受体细胞是( )

    A. 大肠埃希菌        B. 枯草芽孢杆菌        C. 链霉菌

    D. 酵母菌        E. 短小芽孢杆菌

18. 多黏菌素和杆菌肽来源于（　　　）

    A. 放线菌　　　　　　　　B. 真菌　　　　　　　　C. 细菌

    D. 植物　　　　　　　　　E. 动物

（二）多项选择题

1. 不属于药物变质后物理性质改变的是（　　　）

    A. 产生异常气味　　　　　B. 透明药液变得混浊　　　C. 丸剂潮解

    D. 塑料包装膨胀　　　　　E. 乳剂出现团块

2. 影响空气中微生物含量的因素有（　　　）

    A. 湿度　　　　　　　　　B. 清洁度　　　　　　　　C. 人员活动

    D. 温度　　　　　　　　　E. 光照

3. 药物变质可致人体发生（　　　）

    A. 感染　　　　　　　　　B. 热原反应　　　　　　　C. 超敏反应

    D. 不良反应　　　　　　　E. 中毒

4. 微生态制剂的作用包括（　　　）

    A. 生物拮抗作用　　　　　B. 营养作用　　　　　　　C. 促进机体的生长、发育

    D. 降解有毒物质　　　　　E. 提高免疫力

5. 活疫苗的优点有（　　　）

    A. 容易保存　　　　　　　B. 具有细胞免疫效应　　　C. 安全

    D. 免疫效果持久　　　　　E. 接种次数少

6. 新型疫苗包括（　　　）

    A. 类毒素　　　　　　　　B. 亚单位疫苗　　　　　　C. 基因工程疫苗

    D. 减毒活疫苗　　　　　　E. 合成肽疫苗

7. 医用抗生素必须满足的要求是（　　　）

    A. 易使病原菌产生抗药性　　　　　B. 吸收缓慢,血药浓度高

    C. 差异毒力大　　　　　　　　　　D. 生物活性强

    E. 有一定的抗菌谱

8. 利用微生物发酵技术生产的药物有（　　　）

    A. 微生态制剂　　　　　　B. 氨基酸　　　　　　　　C. 维生素

    D. 酶制剂　　　　　　　　E. 抗生素

9. 我国发明的二步发酵法生产维生素 C 所使用的菌体是（　　　）

    A. 乳杆菌　　　　　　　　B. 双歧杆菌　　　　　　　C. 重组菌株

    D. 弱氧化醋杆菌　　　　　E. 假单胞菌

10. 下列属于水溶性维生素的是（　　　）

    A. 维生素 A　　　　　　　B. 烟酸　　　　　　　　　C. 叶酸

    D. 泛酸　　　　　　　　　E. 维生素 K

二、简答题

1. 分析药物污染的微生物来源,并制定出防止微生物污染的措施。

2. 试述药物变质的判断依据。

3. 简述氨基酸的常用生产技术。

4. 简述基因工程载体的特点。

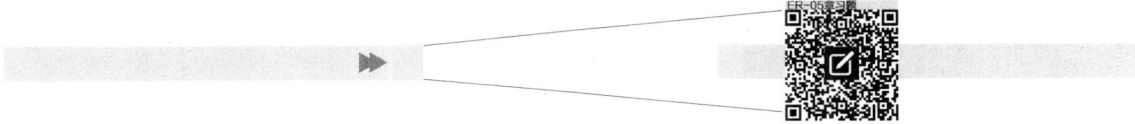

（汪晓静）

# 第六章

## 抗　原

ER-06章PPT

情景描述：

　　吃同样的鱼、虾等食物，多数人安然无恙，有少数人却出现全身发痒、起疱等过敏症状，为什么？ 有的患者因肾衰竭而急需肾移植时，必须找到一个与之相"匹配"的肾脏，肾移植才有可能成功，这又是为什么？ 要了解这些，必须先从抗原学起。

学前导语：

　　抗原是启动机体免疫应答的始动环节，抗原的特性、特异性具有重要的实际意义。 学习抗原及其特性，了解抗原的种类及抗原在医药学实践中的应用，为后续内容的学习打下基础。

## 第一节　抗原的概念、特性

### 一、抗原的概念、性质

（一）抗原的概念

能刺激机体免疫系统产生特异性免疫应答，并能与相应的免疫应答产物（抗体或效应淋巴细胞）在体内外发生特异性结合的物质称为抗原（antigen，Ag）。

（二）抗原的性质

抗原具有两个重要特性：免疫原性和抗原性。免疫原性指抗原诱导机体产生免疫应答的能力，即刺激免疫系统产生抗体或形成效应淋巴细胞的特性；抗原性是指抗原与抗体或效应淋巴细胞发生特异性结合的能力，也称免疫反应性。

具有免疫原性和抗原性的物质称为完全抗原，多为一些复杂的有机分子，如细菌、病毒、异种血清和大多数蛋白质等。通常所说的抗原均指完全抗原。有些物质只具有抗原性而无免疫原性，称为半抗原或不完全抗原。半抗原单独不能诱导机体产生抗体，只有和蛋白质载体结合具有免疫原性后，才能诱导机体产生抗体，这类抗原一般分子量小，如多糖、脂类和某些药物等。

### 二、决定抗原免疫原性的条件

抗原诱导机体产生特异性免疫应答的类型及强度受多种因素影响，但主要取决于抗原性物质本身的异物性、理化特性、结构与构象性质、进入机体的方式以及遗传因素等。

（一）异物性

正常情况下,机体的免疫系统具有精确识别"自己"和"非己"物质的能力,机体对"自己"物质不发生免疫应答,而对"非己"物质则加以排斥。凡与宿主自身成分相异或胚胎期未与自身淋巴细胞接触过的物质均为"非己"物质,抗原就是"非己"物质,"非己性"即为异物性。异物性是抗原对某一机体具有免疫原性的第一要素。通常抗原的来源与宿主种系关系越远,免疫原性越强;反之,种系关系越近,免疫原性越弱。如鸭血清蛋白对家兔呈强免疫原性,而对鸡则呈弱免疫原性。但异物性并不仅指异种或异体成分,自身成分在胚胎期未与免疫活性细胞接触过,能被自身免疫系统识别,也被视为异物。异物性物质通常有以下 3 类:

**1. 异种物质**　各种病原生物及其产物、异种动物血清、植物蛋白质等。

**2. 同种异体物质**　人类的血型抗原、主要组织相容性抗原等。

**3. 自身物质**　在胚胎期未与免疫活性细胞接触过的自身物质。若出生后由于某些因素影响(如炎症、外伤等)使隐蔽的自身抗原(如甲状腺球蛋白、眼晶状体蛋白、精子等)释放出来,则成为自身抗原,可刺激机体发生免疫反应。自身正常组织在感染、烧伤、冻伤、电离辐射、药物等因素影响下,结构发生改变,也可成为自身抗原,引起免疫系统对自身物质进行排斥,发生自身免疫病。

（二）理化性状

**1. 分子大小**　一般而言,抗原的分子量越大,结构越复杂,含有的抗原决定簇越多,则免疫原性越强。分子量在 10.0kD 以上的物质一般才具有免疫原性,分子量<4.0kD 的一般无免疫原性。

**2. 化学组成和结构**　抗原性物质的化学组成和结构决定其免疫原性。以单一直链氨基酸组成为主的蛋白质其免疫原性较弱,例如明胶蛋白;而含有大量芳香族氨基酸尤其是酪氨酸的蛋白质其免疫原性就很强。

**3. 分子构象与易接近性**　分子构象是指抗原分子中一些特殊化学基团的三维结构。某些抗原分子在天然状态下可诱生特异性的抗体,但构象发生改变后,可失去诱生同样抗体的能力。因此,这些基团的性质、位置决定着抗原分子是否能与相应淋巴细胞表面的抗原受体互相接触并特异性结合以启动免疫应答。易接近性是指抗原分子的特殊化学基团与淋巴细胞表面的相应抗原受体接近的难易程度,抗原分子氨基酸残基所处侧链的位置不同,可影响抗原与淋巴细胞表面的相应抗原受体结合,从而影响抗原的免疫原性。两者都与抗原的特异性有关。

（三）宿主因素与免疫方式

决定某一物质是否具有免疫原性,除与上述条件相关外,还受机体的遗传、年龄、生理状态、个体差异等诸多因素影响。此外,抗原进入机体的剂量、途径、次数、频率及免疫佐剂的应用等也与免疫原性的强弱有关。

**点滴积累** ∨ ⋯⋯⋯⋯⋯⋯⋯⋯⋯⋯⋯⋯⋯⋯⋯⋯⋯⋯⋯⋯⋯⋯⋯⋯⋯⋯⋯⋯⋯⋯

1. 抗原对机体而言是一种"异物",这种"异物"可以来自于体外,也可来自于体内。具有两个重要特性:免疫原性和抗原性。

2. 抗原诱导机体产生特异性免疫应答的类型及强度受多种因素影响,主要有抗原性物质本身的异物性、理化特性、结构与构象性质、进入机体的方式以及遗传因素等。

## 第二节 抗原的特异性

特异性是指物质之间的相互吻合性、针对性和专一性。抗原的特异性既表现在免疫原性上,也表现在抗原性上。前者是指某一特定抗原只能诱导机体产生针对该抗原的特异性抗体或效应淋巴细胞;后者是指某一特定抗原只能与其相应的抗体或效应淋巴细胞特异性结合,发生免疫应答。特异性是免疫应答的最重要的特点,也是免疫学诊断和防治的理论依据。

### 一、特异性的物质基础

抗原决定簇(antigenic determinant, AD)是指抗原分子中决定抗原特异性的特殊化学基团,又称表位(epitope),通常由5~17个氨基酸残基、5~7个多糖残基或核苷酸组成。抗原通过决定簇与相应淋巴细胞表面的抗原受体(TCR 或 BCR)特异性结合,进而激活淋巴细胞,引起免疫应答;抗原也通过决定簇与相应抗体或效应淋巴细胞发生特异性结合而发挥免疫效应。因此,抗原决定簇是被免疫细胞识别的靶结构,也是免疫反应具有特异性的物质基础。抗原决定簇的性质、数量和空间构型决定了抗原的特异性。

一个抗原分子表面能和抗体分子结合的功能性决定簇的总数称为抗原结合价。大多数天然抗原的分子表面有多个相同或不同的抗原决定簇,是多价抗原,可以和多个抗体分子的抗原结合部位结合。一种抗原决定簇只能刺激机体产生一种相应的抗体或效应淋巴细胞。

### 二、特异性与交叉反应

#### (一) 抗原-抗体反应的特异性

抗原-抗体反应的高度特异性可精确区分物质间极细微的差异,这种特异性不仅取决于抗原决定簇的化学组成,而且与化学基团的空间结构密切相关。

经人工抗原研究发现:①抗原-抗体反应犹如锁和钥匙的关系,具有高度特异性,如由结合苯胺的抗原激发机体产生的抗体只能与苯胺决定簇结合,而不能与其他抗原结合。②特异性由抗原决定簇所决定,而非由整个抗原分子决定,如将甲酸基、磺基、砷酸基连接在苯胺上,再经偶氮化与蛋白质结合,将此化合物免疫动物得到的抗体只能与相应的基团结合。③抗原决定簇的空间位置很重要,即使抗原决定簇相同,但其位置不同,特异性亦不同。如对位氨基苯甲酸蛋白抗原产生的抗体只能与对位氨基苯甲酸蛋白抗原结合,而不能与邻位和间位的氨基苯甲酸蛋白抗原结合。④抗原结构的旋光度也与抗原的特异性有关,如右旋酒石酸偶氮蛋白抗原刺激产生的抗体只能与右旋酒石酸偶氮蛋白抗原结合,而不能与左旋酒石酸偶氮蛋白抗原结合。这是因为两者的结合呈互补方式,犹如右手的手套不能适合于左手一样。

天然单纯蛋白质抗原其抗原特异性主要取决于末端氨基酸序列的不同。不同种属动物的血清白蛋白因其末端氨基酸序列不同,即表现出种属特异性的差异。

（二）共同抗原与交叉反应

天然抗原表面常带有多种抗原决定簇,每种决定簇都能刺激机体产生一种特异性抗体,如伤寒患者血清中可检出针对伤寒杆菌鞭毛的抗体、抗表面成分的抗体及多种菌体抗体。不同抗原相互间可存在部分相同的抗原决定簇,互称为共同抗原(common antigen)。亲缘关系很近的生物间存在的共同抗原称为类属抗原;不同种属的生物间存在的共同抗原称为异嗜性抗原。

一种具有共同抗原决定簇的物质刺激机体产生的抗体,可与其他含有共同抗原决定簇的物质结合发生反应,称为交叉反应(图 6-1)。交叉反应不仅在两种抗原决定簇构型完全相同时发生,也可在两种决定簇构型相似的情况下发生,只是后者的结合力相对较弱。血清学诊断中出现交叉反应时,易造成判断上的混乱,给免疫学诊断带来困难。但根据交叉反应的原理,利用容易得到的某种共同抗原(或抗体),在血清学诊断中检测体内相应的抗体(或抗原),在临床疾病的辅助诊断上有重要作用。

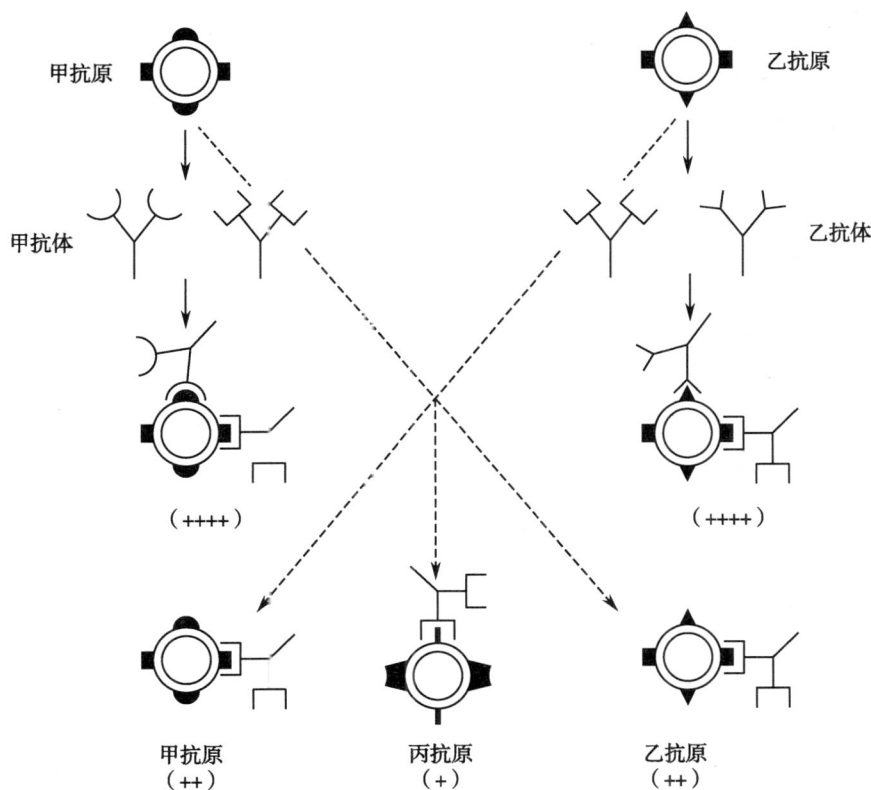

图 6-1　细菌共同抗原与交叉反应示意图

点滴积累　∨

决定抗原特异性的物质基础是抗原分子中的抗原决定簇;交叉反应的发生与共同抗原有关。

# 第三节　抗原的种类

## 一、抗原的分类

根据抗原的来源、抗原与机体的亲缘关系、抗原刺激 B 细胞产生抗体时是否需要 T 细胞的辅助等对抗原进行分类。

### （一）根据抗原的来源分类

**1. 内源性抗原**　是指抗原提呈细胞新合成的存在于胞质内的抗原性物质,如病毒感染细胞生成的病毒蛋白和肿瘤细胞内生成的肿瘤抗原等。

**2. 外源性抗原**　是指抗原提呈细胞通过吞噬、吞饮等作用从外界摄入胞内的抗原性物质,如细菌和某些可溶性蛋白等。

### （二）根据抗原激活 B 细胞是否需要 T 细胞的辅助分类

**1. 胸腺依赖性抗原**（thymus dependent antigen,TD-Ag）　这类抗原刺激 B 细胞产生抗体时,必须依赖 T 细胞的辅助,称为 TD-Ag。TD-Ag 刺激机体主要产生 IgG 类抗体,还可引起细胞免疫应答及免疫记忆。大多数天然抗原如细菌、病毒、异种血清属于 TD-Ag。先天性胸腺缺陷和后天性 T 细胞功能缺陷的个体,TD-Ag 诱导机体产生抗体的能力明显低下。

**2. 胸腺非依赖性抗原**（thymus independent antigen,TI-Ag）　这类抗原刺激 B 细胞产生抗体时,不需要 T 细胞的辅助,称为 TI-Ag。TI-Ag 只能激发 B 细胞产生 IgM 类抗体,不引起细胞免疫应答及免疫记忆。少数抗原如细菌脂多糖、聚合鞭毛素等均属于此类。

### （三）根据抗原与机体的亲缘关系分类

**1. 异种抗原**　来自于不同种属的抗原,称为异种抗原。常见的有:

(1)病原微生物:细菌、病毒和其他微生物都有较强的免疫原性。微生物虽然结构简单,但化学组成极为复杂,每种病原微生物均是多种抗原组成的复合体,如细菌有表面抗原、菌体抗原、鞭毛抗原及菌毛抗原等。微生物在引起机体感染的同时,也可诱导机体产生特异性免疫应答和抗感染的能力。因此,使用病原微生物制成的疫苗可提高人群免疫力,控制传染病的流行;或者测定血清中的特异性抗体,辅助诊断传染病。

(2)细菌的外毒素和类毒素:外毒素是某些细菌在代谢过程中合成和分泌的对机体具有毒害作用的物质。外毒素是蛋白质,毒性很强,免疫原性也很强。将外毒素经低浓度的甲醛处理后,失去毒性,仍保留免疫原性,称为类毒素。类毒素能刺激机体产生抗毒素(抗体),该抗体可与外毒素结合,阻止外毒素与敏感细胞结合,避免外毒素对机体的毒性作用,可作为人工自动免疫制剂。

(3)免疫血清和抗毒素:常用的各种抗毒素是将类毒素免疫大型动物(常用马)而获得的免疫血清或精制抗体,这种动物来源的抗毒素注入人体,既可中和相应外毒素的毒性作用,发挥防治疾病的用途;也可作为异种蛋白,刺激人体产生抗毒素的抗体,当再次注射抗毒素时,可引起超敏反应。所以临床上在使用抗毒素用于紧急预防和治疗外毒素引起的疾病时,必须做皮肤过敏试验。

2. **同种异型抗原**　同一种属的不同个体间由于遗传基因的差异，存在多种不同的抗原，主要的同种异型抗原有血型抗原和组织相容性抗原。

(1)血型(红细胞)抗原：人类的血型抗原包括 ABO 与 Rh 血型，ABO 血型系统有 A、B、AB 和 O 型 4 种表现型。若误输入异型血，可出现免疫溶血反应。Rh 血型在人群中有两型，大多数为 Rh 阳性，如在妊娠分娩时，胎儿的 Rh 阳性红细胞进入 Rh 阴性的母体内，可刺激机体产生抗 Rh 抗体(IgG 类抗体)，当母体再次妊娠时，胎儿仍为 Rh 阳性个体，母体内的抗 Rh 抗体通过胎盘黏膜屏障进入胎儿体内，出现严重的溶血反应。

**案例分析**

案例

李某，男，28 岁。 因外伤失血较多，需输血治疗。 当时查验患者的血型为 A 型，随后输入 A 型血 200ml。 几分钟后，患者突然头痛、恶心、呕吐，呼吸困难，血压急剧下降，脉搏 110 次/分。 主治医生考虑患者可能为错误输血，立即停止输血并进行抗休克、输液、利尿、碱化尿液、纠正水与电解质平衡、抗感染等治疗，患者逐渐恢复。 经复查，患者的血型为 B 型，出现错误的原因是值班护士送错了标本。

分析

患者输入 A 型血后因血型不合出现了免疫溶血反应。

(2)人类主要组织相容性抗原：人类主要组织相容性抗原是有核细胞膜上的蛋白抗原，除同卵双生者外，不同个体的组织相容性抗原不全相同，在器官移植时，为防止过强的移植排斥反应发生，应进行组织配型，以选择供者与受者的主要组织相容性抗原相近者。

3. **自身抗原**　正常情况下，机体免疫系统对自身正常组织或细胞不产生免疫应答，即处于自身耐受状态。某些病理情况下(如隐蔽抗原、自身抗原分子结构发生改变或被修饰等)，自身抗原可诱导机体产生自身免疫应答。

4. **异嗜性抗原**　溶血性链球菌的表面成分与人肾小球基底膜及心肌组织具有共同抗原存在，故在链球菌感染后，其刺激机体产生的抗体可与具有共同抗原的心、肾组织发生交叉反应，导致肾小球肾炎或心肌炎；大肠埃希菌 $O_{14}$ 型脂多糖与人结肠黏膜有共同抗原存在，有可能导致溃疡性结肠炎的发生。

---

### 案例分析

**案例**

男性，21 岁，咽部不适 3 周，水肿、尿少 1 周。3 周前咽部不适，轻咳，无发热，自服诺氟沙星不好。近 1 周感双腿发胀，双眼睑水肿，晨起时明显，同时尿量减少，200～500ml/d，尿色较红，查体可见双下肢可凹性水肿。临床诊断：急性肾小球肾炎（链球菌感染后）。

**分析**

1. 链球菌反复感染后为什么会诱发急性肾小球肾炎？

与异嗜性抗原引起的交叉反应有关。异嗜性抗原是一类与种属特异性无关，存在于人、动物、植物和微生物之间的共同抗原。乙型溶血性链球菌的某些抗原与人肾小球基底膜有共同抗原，因此，此型链球菌感染后机体会产生特异性抗体，能与人肾小球基底膜发生交叉反应，破坏肾小球基底膜，导致急性肾小球肾炎。

2. 异嗜性抗原在医学上的意义有哪些？

（1）与某些疾病的诊断有关：如外斐试验，引起斑疹伤寒的立克次体与变形杆菌 $OX_{19}$、$OX_2$ 有共同抗原成分，临床上可采用变形杆菌为抗原，与斑疹伤寒患者的血清做凝集试验即外斐试验，进行辅助诊断。

（2）与某些免疫性疾病的发生有关：如急性肾小球肾炎（链球菌感染后）。

---

#### （四）其他分类方法

根据抗原获得方式不同，可分为天然抗原和人工抗原。

根据抗原诱导的免疫应答性质可分为移植抗原、肿瘤抗原、引起超敏反应的变应原或过敏原等。

肿瘤抗原是细胞在癌变过程中出现的新抗原及过度表达的抗原性物质的总称。肿瘤抗原在肿瘤的发生、发展及诱导机体抗肿瘤免疫效应中发挥重要作用，也可作为肿瘤诊断和免疫治疗的靶分子。肿瘤抗原根据其特异性可分为：①肿瘤特异性抗原（tumor specific antigen，TSA）：只存在于某种肿瘤细胞中而正常细胞不表达的抗原。机体免疫系统能将其识别为异己，并进行排斥。目前已在人类黑色素瘤、结肠癌、乳腺癌等肿瘤细胞表面检测出此类抗原。②肿瘤相关抗原（tumor associated antigen，TAA）：指非肿瘤细胞所特有的，正常细胞表面也可表达，但在细胞发生癌变时其含量可明显增高的抗原。最常见的肿瘤相关抗原是胚胎抗原，如肝细胞癌变时产生的甲胎蛋白（AFP），AFP 在成人血清中含量极微，发生原发性肝癌时体内的 AFP 含量剧增。目前甲胎蛋白的检测已广泛用于原发性肝癌的辅助诊断和普查。癌胚抗原（CEA）在直肠癌、结肠癌等患者血清中的含量明显增高，也可以用于辅助诊断。

变应原是指引发超敏反应的抗原，也称过敏原。变应原的种类很多，完全抗原有鱼、虾、蛋、乳制品、植物花粉、动物皮毛等；半抗原有磺胺类、青霉类等药物，染料、油漆、塑料等化学物质，它们与体内蛋白结合，以半抗原为决定簇，蛋白质为载体获得免疫原性，可引起超敏反应。变应原能否引起超敏反应,与机体遗传因素有关,患者多有家族史。

## 二、抗原在医药学实践中的应用

抗原被广泛应用于疾病的诊断、治疗、预防及发病机制的研究中。

**1. 疾病的诊断和辅助诊断**　在特异性抗原-抗体反应中,可用已知抗体(抗原)检测未知抗原(抗体)。应用特异性抗体定性和定量检测病原体;检测并确定变应原,用于预防及治疗超敏反应性疾病。

**2. 疾病的预防**　应用经灭活或减毒的病原微生物及其产物制备疫苗,接种机体,诱导特异性免疫应答,用于预防传染性疾病。目前,为防治严重危害人类健康的烈性传染病或新发现的感染性疾病,如 AIDS、禽流感、埃博拉病毒感染等,有待新型疫苗的问世。

**3. 疾病的治疗**　T 细胞疫苗用于治疗自身免疫病;肿瘤疫苗用于肿瘤生物治疗;口服髓磷脂碱性蛋白抗原可治疗脱髓鞘疾病;应用经处理的抗原进行减敏反应,治疗某些Ⅰ型超敏反应性疾病。

**4. 在药学方面的应用**　例如可以将某些药物等小分子半抗原偶联到大分子载体上,合成人工结合的完全抗原,将其免疫动物,制备各种半抗原的抗体,可应用于相关药物的检测。对某些患者在服用药物后进行血中药物浓度的检测,对运动员进行服用违禁药品的检测等。

## 三、免疫佐剂

免疫佐剂是指同抗原一起或预先注入机体,能非特异性地增强机体对该抗原的免疫应答或改变其免疫应答类型的物质,是一种非特异性免疫刺激剂。佐剂是疫苗研究过程中的重要组成部分。

**1. 免疫佐剂的分类**　佐剂的种类很多,主要包括以下几类:①生物性佐剂:主要包括微生物及其代谢产物,如分枝杆菌、百日咳杆菌、脂多糖等。②无机佐剂:如氢氧化铝、明矾、磷酸铝等。③合成佐剂:如人工合成的双链多聚核苷酸、胞壁酰二肽等。④油剂:最常用的是弗氏佐剂,包括弗氏完全佐剂(FCA)和弗氏不完全佐剂(FIA)。该佐剂只用于实验目的的免疫研究,不适合用于制备疫苗。⑤新型佐剂:如 quick antibody 免疫佐剂,用于小鼠单克隆抗体/多克隆抗体的制备。

**2. 免疫佐剂在药学中的应用**　佐剂通过改变抗原的物理性状,延长抗原在体内的存留时间,增强了抗原提呈细胞对抗原的处理和提呈能力,刺激淋巴细胞增殖分化,从而增强和扩大免疫应答。由于佐剂具有增强机体免疫应答的作用,故应用范围广泛,例如制备动物免疫血清在免疫动物时加用佐剂可获得高效价的抗体;接种疫苗时加用佐剂可增强疫苗的免疫效果;佐剂也可作为免疫增强剂直接用于肿瘤、慢性感染、过敏性疾病的辅助治疗等。

**点滴积累** ╲

1. 根据来源不同抗原可分为内源性抗原、外源性抗原;根据抗原激活 B 细胞是否需要 T 细胞的辅助可分为胸腺依赖性抗原(TD-Ag)和胸腺非依赖性抗原(TI-Ag);根据与机体的亲缘关系分为异种抗原、同种异型抗原、自身抗原、异嗜性抗原等。

2. 抗原被广泛应用于疾病的诊断、治疗、预防、发病机制及药品检测的研究中。

3. 免疫佐剂是一种非特异性免疫刺激剂,是疫苗研究过程中的重要组成部分。

## 目标检测

### 一、选择题

（一）单项选择题

1. 下列属于半抗原的物质有（　　）

    A. 病毒　　　　　　　　　　B. 细菌内毒素　　　　　　　C. 类毒素

    D. 青霉素　　　　　　　　　E. 生理盐水

2. 抗原分子的免疫反应性是指（　　）

    A. 诱导机体免疫应答的特性　　　　　　B. 与免疫应答产物结合的特性

    C. 与大分子载体结合的特性　　　　　　D. 诱导机体发生耐受的特性

    E. 诱导机体产生免疫应答产物的特性

3. 胸腺依赖性抗原是指（　　）

    A. 在胸腺中被识别　　　　　　　　　　B. 不能引起体液免疫应答

    C. 可刺激胸腺细胞产生抗体　　　　　　D. 在 T 细胞的辅助下才能激活 B 细胞

    E. 不需要 T 细胞的辅助就能激活 B 细胞

4. 抗原表面与抗体结合的特殊化学基团称为（　　）

    A. 抗原识别受体　　　　　　B. 类属抗原　　　　　　　　C. 半抗原

    D. 抗原决定簇　　　　　　　E. 共同抗原

5. 引起移植排斥反应的属于（　　）

    A. 异种抗原　　　　　　　　B. 自身抗原　　　　　　　　C. 同种异型抗原

    D. 异嗜性抗原　　　　　　　E. 肿瘤抗原

6. 异嗜性抗原（　　）

    A. 与种属密切相关　　　　　　　　　　B. 不引起交叉反应的发生

    C. 血型抗原属于异嗜性抗原　　　　　　D. 是一种共同抗原

    E. 眼晶状体蛋白属于异嗜性抗原

7. 肿瘤相关抗原（　　）

    A. 为肿瘤细胞所特有的抗原

    B. 瘤细胞与正常细胞都高表达的抗原

    C. 正常组织细胞高表达的抗原

    D. 正常细胞表面没有的抗原

    E. 肿瘤细胞高表达，正常细胞少量表达的抗原

8. 类毒素的性质（　　）

    A. 有免疫原性，有毒性　　　　　　　　B. 无免疫原性，无毒性

    C. 有免疫原性，无毒性　　　　　　　　D. 有毒性，无免疫原性

    E. 有过敏原性，有毒性

9. 交叉反应是由于两种不同的抗原分子中具有（ ）

　　A. 构象决定簇　　　　　　　　　B. 不同的抗原决定簇

　　C. 功能性决定簇　　　　　　　　D. 共同抗原决定簇

　　E. 连续性决定簇

10. 佐剂（ ）

　　A. 能特异性地增强机体对该抗原的免疫应答

　　B. 弗氏佐剂是常用于人类的免疫佐剂

　　C. 是非特异性免疫刺激剂

　　D. 可减弱机体对抗原的免疫应答

　　E. 不能改变抗原的物理性状

11. 入血可成为自身抗原诱导自身免疫的是（ ）

　　A. 血小板　　　　　　B. 红细胞　　　　　　C. 白细胞

　　D. 血浆　　　　　　　E. 晶状体蛋白

（二）多项选择题

1. 抗原性物质的免疫原性取决于（ ）

　　A. 高分子量　　　　　B. 化学组成　　　　　C. 异物性程度

　　D. 特异性　　　　　　E. 化学结构的复杂性

2. 关于 TD-Ag 的叙述，正确的是（ ）

　　A. 大多为蛋白质类物质　　　　　B. 诱导抗体产生时需 T 细胞的辅助

　　C. 只产生 IgM　　　　　　　　　D. 能产生免疫记忆

　　E. 大多为糖类物质

3. 对人来说构成抗原的有（ ）

　　A. 其他个体的脏器　　B. 流感病毒　　　　　C. 自体皮肤

　　D. 动物免疫血清　　　E. 自体晶状体蛋白

4. 属于同种异型抗原的是（ ）

　　A. ABO 系统　　　　　B. HLA　　　　　　　C. Rh 系统

　　D. 补体系统　　　　　E. AFP

二、简答题

1. 在制备生物制品如抗血清时，如何提高所用抗原性物质的免疫原性？

2. 简述 TD-Ag 与 TI-Ag 的区别。

（阎小君）

# 第七章

## 免疫器官与免疫细胞

导学情景

情景描述：

　　生活中有些人经常生病，且总是拖延好不了；而有些人却很少生病，即使是生病了也能很快恢复。　人们的免疫力为什么会有如此之差别呢?

学前导语：

　　机体的免疫系统是决定抵抗疾病能力的关键，它可保护我们身体免受外来细菌或病毒的侵袭，还可帮助伤口愈合，是我们身体的护卫军。　学习免疫系统的各成员是如何工作及它们之间是如何相互联系与作用的，可以帮助我们对健康与疾病的关系的理解。

　　免疫系统（immune system）是机体执行免疫功能的组织系统，也是机体对抗原性异物进行免疫应答的场所，由免疫器官、免疫细胞和免疫分子所组成。

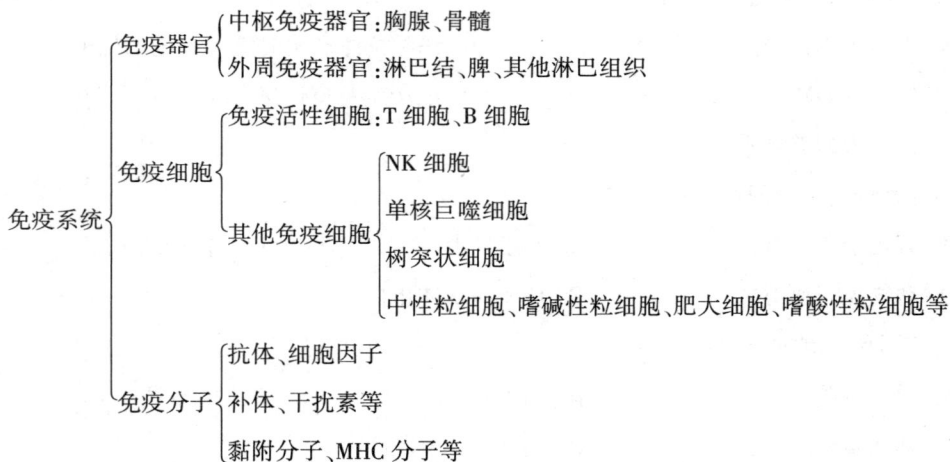

免疫系统
- 免疫器官
  - 中枢免疫器官：胸腺、骨髓
  - 外周免疫器官：淋巴结、脾、其他淋巴组织
- 免疫细胞
  - 免疫活性细胞：T 细胞、B 细胞
  - 其他免疫细胞
    - NK 细胞
    - 单核巨噬细胞
    - 树突状细胞
    - 中性粒细胞、嗜碱性粒细胞、肥大细胞、嗜酸性粒细胞等
- 免疫分子
  - 抗体、细胞因子
  - 补体、干扰素等
  - 黏附分子、MHC 分子等

　　根据生物体在种系进化发育过程中免疫系统形成和作用的特点，免疫系统又分为固有免疫系统（innate immune system）和适应性免疫系统（adaptive immune system）。固有免疫系统主要由屏障结构、固有免疫细胞和固有免疫分子组成；适应性免疫系统主要由 T 细胞、B 细胞及其接受抗原刺激后产生的抗体和效应 T 细胞组成。

## 第一节　免疫器官

　　免疫器官（immune organ）按其功能不同分为中枢免疫器官和外周免疫器官两大类，两者通过血液循环及淋巴循环互相连接执行着机体的免疫功能。

## 一、中枢免疫器官

中枢免疫器官(central immune organ)是免疫细胞发生、分化、发育成熟的场所,同时对外周免疫器官的发育和机体的免疫功能发挥调节作用。包括人类的胸腺、骨髓(禽类的法氏囊或腔上囊)。

（一）骨髓

骨髓(bone marrow)是人类和哺乳动物的造血器官,它具有如下功能:①各类血细胞和免疫细胞的发源地:骨髓中的造血干细胞(以称多能干细胞)在骨髓微环境中,首先分化成髓样干细胞和淋巴样干细胞(图 7-1),髓样干细胞再分化成熟为粒细胞、单核细胞、红细胞、血小板;②人类 B 淋巴细胞分化成熟的场所:一部分淋巴样干细胞在骨髓继续分化为 B 淋巴细胞和自然杀伤细胞(NK 细胞),另一部分则经血流进入胸腺,发育成熟为 T 淋巴细胞,淋巴样干细胞还可以在骨髓中分化发育为 NK细胞和树突状细胞;③B 细胞再次应答的场所:在外周免疫器官中的记忆 B 细胞在抗原刺激下被激活,经淋巴液和血液进入骨髓后分化为浆细胞,并产生大量的抗体释放到血液循环。

（二）胸腺

胸腺(thymus)的大小和结构随年龄不同而有明显差别。胸腺内的细胞主要由胸腺细胞和胸腺基质细胞组成,前者绝大多数为处于不同发育阶段的未成熟 T 细胞,后者则包括胸腺上皮细胞、巨噬细胞、树突状细胞及成纤维细胞等。胸腺基质细胞及其分泌的胸腺素和细胞因子等构成了决定 T 细胞分化、增殖和选择性发育的微环境。

胸腺的功能主要有:①T 细胞(特别是 TCRαβ -T 细胞)分化、发育和成熟的场所:在胸腺产生的某些细胞因子的作用下,来源于骨髓的前 T 细胞经历十分复杂的阳性与阴性选择发育,仅有不足 5%的细胞分化为成熟 T 细胞,其特征是表达成熟抗原受体(TCR)的 CD4 或 CD8 单阳性细胞,并获得 MHC 限制性的抗原识别能力及自身耐受性;②免疫调节功能:胸腺基质细胞产生的多种多肽类激素不仅可以促进 T 细胞在胸腺内的成熟,还参与调节外周成熟的 T 细胞;③屏障作用:皮质内的毛细血管与其周围结构具有屏障作用,阻止血液中大分子物质的进入,此为血-胸腺屏障(blood-thymus barrier)。

先天性胸腺发育不全的儿童其 T 组胞发育障碍,可导致细胞免疫缺陷及体液免疫低下(DiGeorge 综合征)。

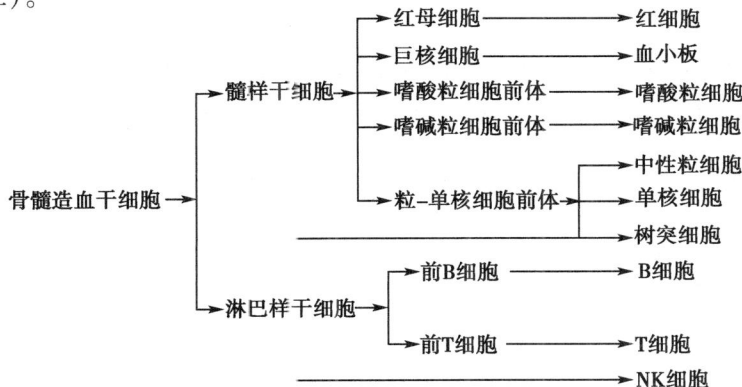

图 7-1　免疫细胞的分化与发育

## 二、外周免疫器官

外周免疫器官(peripheral immune organ)是成熟 T 淋巴细胞、B 淋巴细胞等免疫细胞定居增殖和发生免疫应答的场所。它包括淋巴结、脾脏及其他淋巴组织。

1. **淋巴结(lymph node)**　淋巴结广泛分布于全身淋巴通道,分为皮质与髓质两部分。其功能有:①T 细胞、B 细胞定居的场所:分别在胸腺和骨髓中分化成熟的 T 细胞、B 细胞均可定居于淋巴结,其中 T 细胞约占 75%,主要分布于浅皮质区和髓质之间的深皮质区;B 细胞约占 25%,主要分布于浅皮质区。②免疫应答发生的场所:是淋巴细胞接受抗原刺激后产生特异性免疫应答的重要场所。③参与淋巴细胞再循环。④过滤作用:能过滤淋巴液中的抗原性异物。

2. **脾脏(spleen)**　脾脏是人体最大的免疫器官,具有造血、储血、过滤血液的作用。脾脏是各类免疫细胞定居的场所,也是对抗原性物质发生免疫应答的部位。脾脏中的 B 细胞约占 60%,T 细胞约占 40%。

3. **黏膜相关淋巴组织**　包括扁桃体、肠系膜淋巴结、肠集合淋巴结、阑尾及黏膜下的分散淋巴小结和弥散淋巴组织。淋巴小结内含增殖分化的 T 细胞和 B 细胞,黏膜下 B 细胞可产生分泌型 IgA 类抗体,是各类黏膜表面抗感染的重要因素。

## 三、淋巴细胞再循环

成熟的淋巴细胞进入外周免疫器官后,不同种类的淋巴细胞定居于免疫器官的不同部位,其中某些淋巴细胞还可以离开免疫器官,进入淋巴液、血液,在体内游走,最后携带抗原再返回免疫器官,这一过程称为淋巴细胞再循环(lymphocyte recirculation)或淋巴细胞归巢(lymphocyte homing)。淋巴循环具有重要的生理意义:①使淋巴循环和血液循环互相沟通,免疫细胞畅流于全身构成完整的免疫系统网络,增加淋巴细胞与抗原接触的机会;②使淋巴器官和组织中的淋巴细胞从反复循环的"细胞库"中得到不断的补充,以保证淋巴细胞在淋巴器官和组织中合理分布;③有利于动员淋巴细胞及时到达病原微生物入侵部位,再将抗原信息带回淋巴器官从而产生特异性免疫应答。

# 第二节　免疫细胞

免疫细胞(immune cell)泛指所有参与免疫应答或与免疫应答有关的各类成熟细胞和前体细胞。各种免疫细胞均由骨髓造血干细胞分化发育而来,主要包括非特异性的固有免疫细胞和特异性的适应性免疫细胞两大类。如造血干细胞、淋巴细胞、单核巨噬细胞及其他抗原提呈细胞、粒细胞、红细胞和肥大细胞等。

## 一、淋巴细胞

淋巴细胞(lymphocyte)是构成机体免疫系统的主要细胞群体,占外周血白细胞总数的 20%～40%。淋巴细胞的显著特征是其异质性,可分为不同表型及功能各异的群体,如 T 细胞、B 细胞、NK

细胞等,而 T 细胞和 B 细胞还可以再分为若干亚群。

（一）T 淋巴细胞

T 淋巴细胞来源于骨髓中的淋巴样干细胞,在胸腺中分化成熟,故称为胸腺依赖性淋巴细胞（thymus-dependent lymphocyte）,简称 T 细胞,可直接介导适应性细胞免疫应答,并在 TD-Ag 诱导的体液免疫应答中起重要的辅助作用。根据其表面标志和功能特征,T 细胞可分为不同的亚群。T 细胞在外周血中占淋巴细胞总数的 65%~80%。

**1. T 淋巴细胞的表面分子及其功能**　T 细胞的表面具有许多重要的膜分子,主要包括表面抗原、表面受体和黏附分子（图 7-2）。这些分子是 T 细胞识别抗原、与其他免疫细胞相互作用以及接受信号刺激并产生免疫应答的物质基础,也是鉴别和分离 T 细胞的重要依据。

（1）TCR-CD3 复合物:所有 T 细胞表面均具有的,能特异性识别抗原的膜分子称为 T 细胞抗原受体（T cell antigen receptor,TCR）。TCR 的两个多态形亚单位（TCRαβ 或 TCRγδ）不能直接识别抗原,只能特异性地识别经抗原提呈细胞或靶细胞表面的抗原肽-MHC 分子复合物,不同于 B 细胞识别抗原的作用。这也是 T 细胞识别抗原具有自身 MHC 限制性的原因。

TCR 与 CD3 分子呈非共价键结合,形成 TCR-CD3 复合体,是 T 细胞的独特标志性膜蛋白分子。CD3 分布于所有成熟的 T 细胞和部分胸腺细胞表面,具有稳定 TCR 结构和转导 T 细胞活化的抗原信号（第一信号）的功能。

（2）CD4 和 CD8:为 MHC 分子受体。T 细胞必须先经 CD4 或 CD8 分子识别结合抗原提呈细胞膜表面的 MHC 分子才能接收抗原信息。成熟的 TCRαβ-T 细胞一般只表达 CD4 或 CD8 分子,即 CD4$^+$T 细胞和 CD8$^+$T 细胞两个亚群。

CD4 是单链跨膜蛋白,与 MHC II 类分子互为受体,其膜外区与 MHC II 类分子的非多态部分结合,导致胞质区相关联的激酶活化,参与信号转导。CD4 分子还是 HIV 的受体,由于人类免疫缺陷病毒的攻击对象是 CD4 阳性细胞,所以检测其数量对艾滋病治疗效果的判断和对患者免疫功能的判断有重要作用。

CD8 分子是由 α 和 β 链组成的,与 MHC I 类分子互为受体,其膜外区与 APC 上的 MHC I 类分子的 α3 区结合,可增强 TCR 与抗原肽-MHC I 类分子复合体结合后的信号转导。

（3）CD28 与 CD2:T 细胞的完全活化需要两种活化信号的协同作用。第一信号由 TCR 识别抗原产生,并经 CD3 分子将信号传至细胞内部。第二信号（或称协同刺激信号）则由 T 细胞的 CD28 与抗原提呈细胞（APC）或靶细胞表面的相应配体 B7 结合而产生。在协同信号的作用下,已活化的 T 细胞发生克隆增殖,并分化为效应 T 细胞,如缺乏协同刺激信号将导致 T 细胞的无能。除 CD28 和 B7 分子外,CD40 和 CD40L、CD2 和 LAF-3、LAF-1 和 ICAM-1 分子等也是重要的协同刺激分子及其配体。

CD2 也称淋巴细胞功能相关抗原-2（lymphocyte function associate antigen 2,LFA-2）或绵羊红细胞（SRBC）受体。CD2 与 APC 表面的 LAF-3 结合,能增强 T 细胞与 APC 间的黏附,为 T 细胞活化提供协同刺激信号。CD2 也是人类 T 细胞特有的重要标志之一。在实验条件下,T 细胞与绵羊红细胞结合形成花环状,称为 E 花环试验。常用于检测外周血 T 细胞的数量,可间接反映机体的免疫功能。

（4）丝裂原受体：丝裂原是指能非特异性刺激细胞发生有丝分裂的物质。T细胞膜上有刀豆蛋白A（Con-A），植物血凝素（PHA）和美洲商陆（PWM）等丝裂原受体。临床上常用PHA刺激人外周血T细胞，以观察T细胞转变为淋巴母细胞的增殖程度，称为淋巴细胞转化试验，作为体外检测细胞免疫功能的指标。

（5）其他膜分子：T细胞表面还存在细胞因子受体（CKR）、激素受体、MHC分子等。

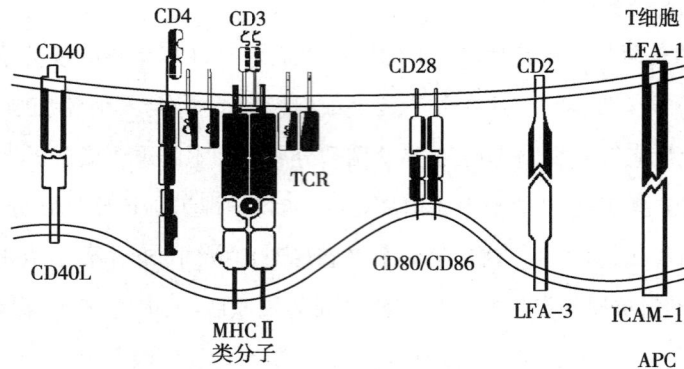

图7-2 T细胞与APC表面的膜分子作用示意图

**2. T细胞亚群及其功能** T细胞是不均一的群体，依据其表面标志和功能的不同可划分为不同的亚群。根据TCR不同，T细胞分为TCRαβ$^+$T细胞和TCRγδ$^+$T细胞。根据是否表达CD4和CD8分子，T细胞可分为CD4$^+$T细胞和CD8$^+$T细胞。

（1）TCRαβ$^+$T细胞和TCRγδ$^+$T细胞：TCRαβ$^+$T细胞占成熟T细胞的90%~95%，其中约65%为CD4$^+$T细胞，30%为CD8$^+$T细胞；而TCRγδ$^+$T细胞只占5%~10%，且不受MHC限制，主要参与非特异性免疫应答。

（2）CD4$^+$T细胞和CD8$^+$T细胞：CD4$^+$T细胞即为辅助性T细胞（Th），约占CD3$^+$T细胞的2/3，因其细胞表面的CD4识别MHCⅡ类分子，故Th细胞仅被"限制"于识别MHCⅡ类分子复合物。Th根据其产生细胞因子的种类及介导的免疫效应不同，又可分为Th1和Th2两个亚群。Th1细胞主要分泌IL-2、IFN-γ、TNF-β等，参与细胞免疫和迟发型超敏反应炎症的形成，故称为炎症性T细胞或迟发型超敏反应T细胞；Th2细胞主要分泌IL-4、IL-5、IL-6和IL-10，能促进B细胞的增殖和分化，促进抗体的产生和类型转换。

CD8$^+$T细胞约占成熟的CD3$^+$T细胞的1/3，因其细胞表面的CD8识别MHCⅠ类分子，故CD8$^+$T细胞仅被"限制"于识别MHCⅠ类分子复合物。根据功能可分为：①细胞毒性T细胞（Tc或CTL）：Tc主要识别和清除感染了胞内寄生病原体（如病毒和胞内菌）的体细胞；②抑制性T细胞（Ts）：具有抑制功能并以此调控适应性免疫应答。

（二）B淋巴细胞

B淋巴细胞是在骨髓内发育成熟的细胞，因此又称为骨髓依赖淋巴细胞（bone marrow-dependent lymphocyte），简称B细胞。B细胞的主要功能是产生抗体、介导适应性体液免疫应答、提呈抗原等。B细胞在外周血中占淋巴细胞总数的10%~15%。

### 1. B 细胞的表面分子及其功能

（1）B 细胞抗原受体（B cell antigen receptor，BCR）和 BCR 复合物：BCR 是镶嵌于细胞膜表面的膜免疫球蛋白（surface membrane Ig，SmIg），是 B 细胞的特征性表面标志，能特异性地识别抗原。SmIg 的类别随 B 细胞的发育阶段而异，未成熟的 B 细胞仅表达 SmIgM，成熟的 B 细胞同时表达 SmIgM 和 SmIgD。

Igα（CD79a）和 Igβ（CD79b）组成的两个异二聚体相似于 TCR 中的 CD3 分子，与 BCR 结合形成 BCR 复合体，参与启动 B 细胞活化过程的信号转导。

（2）CD40：是 B 细胞表面的协同刺激分子受体，配体为 T 细胞表面的 CD40L。

（3）IgGFc 受体：B 细胞表面的 IgGFc 受体可与免疫复合物中的 IgG Fc 段结合，有利于 B 细胞捕获和结合抗原，并促进 B 细胞活化和抗体产生。而 B 细胞表面的补体受体（CR）与相应的配体结合后，可促进 B 细胞活化。

（4）丝裂原受体：B 细胞表面有脂多糖受体（LPS-R）、葡萄球菌 A 蛋白受体（SPA-R）和 T 细胞共有的美洲商陆受体（PWM-R）等丝裂原受体。

（5）细胞因子受体：B 细胞表达多种细胞因子受体，如 IL-1R、IL-2R、IL-4R、IL-5R 等。细胞因子通过与 B 细胞表面的相应受体结合而发挥调节作用。

### 2. B 细胞亚群及功能

根据是否表达 CD5 分子，可将人 B 细胞分为 B1（CD5$^+$）和 B2（CD5$^-$）细胞。B1 细胞主要产生 IgM 类的低亲和力抗体，无免疫记忆，如同 TCRγδT 细胞，属于一类承担非特异性免疫功能的重要细胞，它参与对多种细菌（尤其体腔内）的抗感染免疫。B2 细胞即通常所称的 B 细胞。

### （三）自然杀伤细胞

自然杀伤细胞（natural killer cell，NK 细胞）是不同于 T 细胞、B 细胞的第三类淋巴细胞，它们不表达 T 细胞、B 细胞所特有的 TCR、SmIg 等膜表面分子。人外周血中的 NK 细胞占淋巴细胞总数的 5%~7%。NK 细胞为原始杀伤细胞，表面没有特异性抗原受体，杀伤靶细胞不需抗原预先致敏，也不受 MHC 限制，即可直接杀伤某些靶细胞，包括肿瘤细胞、病毒或细菌感染的细胞以及机体某些正常细胞，故称自然杀伤细胞。因此，在机体免疫监视和早期抗感染免疫过程中起重要作用。

活化的 NK 细胞可产生 IL-1、IFN-γ 和 TNF 等细胞因子，这些细胞因子能对免疫功能进行调节，所以 NK 细胞也是重要的免疫调节细胞。此外，NK 细胞还参与移植排斥反应、自身免疫病和超敏反应的发生。

NK 细胞杀伤靶细胞的主要机制为释放穿孔素和颗粒酶，直接引起靶细胞溶解；通过 Fas/FasL 途径导致靶细胞凋亡；通过其表面的 IgGFc 受体，定向杀伤与 IgG 抗体结合的靶细胞，即抗体依赖细胞介导的细胞毒作用（ADCC）（图 7-3）。

## 二、抗原提呈细胞

抗原提呈细胞（antigen-presenting cell，APC）是指能捕捉、加工、处理抗原，并将抗原信息提呈给

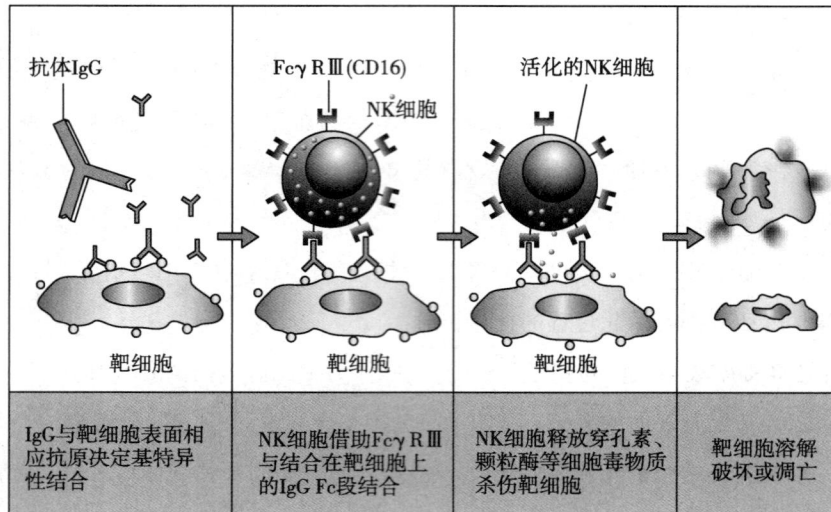

图 7-3　抗体依赖细胞介导的细胞毒作用（ADCC）示意图

T 细胞的一类免疫细胞,在机体的识别、免疫应答与免疫调节中起重要作用。

（一）单核巨噬细胞

单核巨噬细胞是指血液中的单核细胞（monocyte,Mc）和组织中的巨噬细胞（macrophage,Mφ）。Mφ 在不同的组织中有不同的形态和名称,例如在肝脏中称肝巨噬细胞、在脑组织中称小神经胶质细胞、在骨中称破骨细胞、在胸腺中称胸腺巨噬细胞。Mφ 参与非特异性免疫和特异性免疫。

1. **吞噬作用**　单核巨噬细胞能直接吞噬和杀伤病原微生物。

2. **摄取、加工和提呈抗原**　作为专职的抗原提呈细胞（antigen presenting cell,APC）,Mφ 摄取、加工处理抗原后,产生的抗原决定簇片段以抗原肽-MHC Ⅱ／Ⅰ类分子复合物的形式表达于细胞表面,被相应的 T 细胞识别,启动特异性免疫应答。

3. **调节免疫应答**　Mφ 能分泌多种细胞因子,对免疫应答具有正调节和负调节的双向调节作用。

4. **抗肿瘤作用**　充分活化的 Mφ 能直接吞噬肿瘤细胞,或分泌 TNF-α 及溶菌酶等杀伤或抑制肿瘤细胞的生长,或利用 ADCC 效应杀伤肿瘤细胞,或提呈肿瘤抗原激活 T 细胞,协同杀伤肿瘤细胞。

5. **参与和促进炎症反应**　单核巨噬细胞以两种形式参与炎症反应:①炎症部位的趋化蛋白-1（MCP-1）、粒细胞-巨噬细胞集落刺激因子（GM-CSF）、单核巨噬细胞集落刺激因子（M-CSF）和干扰素 γ（IFN-γ）等细胞因子可与单核巨噬细胞表面的相应受体结合,诱导细胞活化并聚集于感染部位,活化的 Mφ 吞噬杀菌能力显著增强;②活化的 Mφ 又能产生和分泌多种促炎症因子,如 IL-1、IL-6、TNF-α、IFN-α、IFN-γ 等,这些因子能吸引和活化其他粒细胞和淋巴细胞,共同促进局部及全身的炎症反应。

**案例分析**

案例

假设你有一天不小心被一铁钉扎中你的手指,而那个铁钉上正好有许多细菌,几小时内,手指被扎中的部位开始红肿了……

分析

这表明你的免疫系统已经开始工作了,作为身体"哨兵"的巨噬细胞发现了入侵的细菌后,便开始游向细菌并消灭细菌,另外还释放一些化学物质,导致组织肿胀、发红。

(二)树突状细胞

树突状细胞(dendritic cell,DC)是一大类重要的专职APC,其细胞膜向外伸展出许多树状突起,可通过胞饮作用摄取抗原性异物,或通过其树突捕获和滞留抗原性异物。体内DC的数量较少,但分布很广,成熟的DC其吞噬或吞饮能力很弱,但高表达的MHC Ⅰ、Ⅱ类分子及协同刺激分子使其抗原提呈能力远强于Mφ、B细胞等其他抗原提呈细胞。DC还参与T细胞、B细胞的发育、分化和激活过程。另外,DC可分泌多种细胞因子调节免疫功能。

(三)B淋巴细胞

B细胞也是一类重要的专职APC,它能通过其表面的抗原受体(BCR)摄取抗原并将其加工成抗原肽,抗原肽与MHC Ⅱ类分子结合形成复合物表达于B细胞表面,有效地提呈给$CD4^+$T细胞。

**知识链接**

"抗原提呈"的魔力

抗原提呈即一个细胞将抗原片段提呈给另一个细胞,这是适应性免疫系统的中心环节。 在将抗原提呈给T细胞的过程中,APC发挥至关重要的作用。 专职的APC包括3类:激活的树突状细胞、Mφ和B细胞。 当首次遭遇入侵者时,最重要的APC是激活的树突状细胞,随着战斗越来越激烈,激活的Mφ开始加入进来;如果以后再次遭遇同样的入侵,首次攻击后留下的记忆B细胞就成为最重要的APC,它们能通过对少量抗原的快速提呈而启动适应性免疫应答。

### 三、其他固有免疫细胞

**1. 中性粒细胞** 中性粒细胞胞内含有丰富的溶酶体、过氧化物酶、酸性磷酸酶等,能吞噬和清除病原微生物,尤其是化脓性细菌,是重要的炎症细胞。中性粒细胞表面具有IgGFc受体、补体受体,介导免疫调节作用。

**2. 嗜碱性粒细胞和肥大细胞** 嗜碱性粒细胞和肥大细胞两者胞内均含有嗜碱性颗粒,其中有大量肝素和组胺以及各种酶。嗜碱性粒细胞和肥大细胞是Ⅰ型超敏反应的主要参与细胞。

**3. 嗜酸性粒细胞**　嗜酸性粒细胞胞内的嗜酸性颗粒含有碱性蛋白、阳离子蛋白、过氧化物酶及溶酶体,含有组胺酶、芳基硫酸酶 B 和磷酸酯酶 D 等,对肥大细胞释放的活性介质有灭活作用,与 I 型超敏反应的负反馈调节有关。

另外,血小板和红细胞等也可作为免疫细胞,在免疫应答中发挥不同的作用。

> **知识链接**
>
> 固有免疫系统的协作效应
>
> 当机体遇到危险信号(如细菌感染时的 LPS、感染病毒的细胞等)时,早已存在的 Mφ、NK 细胞和补体蛋白能迅速作出反应而发起进攻。 但是,这场战争是非常艰巨而持久的,任何一个成员都不可能通过自己的单打独斗而完成整个过程,只通过相互合作,固有免疫系统中的每个成员才能对入侵者作出快速而强有力的反应。 因此,固有免疫系统中只要有一个成员被激活,即可释放信号从血液中募集更多的防御者,并通过相互的协同作用而增强了机体的防御能力。

**点滴积累** ∨

> 免疫系统由免疫器官、免疫细胞和免疫分子组成,免疫器官包括中枢免疫器官和外周免疫器官,是免疫细胞发生、分化与发育成熟及发挥免疫效应的场所;免疫细胞指与免疫应答有关的所有细胞,包括淋巴细胞、抗原提呈细胞及中性粒细胞、嗜酸性粒细胞、肥大细胞等;免疫分子包括抗体、补体及细胞因子等。

## 目标检测

一、选择题

(一)单项选择题

1. 人类的中枢免疫器官是(　　)

　　A. 胸腺与淋巴结　　　　　　　B. 骨髓-黏膜免疫系统　　　　C. 淋巴结和脾脏

　　D. 骨髓和胸腺　　　　　　　　E. 脾脏和胸腺

2. T 细胞分化成熟的场所是(　　)

　　A. 骨髓　　　　　　　　　　　B. 胸腺　　　　　　　　　　　C. 脾脏

　　D. 法氏囊　　　　　　　　　　E. 淋巴结

3. B 细胞主要定居在淋巴结的(　　)区域

　　A. 皮质区　　　　　　　　　　B. 深皮质区　　　　　　　　　C. 浅皮质区

　　D. 副皮质区　　　　　　　　　E. 髓质区

4. 切除胸腺的新生动物的淋巴结中缺乏(　　)细胞

　　A. 巨噬细胞　　　　　　　　　B. T 细胞　　　　　　　　　　C. 粒细胞

D. B 细胞　　　　　　　　　　E. 干细胞

5. 免疫系统不包括(　　　)

　　A. 免疫细胞　　　　　　　B. 免疫分子　　　　　　C. 免疫原

　　D. 中枢免疫器官　　　　　E. 外周免疫器官

6. 胸腺的功能不包括(　　　)

　　A. T 细胞分化成熟的场所

　　B. 免疫调节功能

　　C. 建立自身耐受

　　D. 胸腺细胞进行阳性选择和阴性选择的场所

　　E. B 细胞分化成熟的场所

7. 具有特异性杀伤作用的细胞是(　　　)

　　A. 巨噬细胞　　　　　　　B. Th 细胞　　　　　　　C. Tc 细胞

　　D. B 细胞　　　　　　　　E. NK 细胞

8. 未成熟的 B 细胞膜表面的免疫球蛋白是(　　　)

　　A. SmIgM　　　　　　　　B. SmIgA　　　　　　　C. SmIgG

　　D. SmIgD　　　　　　　　E. SmIgE

9. T 细胞的抗原识别受体是(　　　)

　　A. BCR　　　　　　　　　B. CDR　　　　　　　　C. TCR

　　D. FcR　　　　　　　　　E. CKR

10. 绵羊红细胞与 T 细胞上的(　　　)分子结合形成 E 花环

　　A. CD2　　　　　　　　　B. CD3　　　　　　　　C. CD4

　　D. CD8　　　　　　　　　E. CD28

11. 具有非特异性杀伤肿瘤细胞功能的细胞是(　　　)

　　A. 巨噬细胞　　　　　　　B. 中性粒细胞　　　　　C. Tc 细胞

　　D. B 细胞　　　　　　　　E. NK 细胞

12. 下面(　　　)不是 T 细胞的表面标志

　　A. MHC Ⅰ类分子　　　　　B. CD28　　　　　　　　C. EB 病毒

　　D. CD3　　　　　　　　　E. CD2

(二) 多项选择题

1. 下列(　　　)是免疫细胞

　　A. 红细胞　　　　　　　　B. 粒细胞　　　　　　　C. 巨噬细胞

　　D. 淋巴细胞　　　　　　　E. 血小板

2. 具有抗原提呈作用的细胞是(　　　)

　　A. 树突细胞　　　　　　　B. 巨噬细胞　　　　　　C. B 细胞

　　D. 肥大细胞　　　　　　　E. NK 细胞

3. T 细胞效应阶段的生物学功能有( )

 A. 抗胞内微生物   B. 抗肿瘤   C. Ⅳ型超敏反应

 D. 移植排斥反应   E. 某些自身免疫病

二、简答题

1. 简述中枢及外周免疫器官的概念、组成及主要功能。

2. 简述 T 细胞、B 细胞的主要表面标志及其意义。

3. 试述与 T 细胞、B 细胞识别、黏附、活化有关的 CD 分子及其功能。

4. 具有杀伤效应的细胞有哪些？试述其杀伤机制。

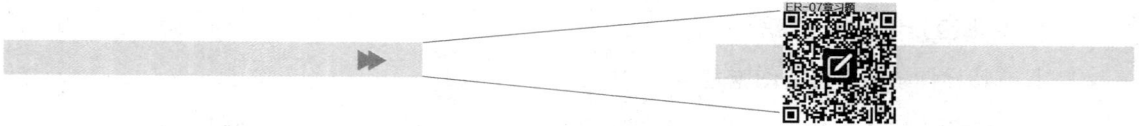

（陈芳梅）

# 第八章

---

## 免疫分子

▲

---

**导学情景** ∨

情景描述：

　　人从出生开始，需要接种很多种类的疫苗，如乙肝、卡介苗、麻疹、脊髓灰质炎及百白破等疫苗。这些疫苗分别能预防哪些疾病？接种过乙肝疫苗后是否还需要接种甲肝等其他类型的肝炎疫苗？为什么？

学前导语：

　　一种抗原刺激机体，只能产生能与这种抗原结合的特异性抗体，所以接种乙肝疫苗后只产生乙肝的抗体，对甲肝等其他类型的肝炎无免疫力。通过学习免疫分子这章内容，帮助我们理解各种免疫分子在适应性免疫（特异性免疫）中的作用及相互联系。

---

## 第一节　免疫球蛋白与抗体

　　抗体（antibody，Ab）是免疫系统在抗原刺激下，由 B 淋巴细胞或记忆 B 细胞增殖分化成为浆细胞后所合成并分泌的，能与相应抗原发生特异性结合的免疫球蛋白。抗体是介导体液免疫应答的重要效应分子之一，主要分布于血液、淋巴液、组织液、外分泌液及某些细胞表面。

　　研究发现，在某些疾病状态下（如多发性骨髓瘤、巨球蛋白血症等）患者体内出现大量的与抗体结构相似，但不一定具有抗体活性（与抗原特异性结合）的球蛋白。在 1968 年世界卫生组织和 1972 年国际免疫学会联合会的专门委员会先后议定，将具有抗体活性或化学结构与抗体相似的球蛋白统称为免疫球蛋白（immunoglobulin，Ig）。在血清中的免疫球蛋白主要以 γ 球蛋白（丙种球蛋白）的形式存在。

### 一、免疫球蛋白的结构

#### （一）免疫球蛋白的基本结构

**1. 四肽链结构**　Ig 的基本结构又称为 Ig 的单体，是由 4 条对称的多肽链以二硫键连接构成的，基本结构呈 Y 字形（图 8-1）。Ig 单体包括两条相同的分子量较大的重链（heavy chain，H 链）和两条相同的分子量较小的轻链（light chain，L 链）。重链由 450～550 个氨基酸残基组成，轻链由 214 个氨基酸残基构成。重链与重链、重链与轻链间以二硫键相连。4 条肽链都有氨基端（N 端）和羧基端（C 端）。

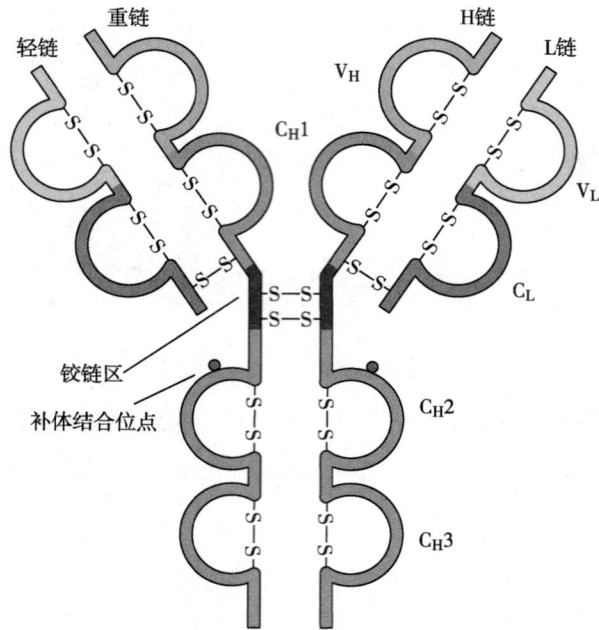

图 8-1 Ig 的基本结构和功能区示意图

根据重链的结构和恒定区抗原特异性(氨基酸的组成和排列顺序)的差异,将其分为 μ、γ、α、δ 和 ε 链,由它们构成的 Ig 分别称为 IgM、IgG、IgA、IgD 和 IgE 五类。

根据轻链的结构和恒定区抗原特异性的差异,将其分为 κ(Kappa)链与 λ(Lambda)链,因此将 Ig 分为两个型,即 κ 和 λ 型。一个天然 Ig 分子上的两条轻链总是相同的,在同一个体内可以存在分别带有 κ 或 λ 链的抗体分子。正常人血清免疫球蛋白的 κ:λ 比约为 2:1,两者比例异常可能反映免疫系统异常,例如当人类血清免疫球蛋白 λ 链过多时,提示可能有产生 λ 链的 B 细胞肿瘤。

**2. 可变区与恒定区** 在 Ig 近 N 端轻链的 1/2 和重链的 1/4(γ、α、δ)或 1/5(μ、ε)区域内,氨基酸组成及顺序变化较大,故称可变区(variable region,V 区)。在 Ig 近 C 端轻链的 1/2 及重链的 3/4(或 4/5)区域内,氨基酸组成及顺序在同一物种的同一类 Ig 中相对稳定,故称为恒定区(constant region,C 区)。

(1)可变区:重链的可变区和轻链的可变区分别称为 VH 和 VL。VH 和 VL 各有某些氨基酸残基的组成和排列顺序比可变区的其他区域变化更大,称为高变区(hypervariable region,HVR)。HVR 负责特异性识别与结合抗原,直接与抗原决定簇结合,由于其空间结构与抗原决定簇互补,故又称为互补决定区(complementarity determining region,CDR)(图 8-2)。每个单体有两个抗原结合部位,可结合两个抗原决定簇,故抗体单体是二价分子。

在可变区中 HVR 以外的其他区域的氨基酸组成和排列顺序相对稳定,称为骨架区(framework region,FR)。骨架区对维持 HVR 的空间构型起着重要作用。

(2)恒定区:重链的恒定区和轻链的恒定区分别称为 CH 和 CL。同一种属个体的同一类别 Ig 的恒定区,氨基酸组成和排列顺序比较稳定,具有相同的抗原特异性。针对不同抗原的同一类抗体其 V 区不同,但 C 区是相同的;针对相同抗原的不同类型的 Ig 其 V 区不同,但 C 区相同。

轻链　　　　　　重链

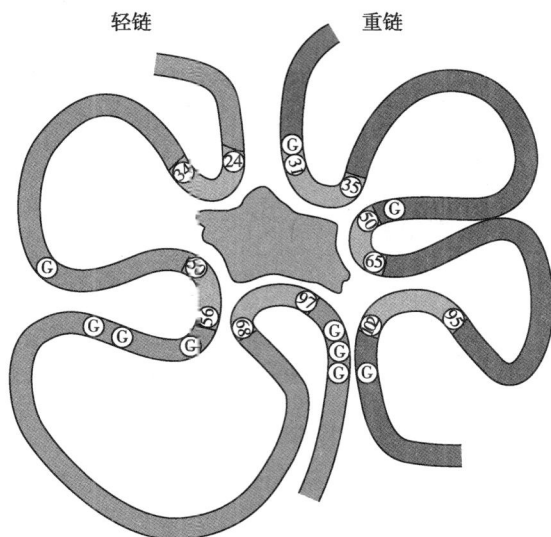

图 8-2　Ig 的高变区与抗原决定簇结合示意图

### 3. Ig 的其他结构

(1)铰链区:位于 CH1 和 CH2 之间,由于此区域的氨基酸含有大量脯氨酸,富有弹性和伸展性,能改变结合抗原决定簇的可变区的距离,有利于抗体与不同距离的抗原决定簇结合。另外,当抗体和抗原结合时,抗体分子的构型从"T"形变成"Y"形,从而暴露补体结合位点,即 IgG 的 CH2 和 IgM 的 CH3,有利于激活补体。

(2)连接链(joining chain,J 链):是由浆细胞合成的,含丰富的半胱氨酸的多肽链。主要功能是将单体 Ig 分子连接成多聚体并起稳定多聚体的作用。2 个 IgA 单体由 J 链连接形成二聚体,5 个 IgM 单体通过二硫键和 J 链连接形成五聚体(图 8-3)。

(3)分泌片(secretory piece,SP):是黏膜上皮细胞合成并分泌的含糖肽链。在浆细胞内,单体 IgA 与 J 链合成并连接成二聚体 IgA,在通过黏膜上皮细胞的过程中,黏膜细胞所合成的分泌片与二聚体 IgA 结合,形成分泌型 IgA(SIgA)(图 8-4)。分泌片的作用是保护 SIgA 的铰链区免受蛋白水解酶降解的作用,并介导 SIgA 从黏膜下通过黏膜等细胞转运到黏膜表面。

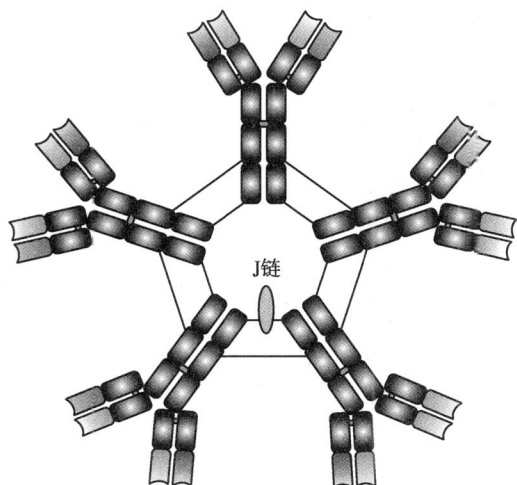

图 8-3　IgM 分子结构示意图

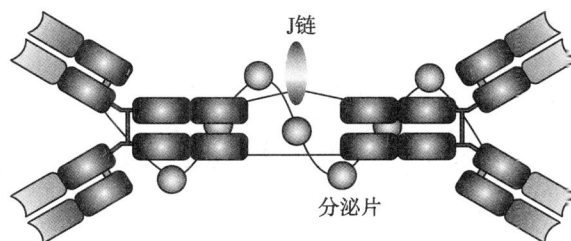

图 8-4　SIgA 分子结构示意图

191

### (二) 免疫球蛋白的功能区

免疫球蛋白的 H 链与 L 链由链内二硫键连接,折叠形成数个能行使特定功能的球形结构,称为免疫球蛋白的功能区。

各功能区的作用如下:

1. **VH、VL** 是 Ig 特异性识别和结合抗原的功能区。

2. **CH1、CL** 具有 Ig 同种异型的遗传标记。同种异体间的 Ig 在该区域存在着个别氨基酸排列的差异。

3. **IgG 的 CH2 和 IgM 的 CH3** 具有补体的结合点,与补体 C1q 结合后启动补体激活的经典途径。母体中 IgG 的 CH2 与 IgG 主动通过胎盘传递给胎儿有关。

4. **IgG 的 CH3 和 IgE 的 CH4** 具有与细胞表面 Fc 受体(FcR)结合的功能,不同的 Ig 在结合不同的细胞时可产生不同的免疫效应,如 IgG 的 CH3 与巨噬细胞表面 IgG 的 Fc 受体(FcγR)结合,具有促进吞噬的免疫调节作用,而 IgE 的 CH4 与肥大细胞结合能引起 Ⅰ 型超敏反应。

### (三) 免疫球蛋白的水解片段

在一定条件下,Ig 分子经蛋白酶水解后可得到不同的裂解片段,由此可研究 Ig 的结构与功能。常有的蛋白酶有木瓜蛋白酶和胃蛋白酶。

1. **木瓜蛋白酶的水解片段** 用木瓜蛋白酶水解 IgG 分子,将 IgG 从铰链区重链间的二硫键近 N 端侧切断,从而 Ig 裂解为 3 个片段(图 8-5),即 2 个相同的抗原结合片段(fragment antigen binding, Fab)和 1 个可结晶片段(fragment crystallizable,Fc)。每个 Fab 段可结合抗原是单价的,即只能结合 1 个抗原决定簇,不能形成凝集或沉淀反应。Fc 段在低温下可形成结晶,故称为可结晶片段。Fc 段含 CH2 和 CH3 两个功能区,具有活化补体、亲细胞、通过胎盘和与细菌蛋白结合等生物学活性。

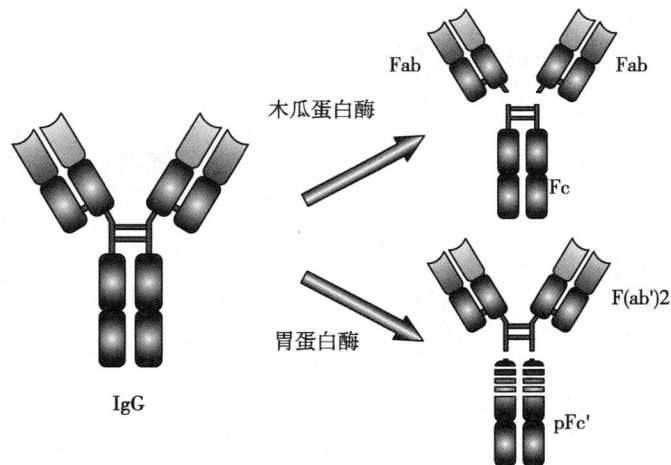

**图 8-5 免疫球蛋白(IgG)酶解片段示意图**

2. **胃蛋白酶的水解片段** 用胃蛋白酶水解 IgG 分子,可将 IgG 从铰链区重链间的二硫键近 C 端切断,将其裂解为一个具有与抗原双价结合的 F(ab')₂ 段和无任何生物活性的小分子多肽碎片(pFc')。F(ab')₂ 结合抗原为双价,可结合两个抗原决定簇,与抗原结合后可形成凝集或沉淀反应。由于 F(ab')₂ 保持了结合相应抗原的生物学活性,又减少或避免了 Fc 段免疫原性可能引起的副作用,因而在生物制品的制备中有实际应用价值。如用胃蛋白酶水解抗毒素免疫血清,产生的 F(ab′)$_2$ 段既具有中和外毒素的作用,又有降低抗毒素的免疫原性,有效防止超敏反应发生的作用。

> **知识链接**
>
> B 细胞的克隆选择原则
>
> 成熟的 B 细胞被称为"抗体工厂",而一个 B 细胞可以识别它的同源抗原,识别后的 B 细胞即被选择性增殖以形成一个 B 细胞的克隆群体,这个细胞群体所具有的受体均能识别相同的抗原。这就是克隆选择原则,它已经被认为是免疫学的主要概念之一。

## 二、抗体的生物学活性

### (一)识别并特异性结合抗原

识别并特异性结合抗原是抗体的主要生物学功能。Ig 的 Fab 段上的可变区与抗原结合后,可以起到中和毒素、阻断病原体入侵的作用;通过 Fc 段介导一系列生物学效应,包括激活补体、调理吞噬或抗体依赖细胞介导的细胞毒作用(ADCC)以及导致免疫病理损伤等作用。另外,在体外,抗原-抗体反应是一种重要的实验室诊断方法,可用已知抗原测未知抗体,或用已知抗体测未知抗原,协助临床疾病的诊断。

### (二)活化补体系统

抗原-抗体复合物是经典途径激活补体的激活物。当 IgM、IgG1、IgG2 和 IgG3 与抗原结合后,由于抗体的构象发生改变,使 IgG 的 CH2 区或 IgM 的 CH3 区补体结合点暴露,结合补体,通过经典途径激活补体系统,产生多效应功能。IgA1、IgG4、IgE 不能通过经典途径激活补体,但凝聚的 IgA1、IgG4、IgE 等可以通过替代途径活化补体。

### (三)结合细胞

抗体可以通过 Fc 段与多种细胞(如巨噬细胞、中性粒细胞、NK 细胞、肥大细胞等)表面的 Fc 受体(FcR)结合。不同类别的抗体可与不同的细胞结合,产生不同的效应。

**1. 调理作用** 是指 IgG 类抗体与细菌等颗粒性抗原结合后,再通过抗体的 Fc 段与中性粒细胞、巨噬细胞表面的 Fc 受体结合,促进吞噬细胞对细菌等颗粒性抗原的吞噬(图 8-6)。

**2. 抗体依赖细胞介导的细胞毒作用(ADCC)** 是指抗体 IgG 与带有相应抗原的靶细胞(如病毒感染细胞、肿瘤细胞)结合后,其 Fc 段可以与 NK 细胞、巨噬细胞、中性粒细胞表面相应的 Fc 受体结合,直接杀伤靶细胞。NK 细胞是介导 ADCC 的主要细胞。抗体与靶细胞上的抗原的结合是特异性的,而表达 FcR 的细胞杀伤靶细胞的作用是非特异性的。

**3. 介导 I 型超敏反应** 详见第十章。

### (四)穿过胎盘和黏膜

母体与胎儿之间存在着胎盘屏障,可以阻止母体内的病原体及其有害产物、大分子物质进入胎

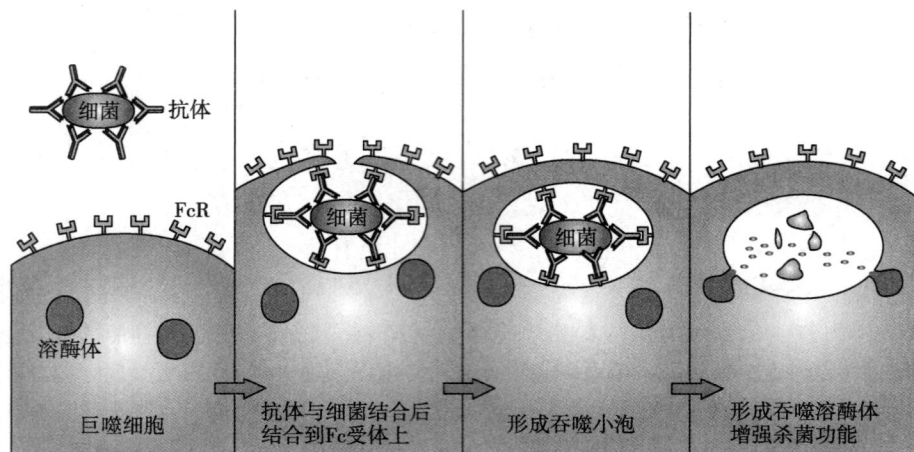

图 8-6 抗体介导的调理作用示意图

儿体内。人类 IgG 能借助 Fc 段选择性地与胎盘屏障母体一侧的滋养层细胞结合,从而转移到滋养层细胞内,并主动穿过胎盘进入胎儿血液循环。IgG 是唯一可通过胎盘从母体转移给胎儿的 Ig,是一种重要的自然被动免疫,对于新生儿的抗感染有重要作用。

此外,SIgA 可经呼吸道、消化道黏膜上皮细胞到达黏膜表面,是发挥黏膜局部免疫的最主要的因素。

IgG 穿过胎盘及 SIgA 经初乳传递给婴儿是构成机体自然被动免疫的重要因素。

**知识链接**

**基因工程抗体**

是利用重组 DNA 及蛋白质工程技术对编码抗体的基因按不同的需要进行加工改造和重新装配,经转染适当的受体细胞所表达的抗体分子。该抗体保留了天然抗体的特异性和主要的生物学活性,减少或去除了无关结构,降低了人体的不良反应。基因工程抗体以其独特的优点正逐渐地取代动物源抗体。

## 三、5 类免疫球蛋白的主要特性

### (一) IgG

IgG 主要由脾、淋巴结中的浆细胞合成和分泌,出生后 3 个月开始合成,3~5 岁接近成人水平,40 岁后逐渐下降,以单体形式存在。根据 IgG 的铰链区的氨基酸组成和重链二硫键的数目、位置不同,将 IgG 分为 4 个亚型:IgG1、IgG2、IgG3 和 IgG4。IgG 的含量高,其含量占成人血清 Ig 总量的 75% ~ 80%。IgG 分布广,且较其他 Ig 容易透过毛细血管壁弥散到组织间隙,几乎分布于全身各组织和体液(包括脑脊液)中,是人类血清中的主要抗体。IgG 的半衰期为 20~23 天,为再次免疫应答的主要抗体,通常为高亲和力抗体。IgG 是唯一能通过胎盘的抗体,在新生儿抗感染中起重要作用。IgG 是抗感染的主要抗体,大多数抗菌、抗病毒抗体和抗毒素都属于 IgG 类。IgG1、IgG2 和 IgG3 可通过经典途径活化补体,发挥溶菌、溶细胞等作用;并与巨噬细胞、中性粒细胞、NK 细胞等表面的 Fc 受体结合,发挥调理作用、ADCC 等。IgG1、IgG2 和 IgG4 通过 Fc 段结合葡萄球菌细胞壁上的 A 蛋白(SPA),用于免疫诊断。

另外,某些自身抗体如系统性红斑狼疮(SLE)患者的抗核抗体,甲状腺毒症(Graves 病)患者的抗甲状腺刺激激素(TSH)受体的自身抗体,引起 Ⅱ、Ⅲ 型超敏反应的抗体也多属于 IgG 类。

（二）IgM

IgM 主要由脾、淋巴结中的浆细胞合成和分泌,IgM 一般不能通过血管壁,所以主要分布在血液中。其含量占成人血清 Ig 总量的 5%~10%。IgM 是 5 类 Ig 中相对分子质量最大的 Ig,它是由 5 个 Ig 单体通过 J 链的链接形成五聚体,故称为巨球蛋白。由于 IgM 有较多的抗原结合价,所以具有强大的抗感染作用,它激活补体、凝集的作用明显比 IgG 强。单体 IgM 以膜结合型(mIgM)表达于 B 细胞表面,作为 B 细胞识别抗原的特异性受体。

IgM 是在个体发育中最早合成的 Ig,在胚胎晚期已经可以合成。如果在新生儿脐带血中检出 IgM 升高,提示胎儿发生了宫内感染。机体感染病原体引起的免疫应答过程中,最早产生的抗体也是 IgM,且半衰期短,为 5~10 天。因此,IgM 在感染早期发挥重要的抗感染作用,对于防止菌血症、败血症发挥重要作用。人体如果缺乏 IgM 可导致致死性败血症。另外,在血清中检出特异性 IgM 类抗体,提示近期发生感染,可作为感染的早期诊断。此外,人体天然血型抗体也是 IgM 类,是造成血型不符引起输血反应的重要因素。IgM 还参与了某些自身免疫病,以及 Ⅱ、Ⅲ 型超敏反应的病理损伤过程。

（三）IgA

IgA 在出生后 4~6 个月才能合成。IgA 分为两型:血清型 IgA 和分泌型 IgA(SIgA)。

血清型 IgA 为单体,主要由肠系膜淋巴组织中的浆细胞产生,主要存在于血清中,占血清 Ig 总量的 10%~15%。血清型 IgA 具有中和毒素、调理吞噬等生物学作用。

分泌型 IgA(SIgA)主要由呼吸道、消化道、泌尿生殖道等黏膜固有层中的浆细胞合成产生,广泛分布于呼吸道、消化道、泌尿生殖道等黏膜表面以及眼泪、唾液、初乳等外分泌液中。在黏膜局部抗感染中,SIgA 通过与细菌、病毒等病原微生物结合,阻止病原微生物黏附到黏膜上皮细胞表面,具有抗菌、抗病毒、中和毒素等作用,在局部抗感染中发挥重要作用。SIgA 合成功能低下的幼儿易患呼吸道、消化道感染。老年性支气管炎也可能与呼吸道的 SIgA 合成功能低下有关。产妇初乳中的 SIgA 含量很高,通过母乳喂养,可以使新生儿获得母体的 SIgA,对婴儿的呼吸道和消化道的抗感染具有重要作用。

（四）IgD

IgD 在正常人血清中的含量很低,占血清总 Ig 的 0.2%,半衰期为 3 天。IgD 为单体结构,主要由扁桃体、脾脏等处的浆细胞合成和分泌。

血清中 IgD 的生物学功能尚不清楚。表达于 B 细胞表面的 IgD 称为膜结合型 IgD(SmIgD),是 B 细胞识别抗原的特异性受体(BCR)。

（五）IgE

正常人血清中的 IgE 含量极低,仅占 Ig 总量的 0.002%,含量较稳定,但在某些过敏性疾病和某些寄生虫感染患者的血清中 IgE 的含量明显升高。IgE 的半衰期也较短,仅为 2~3 天。IgE 也是单体结构,在个体发育中合成较晚,主要由呼吸道(鼻咽部、扁桃体、支气管)和胃肠道等黏膜固有层中的浆细胞产生。这些部位常是变应原入侵和超敏反应发生的场所。IgE 可以结合肥大细胞引起 I 型超敏反应,故又称为亲细胞抗体。在超敏反应性疾病患者的血清中 IgE 水平波动很大。在鼻液、支气管分泌液、乳汁及尿液中可检出 IgE,其水平与血清 IgE 相似。

另外,IgE 具有抗寄生虫感染的作用。在机体感染蠕虫后,产生相当高的 IgE。IgE 通过与嗜酸性粒细胞结合介导 ADCC 的细胞毒效应而杀死蠕虫。

---

**点滴积累** ∨

1. Ab 是生物学和功能上概念,Ig 是结构和化学本质的名称,一切 Ab 都是 Ig,但 Ig 不一定都具有 Ab 的活性。

2. Ig 是由双硫键连接的四肽链结构(一对重链与一对轻链),重链分为分为 μ、γ、α、δ 和 ε 链,与此对应 IgM、IgG、IgA、IgD 和 IgE 五类。

3. 各类免疫球蛋白都有其特定的功能:IgM 是预防病毒或细菌感染的最好的"第一抗体";IgG 是血液中最多且寿命最长的抗体,对机体起到一种长期的保护作用;IgA 擅长的则是防御能穿透其黏膜屏障的入侵者;IgE 可以结合肥大细胞,引起 I 型超敏反应。

---

# 第二节 补体系统

## 一、概述

### (一)补体的概念

补体(complement,C)是存在于人和动物血清、组织液和细胞膜表面的一组经激活后具有酶活性的蛋白质,包括 30 余种可溶性蛋白和膜蛋白组成,故称为补体系统。补体的活化过程及其活化的产物可引起一系列的生物学效应,参与机体的抗感染免疫和免疫调节,可介导免疫病理损伤。补体缺陷、功能障碍或过度活化都与多种疾病的发生与发展密切相关。

### (二)补体的组成

补体系统由 30 余种可溶性蛋白和膜蛋白组成,包括:

**1. 补体固有成分** 指存在于体液中,参与补体级联酶促反应的补体成分,包括 C1～C9 以及 MBL、B 因子、D 因子和 P 因子等,其中 C1 含 C1q、C1r 和 C1s 三个亚单位。

**2. 补体调节蛋白** 指通过调节补体激活途径中的关键酶而控制补体活化强度和范围的蛋白分子,包括 C1 抑制物、I 因子、H 因子、C4 结合蛋白等。

**3. 补体受体(complement receptor,CR)** 指表达于不同的细胞表面,通过与补体活性片段结合而介导多种生物学效应的受体分子,包括 CR1～CR5、C3aR、C4aR、C5aR 等。

### (三)补体系统的命名

按其被发现的先后顺序分别命名为 C1～C9;补体系统的其他成分以大写英文字母表示,如 B 因子、D 因子、P 因子、H 因子等;补体调节蛋白多以其功能命名,如 C1 抑制物、C4 结合蛋白等;补体活化后的裂解片段以该补体成分的符号后面附加小写英文字母表示,如 C3a、C3b 等;灭活的补体片段以在其符号前加英文字母 i 表示,如 iC3b。

**(四)补体的生物合成与理化性质**

补体主要由肝细胞和巨噬细胞合成产生。补体固有成分均为球蛋白,补体各组分含量差异较大,其中 C3 含量最高,它是 3 条补体激活途径的共同成分。补体性质不稳定,56℃加热 30 分钟可灭活,另外机械振荡、紫外线照射、酸、碱、乙醇等理化因素均可破坏补体。

## 二、补体系统的激活

在生理情况下,补体固有成分以非活化形式存在于体液中,在某些活化物的作用下或在特定的反应物表面,通过级联酶促反应而被激活,产生一系列的生物学活性。补体系统激活有 3 条途径,即经典途径、旁路途径和凝集素途径,它们有共同的终末反应过程。

**(一)经典途径**

抗原与 IgM 或 IgG1~3 结合形成的抗原-抗体免疫复合物(immune complex,IC)是经典激活途径的主要激活物,与 C1q 结合后,使补体固有成分以 C1r、C1s、C4、C2、C3、C5~C9 的顺序发生级联酶促反应。

补体经典激活途径的激活过程可分为 3 个阶段:识别阶段、活化阶段和膜攻击阶段。

**1. 识别阶段** 抗原和抗体结合后,抗体发生构象改变,使 Fc 段的补体结合部位暴露,补体 C1q 与之结合后构象发生改变,导致与之结合的 C1r 和 C1s 相继活化,活化的 C1s 具有丝氨酸蛋白酶活性(用 $\overline{C1s}$ 表示)。

**2. 活化阶段** 在 $Mg^{2+}$ 存在下,C1s 首先裂解 C4 生成 C4a 和 C4b,C4b 与紧邻 IC 的细胞或颗粒表面结合。在 $Mg^{2+}$ 存在下,C2 可与 C4b 结合,被 C1s 裂解,所产生的 C2b 与 C4b 形成 $\overline{C4b2b}$ 复合物,即为 C3 转化酶。$\overline{C4b2b}$ 裂解 C3 生成 C3a 和 C3b,新生成的 C3b 与 $\overline{C4b2b}$ 结合,形成 $\overline{C4b2b3b}$ 复合物,即为 C5 转化酶,进入补体激活的膜攻击阶段(图 8-7)。C3a 游离于液相,是重要的介质。

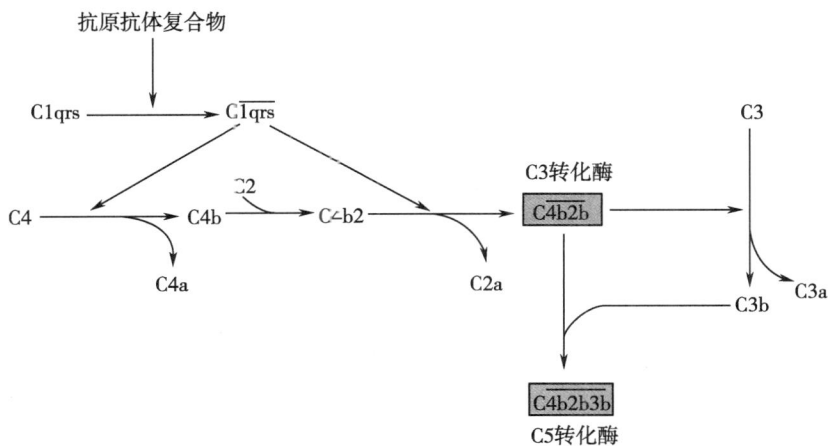

图 8-7 补体经典激活途径示意图

**3. 膜攻击阶段** 是补体激活过程的最后一个反应阶段，即形成膜攻击复合物（membrane attack complex，MAC）使某些病原体和细胞裂解破坏。3个补体激活途径在此阶段的反应过程完全相同。其主要机制是 C5 转化酶裂解 C5 产生出 C5a 和 C5b。C5a 游离于液相中，具有过敏毒素作用和趋化作用。C5b 依次与 C6、C7 结合形成具有高度亲脂性的 C5b67，C5b67 与附近的细胞膜非特异性结合，进而与 C8 结合，所形成的 C5b678 可促进 C9 聚合，形成 C5b6789n 复合物，即为膜攻击复合物（图 8-8）。

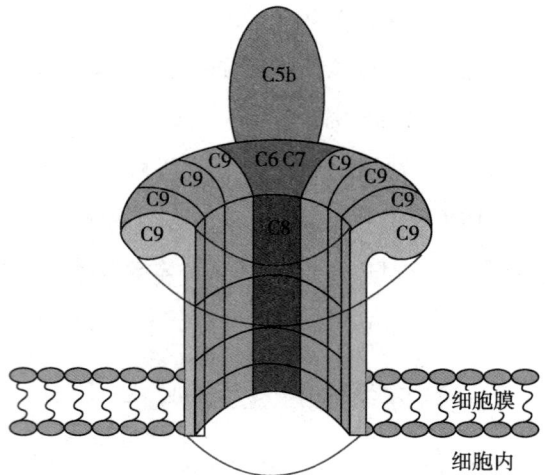

图 8-8　MAC 结构示意图

### （二）旁路途径

又称替代激活途径，该途径不依赖于抗体，是以某些细菌内毒素、酵母多糖、葡聚糖、凝聚的 IgA 和 IgG4 等作为主要"激活物"，直接活化 C3，在 B 因子、D 因子和备解素参与下，使补体固有成分以 C3、C5～C9 的顺序发生级联酶促反应过程。其"激活物"的作用实际上是为补体激活提供保护性环境和接触表面。旁路途径在细菌感染早期，尚未产生特异性抗体时即可发挥重要的抗感染作用。

在正常生理情况下，血清中的 C3 受蛋白酶等作用可发生缓慢而持久的水解，产生低水平的 C3b。自发产生的 C3b 与 B 因子、D 因子等相互作用，产生 C$\overline{3bBb}$（旁路途径的 C3 转化酶），C$\overline{3bBb}$ 易被血清中 H 因子和 I 因子灭活，但在其灭活前所具有的酶活性仍足以激活 C3 分子生成一定量的 C3b。绝大多数液相 C3b 迅速被水解失活，只有少量 C3b 存在于血浆中。

当 C3b 结合于"激活物"表面时不被灭活，且与 B 因子结合，在 $Mg^{2+}$ 存在下，结合的 B 因子被 D 因子裂解为 Ba 和 Bb，Bb 与 C3b 结合生成 C$\overline{3bBb}$。旁路途径中，备解素（P 因子）与 C3b 和 Bb 分子结合可稳定 C3 转化酶，防止其被降解。结合于激活物表面的 C$\overline{3bBb}$ 可裂解更多 C3 分子，部分新生的 C3b 又可与 Bb 结合为新的 C$\overline{3bBb}$，形成旁路激活的正反馈放大效应。部分 C3b 与 C$\overline{3bBb}$ 结合为 C$\overline{3bBb3b}$，即旁路激活途径 C5 转化酶。其后的终末过程与经典途径完全相同（图 8-9）。

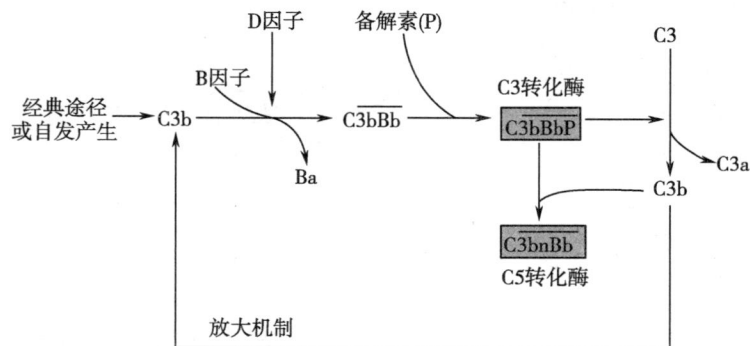

图 8-9　补体旁路激活途径示意图

（三）凝集素途径

凝集素途径又称 MBL 途径,是由血浆中的甘露糖结合凝集素(mannose-binding lectin,MBL)直接与多种病原微生物表面的 N-氨基半乳糖残基或甘露糖结合,进而使补体固有成分以 MASP、C4、C2、C3、C5~C9 的顺序发生活化,形成与经典激活途径中相同的 C3 转化酶与 C5 转化酶的级联酶促反应过程。

MBL 是在感染早期由患者肝细胞合成分泌的一种急性期蛋白,结构与 C1q 分子类似。当 MBL 与病原微生物表面甘露糖残基结合后,其构型发生改变,导致与之结合的丝氨酸蛋白酶(MASP1 和 MASP2)活化。其中活化的 MASP2 能以类似于 C1s 的方式裂解 C4 和 C2,生成类似于经典途径的 C3 转化酶,进而激活后续补体成分;而活化的 MASP1 则直接裂解 C3 生成 C3b,参与并加强旁路激活途径正反馈环路。因此,MBL 途径对补体经典途径和旁路途径活化具有交叉促进作用。

（四）3 条补体激活途径的比较

3 条途径起点各异,但存在相互交叉,并具有共同的终末过程。旁路激活途径和 MBL 激活途径在感染早期发挥作用,对机体抵抗原发性感染具有重要意义;经典激活途径有赖于特异性抗体的产生,因此在感染的中、晚期或在感染持续过程中发挥作用。补体 3 条激活途径的比较见图 8-10。

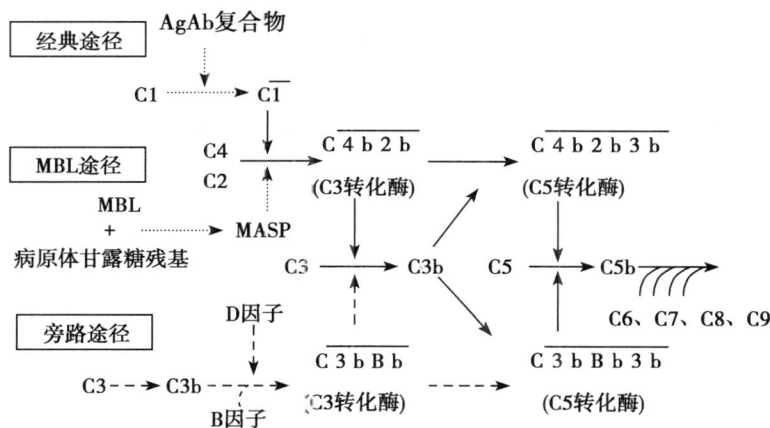

图 8-10　补体 3 条激活途径的比较

## 三、补体系统的主要生物学活性

补体的生物学活性的发挥通过激活后形成的 MAC 介导的细胞溶解效应和活化过程中生成的多种裂解片段,与细胞膜表面相应受体结合而介导多种生物功能。

（一）溶解细菌和细胞的细胞毒作用

补体系统被激活后,可在靶细胞表面形成 MAC,形成穿膜的亲水性通道,破坏局部磷脂双层,从而导致靶细胞溶解。MAC 的生物学效应包括了溶解红细胞、血小板、有核细胞以及参与机体抵抗微生物感染的防御机制。

### （二）调理作用

补体激活过程中所产生的 C3b、C4b 和 iC3b 可附着于细菌或其他颗粒表面，又可与中性粒细胞或巨噬细胞表面的相应受体结合，进而促进吞噬细胞吞噬及杀伤微生物的作用。这种依赖 C3b、C4b和 iC3b 的吞噬作用称为补体调理作用（图 8-11）。

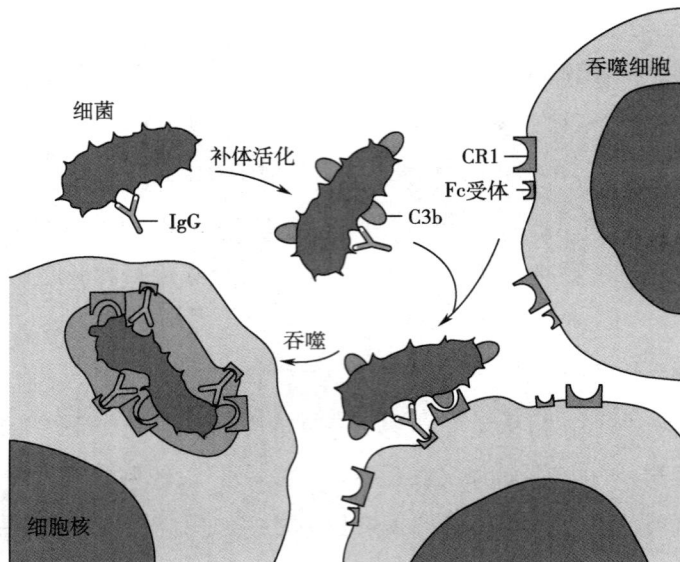

图 8-11 补体调理作用示意图

### （三）清除免疫复合物

体内中等分子量的循环免疫复合物（IC）可沉积于血管壁，通过激活补体而造成周围组织损伤。补体具有清除循环 IC 的功能，其机制是循环 IC 可激活补体产生 C3b，C3b 与 IC 结合，IC 借助 C3b 与表达相应受体的血细胞结合，并通过血流运送至肝、脾而被巨噬细胞清除。

### （四）炎症反应作用

**1. 过敏毒素作用** 补体裂解片段 C3a 和 C5a 又被称为过敏毒素，可使肥大细胞或嗜碱性粒细胞释放组胺，引起血管扩张，增加毛细血管通透性以及使平滑肌收缩等。

**2. 趋化作用** C5a 是一种有效的趋化因子，对中性粒细胞具有很强的趋化作用，可诱导中性粒细胞表达黏附分子，并使之活化，增强吞噬杀伤力。这对机体早期的抗感染免疫具有重大意义。

**3. 激肽样作用** C2a 具有激肽样作用，能增加血管通透性，引起炎症性出血和水肿。

### （五）参与适应性免疫应答

补体活化物可以通过不同的作用机制参与适应性免疫应答。如 C3b 介导的调理作用可以促进 APC 对抗原的摄取与提呈，启动适应性免疫应答；C3b 与 B 细胞表面的 CR 结合可促进 B 细胞增殖分化为浆细胞；补体还参与免疫记忆，记忆细胞的存活需要抗原的持续刺激，滤泡树突状细胞（FDC）表面的 CR 可将免疫复合物滞留于生发中心，以免疫复合物形式存在的抗原得以持续刺激生发中心的记忆 B 细胞，从而诱导和维持记忆 B 细胞存活。

**案例分析**

案例

某女，10 岁，出生后遭受多次化脓性细菌感染，患过多次肺炎，还患过中耳炎、败血症和细菌性脑炎等。临床检验结果患者血清中未能检出补体 C3。为什么 C3 补体缺陷会导致如此严重的后果呢？

分析

补体系统是构成我们人体第二道屏障的重要的先天性免疫系统之一，更重要的是它还能联合吞噬细胞等非常快速地完成抗感染作用，因此补体蛋白缺陷的患儿很难存活，最终会死于感染。

**点滴积累** ∨

1. 补体系统在发挥作用前必须激活，激活途径有经典途径（依赖抗体）、旁路途径（自发）及 MBL 途径（只针对病原体）。

2. 补体系统是一种多功能的系统，它可以通过形成 MAC 消灭入侵者，通过激活巨噬细胞上的补体受体而加强其作用，并且还能发出信号将免疫系统的其他成员招引到战场来参与战斗，而这一切都能快速地完成。

# 第三节　主要组织相容性抗原

## 一、概述

在同一种属的不同个体间进行组织或器官移植时会发生排斥反应，这种同种异体间的排斥反应现象的本质是免疫应答，是由细胞表面的同种异型抗原所诱导的。这种代表个体特异性的引起移植排斥反应的同种异型抗原称为组织相容性抗原（histocompatibility antigen）或移植抗原（transplantation antigen）。组织相容性抗原是复杂的抗原系统，其中引起强烈而迅速的排斥反应的抗原称为主要组织相容性抗原系统，它在移植排斥反应中起主要作用；引起较弱和缓慢的排斥反应的抗原则称为次要组织相容性抗原系统。

不同种属的哺乳动物的主要组织相容性抗原系统有不同的命名，人的主要组织相容性抗原因首先在外周血白细胞表面发现，故称为人类白细胞抗原（human leucocytic antigen，HLA）。编码主要组织相容性抗原的基因是位于同一染色体上的一组紧密连锁的基因群，称为主要组织相容性复合体（major histocompatibility complex，MHC）。MHC 的结构十分复杂，显示多基因性和多态性，不仅控制同种异体间的移植排斥反应，而且具有控制免疫应答和参与某些病理反应等功能。

## 二、HLA 复合体的结构及遗传特征

### （一）HLA 复合体的结构

编码 HLA 的主要组织相容性复合体称为 HLA 复合体，位于第 6 号染色体短臂上，全长 3600kb，

共有 224 个基因座,其中 128 个基因座为功能性基因,其余的基因座有些是假基因,有些是功能不明的基因。按各基因位点及其编码产物的结构与功能可将 HLA 复合体分为 3 个基因区,即 HLA Ⅰ 类基因区、HLA Ⅱ 类基因区、HLA Ⅲ 类基因区(图 8-12)。

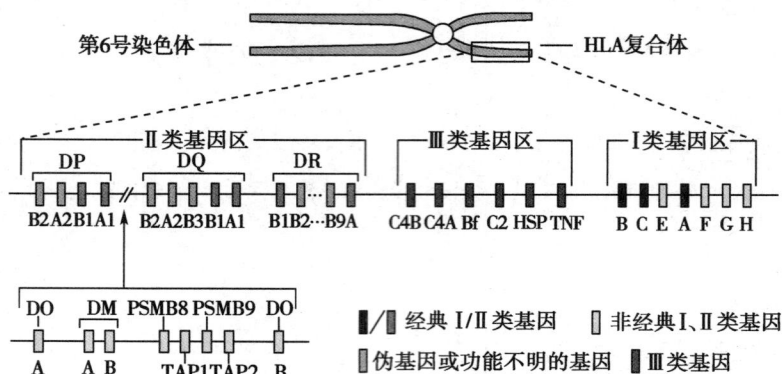

图 8-12　HLA 基因示意图

**1. HLA Ⅰ 类基因及其编码产物**　Ⅰ 类基因区内含经典的 HLA-A、B、C 三个基因座,每个基因座上存在多个等位基因,具有高度多态性。其编码 HLA Ⅰ 类分子的重链即 α 链。HLA Ⅰ 类分子由 1 条 α 链与第 15 号染色体编码的 $\beta_2$ 微球蛋白组成,其主要功能是结合、提呈内源性抗原肽。

**2. HLA Ⅱ 类基因及其编码产物**　HLA Ⅱ 类基因区包括经典的 HLA-DP、DQ、DR,每个亚区又包括两个或两个以上的功能基因座,分别编码分子结构相似但抗原特异性不同的 α 和 β 两条肽链。由上述 α 链和 β 链组成 HLA Ⅱ 类分子,其主要功能是结合、提呈外源性抗原。

**3. HLA Ⅲ 类基因及其编码产物**　HLA Ⅲ 类基因位于 Ⅱ 和 Ⅰ 类基因之间,至少已发现 36 个基因座,其中 C2、C4A、C4B、Bf 基因编码相应的补体成分。还有肿瘤坏死因子(TNF-α 和 TNF-β)基因,其编码的产物主要参与炎症反应,具有抗病毒和抗肿瘤作用。另外还有热休克蛋白 70(heat shock protein 70,HSP70)基因,其编码产物主要参与炎症和应急反应。

**(二) HLA 复合体的遗传特征**

**1. 单体型遗传**　HLA 基因在同一条染色体上的基因组合称为单体型(haplotype)。HLA 复合体是一组紧密连锁的基因群,这些连锁在一条染色体上的等位基因很少发生同源染色体间的交换,在遗传过程中,HLA 单体型作为一个完整的遗传单位由亲代传给子代,即为单体型遗传。二倍体生物的每一细胞均有两个同源染色体组,分别来自于父母双方。因此,子女的 HLA 基因型中,HLA 单体型一个来自于父方,另一个来自于母方。在子代同胞之间,两个单体型完全相同或完全不同的概率各占 25%,有一个单体型相同的概率占 50%。至于亲代与子代之间则必然有一个单体型相同(图8-13)。这一遗传特点可用于器官移植供者的选择以及法医的亲子鉴定。

**2. 高度多态性**　多态性(polymorphism)是指在一随机婚配的群体中,染色体的同一基因座有两种以上的等位基因,即可能编码两种以上的基因产物。HLA 复合体是迄今已知人体最复杂的基因复合体,有高度多态性。HLA 的多态性主要由下列原因所致:

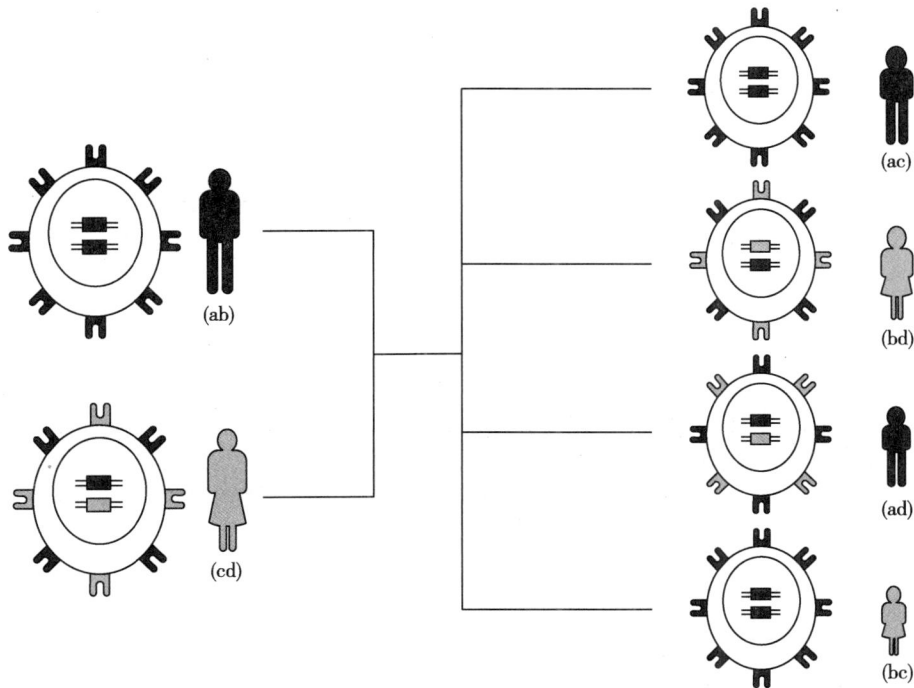

图 8-13　HLA 单体型遗传示意图

（1）复等位基因（multiple alleles）：位于一对同源染色体上对应位置的一对基因称为等位基因（allele）。于群体中出现突变，同一基因座可能出现的基因系列称为复等位基因，HLA 复合体的每一基因座均存在为数众多的复等位基因，这是 HLA 高度多态性的主要原因。

（2）共显性（codominance）：一对等位基因同为显性表达称为共显性。即在杂合状态下，HLA 复合体中的每一个等位基因均为共显性，从而大大增加了人群中 HLA 表型的多态性。

**3. 连锁不平衡（linkage disequilibrium）**　是指某一群体中，不同的基因座上两个等位基因出现在同一条单体型上的频率与预期值之间存在明显差异的现象。HLA 的各单配型基因非随机分布，某些基因经常出现在一起，而另一些基因又较少出现。产生连锁不平衡的机制尚不清楚。

## 三、HLA 的分子结构与分布

### （一）HLA 的分子结构

**1. HLA Ⅰ类分子的结构**　HLA Ⅰ类分子是由重链（α 链）和轻链（β2m）以非共价键结合而成的异二聚体糖蛋白分子。α 链为跨膜结构，由胞外区、跨膜区和胞内区组成。其胞外段有 α1、α2 和 α3 三个结构域。HLA Ⅰ类分子可分为 4 个区（图 8-14）。

（1）抗原肽结合区：是 HLA Ⅰ类分子与内源性抗原肽结合的部位。由 α1、α2 结构域组成的抗原多肽结合部位呈凹槽结构。该区域属多态性区域，即同种异型抗原表位存在的部位。

（2）Ig 样区：主要包括 α3 与 β2m。α3 是与 CTL 表面 CD8 分子结合的部位，属非多态性区域。β2m 与 α3 结合有助于 HLA Ⅰ类分子的表达和结构的稳定性。

（3）跨膜区：固定 HLA Ⅰ类分子于膜上。

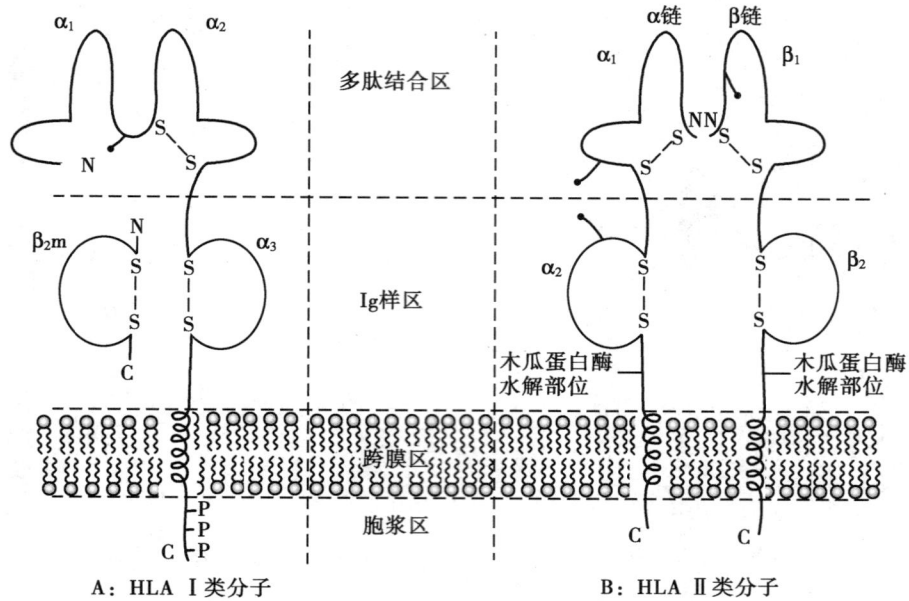

图 8-14 HLA 分子结构示意图

（4）胞质区：参与将细胞外信息向细胞内传递。

**2. HLA Ⅱ类分子的结构** 由 HLA Ⅱ类基因编码的 α 链和 β 链组成，系以非共价键结合而成的异二聚体糖蛋白。α 链和 β 链为跨膜蛋白，均由胞外区、跨膜区和胞内区组成。胞外段分为 α1、α2 结构域和 β1、β2 结构域。HLA Ⅱ类分子可分为 4 个区（图 8-14）。

（1）抗原肽结合区：是 HLA Ⅱ类分子与外源性抗原肽结合的部位。由 α1、β1 结构域组成的抗原多肽结合部位呈凹槽结构。该区域属多态性区域，即同种异型抗原表位存在的部位。

（2）Ig 样区：由 α2、β2 结构域组成，具有 Ig 恒定区样结构。HLA Ⅱ类分子的 β2 结构域是与 Th 细胞表面 CD4 分子结合的部位，属非多态性区域。

（3）跨膜区：固定 HLA Ⅱ类分子于膜上。

（4）胞质区：参与将细胞外信息向细胞内传递。

（二）HLA 的分布

经典 HLA Ⅰ类分子广泛分布于人体的各种有核细胞表面，包括血小板和网织红细胞。成熟的红细胞、神经细胞和成熟的滋养层细胞一般不表达 HLA Ⅰ类分子。不同的组织细胞表达 Ⅰ类抗原的密度也各不相同。外周血白细胞、淋巴结、脾脏和胸腺细胞所表达的 Ⅰ类抗原量最多。HLA Ⅱ类分子主要表达在 B 细胞、巨噬细胞、树突状细胞、胸腺上皮细胞和活化的 T 细胞等细胞表面，在血管内皮细胞和精子细胞表面也可检出 HLA Ⅱ类分子。HLA Ⅰ类和 HLA Ⅱ类分子也可以可溶性形式存在于血清、尿液、唾液、精液和乳汁中，称为分泌型或可溶型 HLA Ⅰ类和 HLA Ⅱ类分子。

## 四、HLA 的主要生物学功能

（一）提呈抗原

HLA 的最主要的功能之一是作为抗原提呈分子，参与适应性免疫应答。细菌、蛋白质等外源性抗原被 APC 摄入并降解成抗原肽后与胞内的 HLAⅡ类分子结合形成抗原肽-HLAⅡ类分子复合体,运送到细胞表面供 CD4$^+$T 细胞识别。病毒抗原、肿瘤抗原等内源性抗原在细胞质内降解成抗原肽与新合成的 HLAI类分子结合成抗原肽-HLAI类分子复合体,经高尔基复合体转运到细胞表面,供 CD8$^+$T 细胞识别。

### (二) 控制免疫细胞间的相互作用——MHC 限制性

在适应性免疫应答中,CD8$^+$T 细胞表面的 TCR 必须同时识别靶细胞表面的抗原肽和 MHC Ⅰ 类分子,CD4$^+$T 细胞表面的 TCR 必须同时识别 APC 表面的抗原肽和 MHC Ⅱ类分子,只有当两个细胞间的 MHC 分子相同时才能有效地相互作用,这一现象称为 MHC 限制性。即 CD8$^+$T 与靶细胞间的相互作用受 MHC Ⅰ类抗原限制,APC 与 CD4$^+$T 细胞间的相互作用受 MHC Ⅱ类分子限制。

### (三) 诱导胸腺内 T 细胞的分化

胸腺深皮质区 CD4$^+$CD8$^+$双阳性前 T 细胞与胸腺上皮细胞表达的 MHC Ⅰ/Ⅱ类抗原结合后分化发育为 CD8$^+$ 或 CD4$^+$单阳性未成熟 T 细胞。单阳性未成熟 T 细胞与胸腺内巨噬细胞和树突状细胞表达的自身抗原肽-MHC Ⅰ/Ⅱ类分子复合物结合可发生凋亡,即对自身抗原形成免疫耐受;反之则可以进一步分化为具有免疫功能的成熟 T 细胞。

### (四) 参与对免疫应答的遗传控制

机体对某种抗原是否发生免疫应答以及免疫应答的强弱是受遗传控制的。控制免疫应答的基因称为 Ir 基因,一般认为人的 Ir 基因位于 HLA Ⅱ类基因区内。MHC 具有高度多态性,群体中不同个体所携带的 MHC 等位基因型别不同,所编码的 MHC 分子抗原结合凹槽的结构和凹槽与抗原肽结合的亲和力不同,这就决定了 APC 对抗原提呈能力以及免疫应答的强弱。如某个体的 MHC 分子与抗原肽的结合具有高度亲和力,则该个体对此抗原的免疫刺激呈高应答;反之则呈低应答。

### (五) 引起移植排斥反应

在同种异体基因组织器官移植时,HLA 作为同种异型抗原,刺激受者机体发生特异性免疫应答,产生特异性效应 T 细胞(CD8$^+$CTL 或 CD4$^+$Th1)和相应抗体,从而导致供体组织细胞破坏,引起移植排斥反应。

---

**知识链接**

#### MHC Ⅰ 与 MHC Ⅱ 不同的 "聪明" 机制

MHC Ⅰ 与 MHC Ⅱ类分子都好比是一个 "公告牌",但其公告的内容有所不同。 MHC Ⅰ 展示的是细胞正在发生的事情,如当病毒感染细胞时,MHC Ⅰ 分子能与病毒自身分解出来的某些肽链结合,杀伤性 T 细胞可以通过检测已经转运到细胞表面的 MHC-肽复合物,就知道该细胞是否已被感染及是否需要清除。 而 MHC Ⅱ类分子作为 "公告牌" 作用,是向 Th 发出警报,它结合的是经吞噬作用处理后的细胞外部的蛋白肽段,便于 Th 细胞识别。

---

## 五、HLA 与临床医学

### (一) HLA 与器官移植的关系

器官移植物的存活在很大程度上取决于供者和受者之间 HLA 型别的匹配程度。为了提高器官移植的成功率,应选择 HLA 抗原尽可能相近的供者。根据 HLA 复合体单体型遗传的特征,在子代同胞之间,两个单体型完全相同的概率各占 25%,因此在器官移植时首先在兄弟姐妹中寻找相同配型的供者。通常器官移植的存活率由高到低的顺序是同卵双生>同胞>亲属>无亲缘关系。

### (二)HLA 与输血反应的关系

临床发现多次接受输血的患者会发生非溶血性输血反应,主要表现为发热、白细胞减少和荨麻疹等。这种非溶血性输血反应的发生主要与患者血液中存在的抗白细胞 HLA 和抗血小板 HLA 的抗体有关。若供者血液中含高效价的此类抗体,也可发生输血反应。因此,对需要多次接受输血的患者应避免反复输入同一供血者的血液。

### (三)HLA 与疾病的相关性

研究发现,某些疾病的发生与一种或几种 HLA 抗原相关。例如在强直性脊柱炎患者中,90%以上具有 HLA-B27 抗原,而正常人的 HLA-B27 抗原出现的概率只有 9.4%;另外,胰岛素依赖型糖尿病与 DR3/4 抗原、乳糜泻与 DR3 抗原、类风湿关节炎与 DR4 抗原都密切相关。在与 HLA 相关的疾病中,大多数发病机制不明并伴有免疫功能异常和遗传倾向。同一个 HLA 基因座上的等位基因在结构上可能仅有几个核苷酸之差,却可造成对疾病易感或抵抗等完全不同的结果。对基因的构效关系进行分析,有助于阐明该疾病发生的分子免疫学基础,也可能有助于对某些疾病的诊断、预防、分类和预后判断。

### (四)HLA 异常表达与疾病的关系

所有有核细胞表面都表达 HLA Ⅰ类分子,但许多肿瘤细胞的 HLA Ⅰ类分子的表达往往减弱甚至缺如,不能有效地激活特异性 CD8$^+$CTL 发挥抗肿瘤免疫,造成肿瘤免疫逃逸。此外,在正常情况下不表达 HLA Ⅱ类抗原的细胞由于感染等因素的影响,异常表达 HLA Ⅱ类抗原,如胰岛素依赖型糖尿病患者的胰岛 B 细胞、Graves 病患者的甲状腺上皮细胞 HLA Ⅱ类抗原异常表达,因此将细胞的特异性自身抗原以抗原肽-HLA Ⅱ类分子的形式表达在细胞表面,从而刺激了相应的自身反应性 T 细胞活化,重者引起自身免疫病。

### (五)HLA 与亲子鉴定和法医学

HLA 系统具有显著的多基因性和多态性,因此在无亲缘关系的人群中,HLA 表型完全相同的概率极其罕见。在遗传过程中,HLA 单体型作为一个完整的遗传单位由亲代传给子代,因此子女的 HLA 基因型中,HLA 单体型一个来自于父方,另一个来自于母方。亲代与子代之间必然有一个单体型相同,而每个人的 HLA 等位基因型别一般是终身不变。因此,HLA 基因分型已被广泛地用于亲子鉴定和法医学。

---

**点滴积累** ∨ ⋯⋯⋯⋯⋯⋯⋯⋯⋯⋯⋯⋯⋯⋯⋯⋯⋯⋯⋯⋯⋯⋯⋯⋯⋯⋯⋯⋯⋯⋯⋯⋯⋯⋯⋯⋯⋯⋯⋯

1. 编码人的主要组织相容性抗原的基因群称为 HLA 复合体,位于第 6 号染色体短臂上,分为 3 个区域,即Ⅰ类基因区、Ⅱ类基因区、Ⅲ类基因基因区。

2. HLA Ⅰ类分子广泛分布于人体的各种有核细胞表面,包括血小板和网织红细胞。HLA Ⅱ类分子主要表达在 B 细胞、巨噬细胞、树突状细胞、胸腺上皮细胞和活化的 T 细胞等细胞表面。

3. HLA 分子主要是参与抗原的提呈、免疫细胞间的相互作用、免疫应答的遗传控制、T 细胞的分化过程、免疫调节及引进移植排斥反应。

# 第四节 细胞因子

细胞因子(cytokines,CK)是由免疫细胞及组织细胞分泌的在细胞间发挥相互调节作用的一类小分子可溶性多肽蛋白,通过结合相应受体调节细胞生长分化和效应,调节免疫应答,在一定条件下也参与炎症等多种疾病的发生、损伤组织的修复等。

## 一、细胞因子的分类

根据细胞因子的结构和功能,可分为白细胞介素、干扰素、肿瘤坏死因子、集落刺激因子、趋化性细胞因子和生长因子等。

1. **白细胞介素(interleukin,IL)** 是指主要由淋巴细胞、单核吞噬细胞产生的,具有免疫调节、刺激骨髓造血以及参与炎症反应等作用的细胞因子。

2. **干扰素(interferon,IFN)** 是最早发现的细胞因子,因其具有干扰病毒感染和复制的功能,因此而得名。根据来源和理化性质的不同,干扰素可分为Ⅰ和Ⅱ型。

Ⅰ型干扰素(IFN-α、IFN-β)主要由白细胞、成纤维细胞和病毒感染细胞产生,具有抗病毒、抗肿瘤,参与免疫调节,促进 MHC 分子表达等作用。

Ⅱ型干扰素(IFN-γ)由活化的 Th1 细胞、CTL 细胞和 NK 细胞产生,具有激活巨噬细胞、抗病毒、促进 MHC 分子表达和诱导 Th1 分化等作用。

3. **肿瘤坏死因子(tumor necrosis factor,TNF)** 是一种能使肿瘤发生出血、坏死的细胞因子。TNF 分为 TNF-α 和 TNF-β 两类。TNF-α 由单核巨噬细胞产生;TNF-β 又称淋巴毒素 α,主要由活化的 T 细胞产生。它们具有调节适应性免疫应答、杀伤靶细胞和诱导细胞凋亡的作用。

4. **集落刺激因子(colony stimulating factor,CSF)** 是指能够刺激多能造血干细胞和不同分化发育阶段的造血祖细胞增殖、分化的生长因子。目前发现的 CSF 有粒细胞-巨噬细胞集落刺激因子(GM-CSF)、粒细胞集落刺激因子(G-CSF)、巨噬细胞集落刺激因子(M-CSF)等。

5. **趋化性细胞因子(chemokine)** 是一类对不同的靶细胞具有趋化效应的细胞因子家族,具有招募血液中的单核细胞、中性粒细胞、淋巴细胞等进入炎症部位的功能。

6. **生长因子(growth factor,GF)** 是一类以刺激细胞生长和分化为主要功能的细胞因子,包括如表皮生长因子(EGF)、血小板源生长因子(PDGF)、成纤维细胞生长因子(FGF)、神经生长因子(NGF)、血管内皮细胞生长因子(VEGF)、转化生长因子-β(TGF-β)等。其中有些生长因子具有抑制免疫应答的功能,如 TGF-β 对 T 细胞和单核吞噬细胞活性具有显著的抑制作用。

## 二、细胞因子的共同特性

1. **理化特性** 多数细胞因子为小分子量（8~30kD）的多肽或糖蛋白，以单体形式存在，少数可以形成双体或以三聚体形式存在。

2. **存在方式与产生特点** 细胞因子常以游离形式存在于体液中，有些以膜结合形式表达于细胞表面。细胞因子的产生具有多源性、多样性和自限性的特点。

3. **作用特点** 细胞因子以自分泌、旁分泌或内分泌形式发挥作用。大多数细胞因子以自分泌作用于产生细胞因子的细胞本身或以旁分泌作用于邻近的细胞，少数细胞因子可通过内分泌方式作用于远处的靶细胞。细胞因子通过结合细胞表面的高亲和力受体发挥生物学效应，具有多效性、重叠性、协同性、拮抗性和双重性特点。在体内，众多细胞因子相互促进、相互抑制，形成复杂的细胞因子调节网络。

## 三、细胞因子的主要生物学作用

细胞因子在免疫调节、免疫应答、炎症反应、促进造血和促进损伤组织的修复等方面发挥着重要作用。

（一）参与免疫应答与免疫调节

1. **调节免疫识别** 例如 IFN-γ 通过上调 MHC I 和 II 类分子的表达，促进单核巨噬细胞的抗原提呈作用。IL-10 和 IL-13 可抑制巨噬细胞的功能，产生负调节作用。

2. **参与免疫细胞的增殖** 例如 IL-4、IL-5、IL-6、IL-13 等细胞因子可促进 B 细胞活化、增殖和分化为抗体产生细胞，而 IL-2、IL-7、IL-18 等细胞因子可以活化 T 细胞并促进其增殖。TGF-β 则发挥负调节作用。

3. **参与免疫效应** 例如 CD8+ 效应 T 细胞释放的 IFN-γ 可以抑制细胞内的病毒复制。Th1 细胞产生的 TNF-α、IFN-γ、GM-CSF 等可促进巨噬细胞的活化并增强其吞噬、杀伤能力。

4. **参与免疫调节** 在免疫应答过程中，免疫细胞之间通过分泌细胞因子相互刺激、相互约束，起到调节免疫的作用。

（二）促进造血

造血主要在骨髓和胸腺中进行。骨髓和胸腺中产生的细胞因子尤其是集落刺激因子对刺激造血细胞的增殖和分化起着关键作用，它们通过促进造血，参与机体的生理和病理过程。例如 IL-3 可促进造血干细胞和祖细胞的增殖和分化；GM-CSF、G-CSF、M-CSF 可促进粒细胞和巨噬细胞的增殖和分化；红细胞生成素（EPO）可促进红细胞的生成。

（三）促进凋亡，直接杀伤靶细胞

在肿瘤坏死因子超家族（TNFSF）中，有部分细胞因子可直接杀伤靶细胞或诱导细胞凋亡。例如 TNF-α 和 LT-α 可直接杀伤肿瘤细胞或病毒感染细胞。活化 T 细胞表达的 FasL 可通过膜型或可溶型与靶细胞上的 Fas 结合，诱导其凋亡。

### （四）促进损伤组织的修复

多种细胞因子具有促进损伤组织修复的功能,例如转化生长因子-β(TGF-β)可通过刺激成纤维细胞和成骨细胞促进损伤组织的修复,血管内皮细胞生长因子(VEGF)可促进血管和淋巴管的生成。

## 四、细胞因子与疾病的发生及其在疾病防治中的应用

### （一）细胞因子与疾病的发生

细胞因子在免疫应答、免疫调节、刺激造血等方面发挥着重要作用,但在一定条件下也可参与多种疾病的发生。例如大量革兰阴性菌感染时释放的内毒素可刺激单核巨噬细胞或中性粒细胞过度表达IL-1、TNF-α 等细胞因子,导致中毒性休克甚至 DIC 的发生;某些肿瘤细胞分泌大量的 TGF-β 和 IL-10,抑制巨噬细胞、NK 细胞和 CTL 细胞对肿瘤细胞的杀伤作用,有助于肿瘤细胞的生长;在类风湿关节炎、强直性脊柱炎和银屑病患者体内均可检测到高水平的 TNF-α。因此,拮抗 TNF-α 的生物制剂有治疗上述疾病的作用;多种趋化因子可促进类风湿关节炎、肺炎、哮喘和过敏性鼻炎等疾病的发展。

### （二）细胞因子及其相关生物制品

采用现代生物技术研制开发的重组细胞因子、细胞因子抗体和细胞因子拮抗剂已获得了广泛的临床应用(表 8-1)。

表 8-1　重组细胞因子在疾病治疗中的应用

| 细胞因子 | 适应证 |
| --- | --- |
| IFN-α | 毛细胞白血病、肝炎、卡波西肉瘤、慢性粒细胞性白血病等 |
| IFN-γ | 慢性肉芽肿、生殖器疣、类风湿关节炎等 |
| G-CSF | 自身骨髓移植、化疗导致的血细胞减少症,与化学药物联合治疗某些实体肿瘤等 |
| GM-CSF | 自身骨髓移植、化疗导致的血细胞减少症等 |
| EPO | 慢性肾衰竭导致的贫血、癌症或化疗导致的贫血等 |
| IFN-β | 多发性硬化症 |
| IL-2 | 癌症、免疫缺陷病 |
| LI-11 | 化疗引起的血小板减少症 |
| SCF | 与 G-CSF 联合治疗外周血干细胞移植 |
| EGF | 治疗烧伤、溃疡 |
| TPO | 化疗引起的血小板减少症 |

**点滴积累** ∨

在感染发生时,不同的病原体诱生不同的细胞因子,及入侵身体的不同部位(如皮肤和黏膜)时,也会产生不同细胞因子的混合物,免疫细胞可以根据这些不同的细胞因子识别入侵者的特征和被入侵的部位,而被入侵的病原体激活后的免疫细胞(如吞噬细胞、树突状细胞及 T 细胞等)又可以产生更多种类的细胞因子,特定的细胞因子肩负着特定的作用,如免疫调节、免疫应答、炎症反应、促进造血和促进损伤组织的修复等。

# 第五节 白细胞分化抗原与黏附分子

免疫应答过程中免疫细胞间的相互作用包括细胞间的直接接触和通过分泌细胞因子或其他生物活性分子介导的作用。免疫细胞之间相互识别的分子基础是表达于细胞表面的功能分子,通常称为细胞表面标记(cell surface marker),包括细胞表面的多种抗原、受体和黏附分子等。

## 一、白细胞分化抗原

白细胞分化抗原(leukocyte differentiation antigen,LDA)主要是指不同谱系的白细胞在正常分化成熟的不同阶段中,出现或消失的细胞表面分子。白细胞分化抗原种类繁多、分布广泛,除分布在白细胞表面外,还分布在红系和巨核细胞/血小板谱系以及许多非造血细胞如血管内皮细胞、成纤维细胞、上皮细胞、神经内分泌细胞等细胞表面。将来自于不同实验室的单克隆抗体所识别的同一种分化抗原归为同一个分化群,简称 CD(cluster of differentiation)。人类的 CD 序号已从 CD1 命名至 CD350。

CD 分子按其执行的功能,主要可分为受体、共刺激(或抑制)分子以及黏附分子等,其中受体包括特异性识别抗原受体及其辅助受体、模式识别受体、细胞因子受体、补体受体以及 IgFc 受体等,它们分别起到参与 T 细胞与 B 细胞的识别和信号转导、提供 T 细胞与 B 细胞活化共刺激信号、参与免疫效应等作用。

## 二、黏附分子

黏附分子(adhesion molecule,AM)是指介导细胞间或细胞与外基质间相互接触和结合的分子。黏附分子以受体-配体结合的形式发挥作用,使细胞与细胞间、细胞与基质间发生黏附,参与细胞的识别、信号转导、细胞的增殖分化与移动等,是免疫应答、炎症反应、凝血、创伤愈合、肿瘤转移等一系列重要生理和病理过程的分子基础。

---

**点滴积累** Ⅴ

来自于不同实验室的单克隆抗体所识别的同一种分化抗原归为同一个分化群,简称 CD,其参与免疫细胞的识别、信号转导及活化与效应过程。黏附分子则是介导细胞间或细胞与外基质间相互接触和结合的分子,参与细胞的识别、信号转导、细胞的增殖分化与移动等

## 目标检测

### 一、选择题

（一）单项选择题

1. 新生儿脐带血中的( )水平增高表示有宫内感染

    A. IgM          B. IgG          C. IgA          D. IgD          E. IgE

2. 能与肥大细胞上的 FcR 结合的是( )

    A. IgM         B. IgG         C. IgA         D. IgD         E. IgE

3. 新生儿通过自然被动免疫从母体获得的主要 Ig 是( )

    A. IgM 和 IgG         B. IgG 和 SIgA         C. IgE 和 IgD

    D. IgD 和 SIgA         E. IgE 和 IgM

4. 介导 NK 细胞发挥 ADCC 效应的 Ig 是( )

    A. IgM         B. IgG         C. IgA         D. IgD         E. IgE

5. IgG 通过经典途径激活补体至少需要( )

    A. 1 个 IgG 分子         B. 2 个 IgG 分子         C. 3 个 IgG 分子

    D. 4 个 IgG 分子         E. 5 个 IgG 分子

6. 免疫球蛋白的 HVR 位于( )

    A. VH 和 CH     B. Fc 段     C. VL 和 VH     D. CH 和 CL     E. 铰链区

7. Ig 的生物学功能是( )

    A. 提呈抗原         B. 细胞毒作用

    C. 合成分泌细胞因子         D. 调理作用

    E. 参与 T 细胞在胸腺内的分化

8. 与细胞表面相应受体结合的是( )

    A. Fab 段         B. Fc 段         C. F(ab')$_2$ 段         D. pFc'         E. Fd

9. 血清中含量最高的补体分子是( )

    A. C1         B. C2         C. C3         D. C4         E. C9

10. 下列( )成分是 C3 转化酶

    A. $C\overline{423}$         B. $C\overline{567}$         C. $C\overline{3bBb}$         D. $C\overline{3bBb3b}$         E. $C\overline{1S}$

11. 既有免疫黏附作用又有调理作用的主要补体裂解产物是( )

    A. C2b         B. C3b         C. C4b         D. C5b         E. $C\overline{567}$

12. 关于补体的叙述,下列正确的是( )

    A. 是血清中一组具有酶活性的脂蛋白

    B. 具有细胞毒作用、促进吞噬作用,且无炎症介质作用

    C. 在免疫病理过程中发挥重要作用

    D. 对热敏感

    E. 只在特异性免疫效应阶段发挥作用

13. 灭活 C3b 的补体调节因子是( )

    A. I 因子         B. C4b$_P$         C. C8b$_P$         D. S 蛋白         E. DAF

14. 补体经典途径中各补体成分激活的顺序是( )

    A. C143256789         B. C124536789         C. C142356789

    D. C124356789         E. C123456789

15. HLA 复合体定位于(　　)

    A. 第 1 号染色体 　　　　　　　B. 第 6 号染色体 　　　　　　C. 第 9 号染色体

    D. 第 15 号染色体 　　　　　　　E. 第 22 号染色体

16. 下列(　　)细胞之间的相互作用受 MHC Ⅰ 类分子限制

    A. APC 与 Th 细胞 　　　　　　B. Mφ 与靶细胞 　　　　　　C. Th 与 Ts 细胞

    D. Th 与 B 细胞 　　　　　　　E. Tc 与靶细胞

17. 能直接杀伤肿瘤细胞的细胞因子是(　　)

    A. IFN-γ 　　　　B. TGF-β 　　　　C. TNF 　　　　D. IL-6 　　　　E. IL-4

18. 下列免疫分子中有黏附作用的分子是(　　)

    A. CD3 　　　　B. IgA 　　　　C. IgM 　　　　D. CD28 　　　　E. SmIg

(二) 多项选择题

1. IgG 经木瓜蛋白酶水解后可得到(　　)

    A. 1 个 $F(ab')_2$ 段 　　　　　　B. 2 个 Fab 段 　　　　　　C. SC

    D. pFc' 　　　　　　　　　　　E. 1 个 Fc 段

2. SIgA 主要存在于(　　)

    A. 唾液 　　　　　　　　　　　B. 初乳 　　　　　　　　　C. 泪液

    D. 支气管分泌液 　　　　　　　E. 脑脊液

3. Ig 分子常见的存在形式有(　　)

    A. 单体 　　　　　　　　　　　B. 二聚体 　　　　　　　　C. 三聚体

    D. 四聚体 　　　　　　　　　　E. 五聚体

4. 通过经典途径激活补体的 Ig 是(　　)

    A. IgM 　　　　B. IgG1 　　　　C. IgG2 　　　　D. IgG3 　　　　E. IgG4

5. 补体的生物学作用包括(　　)

    A. 细胞毒及溶菌、杀菌作用 　　B. 调理作用 　　　　　　　C. 免疫黏附作用

    D. 免疫调节作用 　　　　　　　E. 炎症介质作用

二、简答题

1. 详述 IgG、IgM 和 IgA 的主要生物学功能。

2. 补体系统的旁路激活途径和凝集素激活途径的根本区别是什么?

3. MHC 分子有哪些生物作用? MHC Ⅱ 类分子介导的抗原提呈具有什么重要意义?

4. 细胞因子的特性有哪些? 各类细胞因子有哪些生物学功能?

(陈芳梅)

# 第九章

---

# 免疫应答

▲

**导学情景** V

情景描述：

11 岁男孩张某，参加夏令营活动时，不慎右足底被刺伤，因伤口小，不以为然，未做任何处理。3 天后伤口有轻度肿痛，第 5 天半夜开始高热、右侧腹股沟疼痛，行走明显不便。

学前导语：

从免疫学的角度考虑，患儿右足底被刺伤，右侧腹股沟淋巴结会出现肿大、疼痛及高热的原因是局部感染，导致外来的病原微生物入侵，机体免疫系统可识别这种"非己"抗原性物质，发生免疫应答。那么机体是如何识别并清除抗原性异物的呢？让我们一起进入下面的学习内容。

免疫应答（immune response）又称免疫反应，是机体接受抗原刺激后，免疫细胞对抗原产生的一系列免疫反应的总称，即机体免疫系统识别和清除抗原性异物的反应。免疫应答既可以清除体内的抗原性异物，维持机体内环境的相对稳定，也可以造成机体的病理性损伤。

根据免疫应答启动的时相、参与的细胞、识别的特点、激活的方式以及效应机制的不同，可分为固有免疫和适应性免疫。固有免疫又称天然防御功能或非特异性免疫，适应性免疫又称获得性免疫或特异性免疫。

## 第一节　固有免疫应答

固有免疫应答也称非特异性免疫应答，是生物体在长期进化过程中形成的、与生俱有的天然防御功能。固有免疫应是抗病原体感染的第一道防线，对适应性免疫应答的启动、调节和效应也起重要作用。参与固有免疫应答的成分主要包括生理屏障、细胞防护、效应分子（补体、细胞因子）等。

### 一、生理屏障

#### （一）皮肤黏膜及其附属成分的屏障作用

**1. 物理屏障**　由致密上皮细胞组成的皮肤和黏膜具有机械屏障作用，在正常情况下可有效阻挡病原体侵入体内。黏膜的物理屏障作用相对较弱，但黏膜上皮细胞的迅速更新、呼吸道黏膜上皮细胞纤毛的定向摆动及黏膜表面分泌液的冲洗作用均有助于清除黏膜表面的病原体。

**2. 化学屏障** 由皮肤和黏膜分泌物中含有的多种杀菌、抑菌物质成分组成,主要包括皮脂腺分泌的不饱和脂肪酸、汗腺分泌的乳酸、黏液中的溶菌酶等。

**3. 微生物屏障** 正常菌群可通过与病原体竞争结合上皮细胞和争夺营养物质的方式,或通过分泌某些杀菌、抑菌物质对病原体产生抗御作用。

（二）血-脑脊液屏障

由软脑膜、脉络丛的毛细血管壁和包在壁外的星形胶质细胞形成的胶质膜组成。此种组织结构致密,能阻挡血液中的病原体和其他大分子物质进入脑组织及脑室,从而对中枢神经系统产生保护作用。婴幼儿的血-脑屏障尚未发育完善,故易发生中枢神经系统感染。

（三）胎盘屏障

由母体子宫内膜的基蜕膜和胎儿的绒毛膜滋养层细胞共同构成,可防止母体内的病原体和大分子物质进入胎儿体内,从而保护胎儿免遭感染,使之正常发育。妊娠早期（3个月内）胎盘屏障发育尚未完善,此时孕妇若感染风疹病毒、巨细胞病毒等,有可能导致胎儿畸形或流产。

## 二、细胞防护

**1. 吞噬细胞** 吞噬细胞包括中性粒细胞和单核巨噬细胞,中性粒细胞具有吞噬杀菌作用,单核巨噬细胞具有吞噬杀菌、抗原提呈、杀伤肿瘤细胞等作用。

**2. 自然杀伤细胞（NK细胞）** ①执行机体免疫监视作用;②直接杀伤某些肿瘤细胞、感染病毒或胞内寄生菌的靶细胞;③参与免疫调节作用。

## 三、固有免疫效应分子及其主要作用

**1. 补体系统** 可通过旁路途径和MBL途径迅速激活补体系统,并由此而产生细胞毒或病毒溶解等炎症作用。

**2. 细胞因子** 病原体感染机体后,可刺激免疫细胞和感染的组织细胞产生多种细胞因子。如白细胞介素-1和肿瘤坏死因子α刺激机体产生发热、局部血管渗出增加、疼痛等反应。

**3. 溶菌酶和乙型溶素** 作用于革兰阳性菌细胞壁、细胞膜而起到抗菌作用。

点滴积累 ∨

固有免疫应答是生物体在长期进化过程中形成的、与生俱有的天然防御功能,是抗病原体感染的第一道防线。 参与固有免疫应答的成分主要包括生理屏障、细胞防护、效应分子（补体、细胞因子）等。

## 第二节 适应性免疫应答

### 一、概述

**（一）适应性免疫应答的概念**

适应性免疫应答又称特异性免疫应答，是指体内的抗原特异性 T/B 淋巴细胞接受抗原刺激后，发生活化、增殖、分化为效应细胞，产生一系列生物学效应的全过程。

**（二）适应性免疫应答的类型**

根据参与的免疫活性细胞及效应，可分为 B 细胞介导的体液免疫应答和 T 细胞介导的细胞免疫应答。

根据免疫应答发生时与抗原接触的次数，分为初次免疫应答和再次免疫应答。

根据发生免疫反应的结果，分为正免疫应答和负免疫应答（免疫耐受）。

根据免疫反应对机体是否造成损伤，分为正常免疫应答和异常免疫应答（如超敏反应及自身免疫病）。

**（三）适应性免疫应答的基本过程**

抗原进入机体后，经抗原提呈细胞加二处理后提呈给相应的免疫细胞识别，免疫活性细胞被抗原激活后，活化、增殖、分化为效应细胞，而产生免疫效应。整个过程可分为以下 3 个阶段：

**1. 感应阶段** 即抗原提呈与识别阶段。指抗原提呈细胞捕获、加工、处理、提呈抗原信息，以及免疫活性细胞（T 细胞、B 细胞）识别抗原的阶段。

**2. 反应阶段** 即活化、增殖与分化阶段。指 T 细胞、B 细胞接受抗原刺激后，在细胞因子参与下，活化、增殖、分化为效应 T 淋巴细胞和浆细胞的阶段。在此阶段产生免疫记忆细胞。

**3. 效应阶段** 指免疫应答的产物（抗体及效应 T 淋巴细胞）与抗原结合发挥免疫效应的阶段。其中浆细胞分泌的抗体发挥特异性体液免疫作用，效应 T 淋巴细胞的直接杀伤及释放细胞因子发挥特异性细胞免疫作用。

**（四）适应性免疫应答的特点**

**1. 排异性** 抗原特异性 T、B 淋巴细胞通常对自身正常组织细胞产生天然免疫耐受，对非己抗原性异物产生免疫排斥反应。

**2. 特异性** 免疫应答具有针对性，只能对刺激机体免疫系统发生免疫应答的抗原性物质产生免疫效应，而不能对其他抗原产生免疫反应。

**3. 记忆性** 免疫系统对抗原的特点具有记忆性，当同一抗原性异物再次进入机体时，机体免疫系统的记忆细胞可迅速产生更强而持久的免疫应答。

**4. 放大性** 机体的免疫系统对抗原的刺激所发生的免疫应答在一定条件下可以放大，即使少量的抗原进入也可引起全身性的免疫应答。

## 二、B 细胞介导的体液免疫应答

B 细胞主要通过抗体发挥免疫作用,因刺激 B 细胞产生免疫应答的抗原有 TD-Ag 和 TI-Ag,故激发机体产生免疫应答的机制不同。

### (一) TD-Ag 诱导的体液免疫应答

外源性 TD-Ag 进入机体后,由 APC 摄取、加工,转变为抗原肽,再与 APC 的 MHC Ⅱ 类分子结合,形成稳定的抗原肽-MHC Ⅱ 类分子,转运至 APC 细胞表面,供 Th 细胞识别。B 细胞需要接受双信号刺激活化、增殖、分化,第一信号是 B 细胞的 BCR 识别并结合抗原肽,第二信号(协同刺激信号)是活化 T 细胞表面的 CD40L 与 B 细胞表面的 CD40 结合产生的(图 9-1)。在 Th2 细胞及细胞因子的辅助下,B 细胞增殖、分化为浆细胞并产生抗体发挥免疫效应。B 细胞在分化过程中,部分转化为记忆 B 细胞(Bm)。其基本过程包括抗原提呈与识别阶段,活化、增殖与分化阶段和效应阶段(图 9-2)。

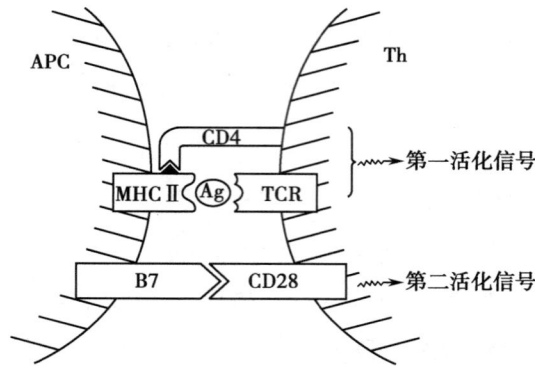

图 9-1　Th 细胞活化示意图

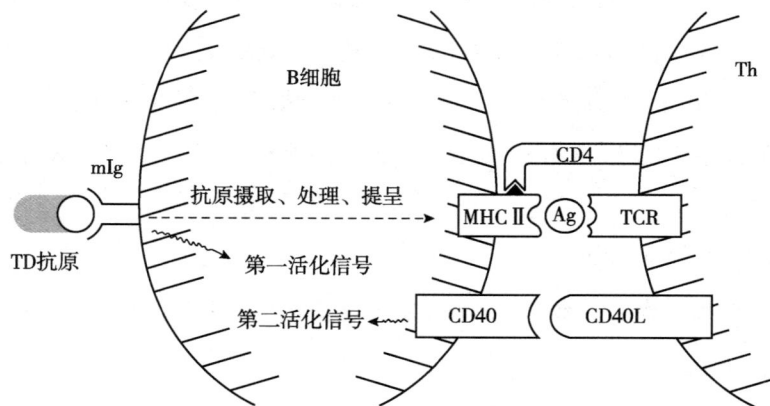

图 9-2　B 细胞与 Th 细胞间的相互作用及其活化信号产生示意图

### (二) TI-Ag 诱导的体液免疫应答

TI-Ag 可以直接与 B 细胞膜表面的 BCR 结合,较强的刺激信号导致 B 细胞活化、增殖、分化为浆细胞,从而产生抗体发挥免疫效应。此过程无记忆 B 细胞产生,故 TI-Ag 激发的体液免疫应答没有再次应答。

（三）抗体产生的一般规律

B 细胞对 TD-Ag 的应答分为初次应答和再次应答。抗原初次进入机体引发的免疫应答称为初次应答,相同抗原再次刺激机体的免疫应答称为再次应答,两次应答中抗体的性质和浓度有不同的变化(图 9-3)。

1. **初次应答**　TD-Ag 首次进入机体,需经过一定的潜伏期,一般为 1~2 周,才在血液中出现特异性抗体,2~3 周达到高峰,潜伏期长短与抗原性质有关。初次应答的特点有:①潜伏期较长,为 1~2 周;②产生的总抗体浓度低;③抗体在体内持续的时间短;④抗体与抗原的亲和力低,抗体以 IgM 为主,IgM 在初次应答中出现的最早。

2. **再次应答**　也称回忆反应,相同的抗原再次进入机体后,免疫系统可迅速、高效地产生特异性应答。再次应答是因为初次应答时形成了记忆 B 细胞。再次应答的特点有:①潜伏期短,一般为 1~3 天;②产生的总抗体浓度高;③抗体在体内持续的时间长;④抗体与抗原的亲和力高,抗体以 IgG 为主,IgG 产生的量多。

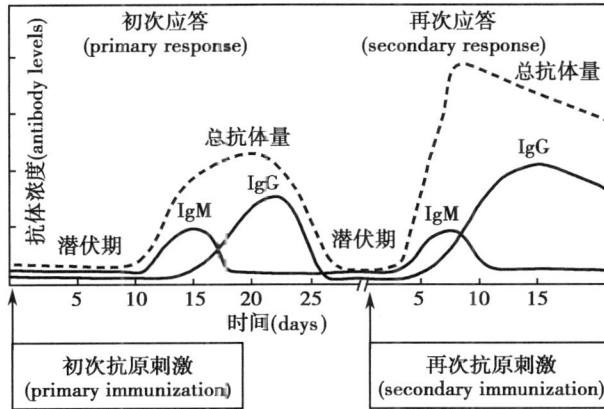

图 9-3　初次与再次免疫应答抗体产生规律示意图

掌握抗体产生的一般规律在医学实践中具有重要的指导作用:①疫苗接种或制备免疫血清应采用再次或多次加强免疫,以产生高浓度、高亲和力的抗体,获得良好的免疫效果;②在免疫应答中,IgM 产生早、消失快,因此临床上检测特异性 IgM 作为病原微生物早期感染的诊断指标;③检测特异性抗体的量作为某种病原微生物感染的辅助诊断时,要在疾病的早期和恢复期抽取患者的双份血液标本做抗体检查,一般抗体效价增加达 4 倍以上有诊断意义(表 9-1)。

表 9-1　初次应答和再次应答的抗体产生规律

| | 初次应答 | 再次应答 |
| --- | --- | --- |
| 潜伏期 | 长(1~2 周) | 短(1~3 天) |
| 抗体效价 | 低 | 高 |
| 抗体主要类型 | IgM | IgG |
| 抗体维持时间 | 短 | 长 |
| 抗体亲和力 | 低 | 高 |

**知识链接**

### 接种乙肝疫苗

我国计划免疫中乙肝疫苗初次接种需要3针，第1针疫苗接种1个月后接种第2针疫苗，6个月时接种第3针疫苗。 第1次接种乙肝疫苗属于初次应答，机体出现相应抗体，以IgM为主，维持时间短、亲和力低。 第2次接种机体出现再次应答，迅速产生了高浓度、高亲和力、维持时间较长的抗体IgG。第3次接种又是一次再次应答。 经过3次接种，抗体在体内可维持5年左右。 接种乙肝疫苗3~5年后可做乙肝三系统检测，若乙肝表面抗体转阴时应再次接种疫苗1次。

### （四）体液免疫的生物学效应

1. **中和作用** 通过抗体与病毒或外毒素结合,发挥重要的免疫作用。

2. **调理作用** 通过抗体的调理作用加强吞噬细胞的吞噬效应。

3. **溶解作用** 通过激活补体发挥溶菌、溶细胞等效应。

4. **ADCC作用** 通过NK细胞的ADCC,杀伤肿瘤细胞或被病毒感染的靶细胞。

5. **免疫病理损伤** 在特定情况下,抗体可参与Ⅰ、Ⅱ、Ⅲ型超敏反应,引起机体病理性损伤。

## 三、T细胞介导的细胞免疫应答

T细胞接受抗原刺激后,活化、增殖并分化为效应T细胞,进而完成对抗原的清除和对免疫应答的调节。在此过程中,留下记忆T细胞。T细胞介导的适应性免疫应答也称细胞免疫应答,通常由TD-Ag刺激引起,需多种免疫细胞协同完成,主要效应细胞为Th细胞和Tc细胞。

### （一）感应阶段

为APC摄取、加工处理抗原,并将所产生的抗原肽片段与自身的MHC分子结合形成的复合物转运至细胞表面,供T细胞上的TCR识别的过程。

加工处理的抗原根据来源不同,可分为内源性和外源性抗原两类。外源性抗原是指被APC从细胞外摄入胞内的抗原,如病原微生物、异种蛋白等。内源性抗原系指在细胞内产生的抗原,如细胞被病毒感染后,细胞合成的病毒抗原和肿瘤细胞自身合成的蛋白质抗原。APC将外源性抗原加工处理产生的抗原肽与MHCⅡ类分子结合形成抗原肽-MHCⅡ类分子复合物,提呈到细胞表面供$CD4^+$ T细胞识别。APC将内源性抗原加工处理产生的抗原肽与MHCⅠ类分子结合形成抗原肽-MHCⅠ类分子复合物,提呈到细胞表面供$CD8^+$T细胞识别。

只有在MHCⅡ类分子与$CD4^+$分子、MHCⅠ类分子与$CD8^+$分子相匹配的情况下,APC提呈抗原才能完成,此为MHC限制性。

### （二）反应阶段

T细胞的完全活化有赖于双信号和细胞因子的作用,T细胞活化是T细胞继续增殖和分化的基础。

1. **T细胞活化的第一信号** $CD4^+$T淋巴细胞表面的TCR特异性识别结合在APC表面MHC分

子槽中的抗原肽,使得细胞初步活化,这是 T 细胞活化的第一信号(即抗原刺激信号)。

**2. T 细胞活化的第二信号** T 细胞与 APC 表面多对共刺激分子如 B7/CD28 等相互作用产生 T 细胞活化的第二信号(共刺激信号),导致 T 细胞完全活化。若无足够的共刺激分子的信号传入,T 细胞不能活化即形成免疫耐受。

**3. 细胞因子促进 T 细胞的增殖和分化** 在双信号和细胞因子的作用下,活化的 T 细胞发生增殖,其中 IL-2 是最重要的促增殖因子。通过有丝分裂而发生克隆扩增的 T 细胞,进一步在不同细胞因子的作用下分化成为效应 T 细胞(Th1 和 Th2),然后发挥辅助功能或随血液循环到达特异性抗原部位发挥效应功能,部分细胞转变成记忆 T 细胞。

(三)效应阶段

**1. CD4⁺效应 Th1 细胞介导的免疫效应** Th1 细胞主要通过释放的细胞因子募集和活化单核巨噬细胞和淋巴细胞,发挥细胞免疫效应。

**2. CD8⁺效应 Tc 细胞介导的免疫效应** CTL 细胞能高效、特异性地杀伤细胞内病原体(病毒或某些细胞内寄生菌)感染的细胞、肿瘤细胞等靶细胞,而不损害正常细胞。其杀伤靶细胞的主要途径是:①CTL 细胞分泌穿孔素,插入靶细胞膜形成通道,使水、电解质等小分子物质进入细胞内,导致靶细胞崩解;②CTL 细胞释放颗粒酶进入靶细胞,激活靶细胞内的凋亡程序,诱导靶细胞凋亡;③CTL细胞通过膜分子 FasL 与靶细胞表面的 Fas 分子结合,传入凋亡信号,导致细胞凋亡(图 9-4)。

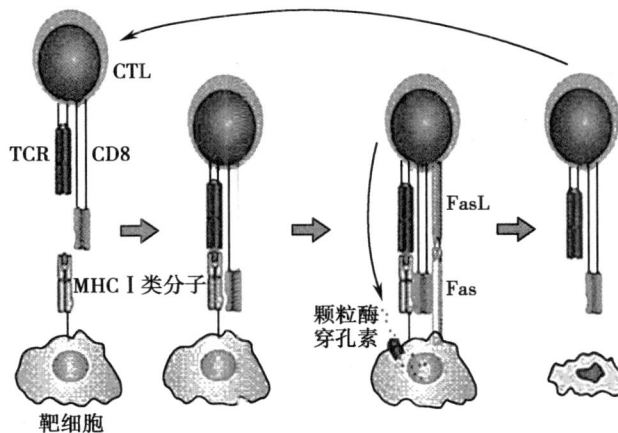

图 9-4 Tc 细胞杀伤靶细胞机制示意图

(四)细胞免疫的生物学效应

**1. 抗感染作用** 细胞免疫主要针对细胞内寄生的病原体,如某些细菌(结核分枝杆菌、沙门菌、布鲁菌等)、病毒、真菌及寄生虫等感染发挥作用。

**2. 抗肿瘤作用** CTL 细胞可直接杀伤带有相应抗原信息的肿瘤细胞,细胞免疫过程中产生的某些细胞因子(如 TNF、IFN)在抗肿瘤免疫中也具有一定的作用。

**3. 免疫损伤** 细胞免疫亦可导致迟发型超敏反应、移植排斥反应及某些自身免疫病等。

**点滴积累** ⋁

1. 适应性免疫应答是指体内的抗原特异性 T/B 淋巴细胞接受抗原刺激后,发生活化、增殖、分化为效应细胞,产生一系列生物学效应的全过程,可分为 3 个阶段:感应阶段、反应阶段和效应阶段。

2. B 细胞介导的体液免疫应答、T 细胞介导的细胞免疫应答分别发挥不同的效应。

3. 在初次应答和再次应答时抗体的性质和浓度有不同的变化,掌握抗体产生的一般规律,在医学实践中具有重要的指导作用。

# 第三节 免疫耐受与免疫调节

## 一、免疫耐受

免疫耐受是指机体的免疫系统针对某种抗原产生的特异性无应答状态,该抗原称为耐受原,有记忆性和特异性。

（一）免疫耐受现象

**1. 天然免疫耐受现象** 如异卵双生的小牛因胚胎期血液融合,出生后不发生排斥的现象。

**2. 获得性免疫耐受现象** 如在胚胎期将黑鼠的淋巴细胞人为地注入白鼠体内,出生后也不发生排斥的现象。

（二）诱导免疫耐受的条件

诱导免疫耐受的条件包括抗原因素和机体因素两个方面。

**1. 抗原因素** 异源性越近、分子量越小越容易诱导免疫耐受,不同的抗原注射剂量及注射途径其诱导耐受是不同的。

**2. 机体因素** 与机体免疫系统的发育成熟程度、免疫功能状态、遗传背景等有关。

（三）免疫耐受形成机制

**1. 中枢耐受** 是指发生在胚胎期和 T 细胞、B 细胞发育过程中,胚胎期、免疫细胞发育期因克隆禁忌学说中的自我识别与消除,对自己的细胞形成了耐受。

**2. 外周耐受** 是指发生在成熟的 T 细胞、B 细胞中,因缺乏免疫细胞活化信号,抑制细胞发挥作用,某些组织与免疫系统隔绝而出现了耐受。

（四）研究免疫耐受的意义

1. 能解释机体天然耐受的原因。

2. 能通过控制免疫耐受防止病原微生物感染和肿瘤的发生。

3. 能通过诱导免疫耐受防止器官移植的排斥反应和超敏反应的发生。

## 二、免疫调节

免疫系统具有感知自身应答的强度并实施调节的能力,这是免疫系统在识别抗原、启动应答和产生记忆之外的另一项重要功能。机体免疫系统在抗原性物质侵入机体后,启动固有免疫,如果不能清除该抗原,则启动适应性免疫。

### （一）免疫基因的调控

主要有两类:①编码 T 细胞、B 细胞抗原受体和免疫球蛋白的基因;②编码控制免疫应答分子的基因。

### （二）分子水平的调节

1. 抗原的多少、分子量、进入途径等对免疫应答都有重要影响。

2. 抗体消灭抗原、与 B 细胞的 Fc 受体结合抑制了免疫应答。

3. 细胞因子之间的相互作用形成了调节网络。

4. 神经、内分泌系统与免疫系统相互影响构成了复杂的神经-内分泌-免疫调节网络。

### （三）细胞水平的免疫调节

1. T 细胞的免疫调节是 Th1 和 Th2 分泌的细胞因子相互间的作用。

2. 独特型网络的调节是同一个体的不同 B 细胞抗原受体独特型的相互识别构成的动态平衡。

**点滴积累** V

1. 免疫耐受可分为天然耐受和获得性耐受，诱导免疫耐受的条件包括抗原因素和机体因素。

2. 免疫系统具有感知自身应答的强度并实施调节的能力，这是免疫系统在识别抗原、启动应答和产生记忆之外的另一项重要功能。

## 目标检测

### 一、选择题

（一）单项选择题

1. 免疫应答发生的部位是（　　　）

　　A. 骨髓　　　　　　　　B. 胸腺　　　　　　　　C. 腔上囊

　　D. 淋巴结　　　　　　　E. 肝脏

2. 在免疫应答中可以形成免疫记忆细胞的是（　　　）

　　A. 巨噬细胞和 B 细胞　　B. B 细胞和 T 细胞　　　C. NK 细胞和巨噬细胞

　　D. NK 细胞和 T 细胞　　　E. 巨噬细胞和 T 细胞

3. 发挥体液免疫效应的物质是（　　　）

　　A. 溶菌酶　　　　　　　B. 补体　　　　　　　　C. 抗体

　　D. 干扰素　　　　　　　E. 淋巴因子

4. 下列细胞不参与体液免疫应答的是（　　　）

　　A. T 淋巴细胞　　　　　B. B 淋巴细胞　　　　　C. 巨噬细胞

　　D. 树突状细胞　　　　　E. 中性粒细胞

5. 在抗体形成过程中,下列叙述错误的是（　　　）

　　A. 浆细胞是产生抗体的细胞

　　B. B 细胞活化必须有双信号刺激

　　C. 初次应答时产生抗体慢

    D. Th 细胞可参与 B 细胞产生抗体的过程

    E. 再次应答时抗体产生快

6. 初次应答时,产生的抗体的特点有(　　)

    A. 以 IgG 为主　　　　　　　　　　B. IgG 与 IgM 几乎同时产生

    C. 抗体含量较高　　　　　　　　　　D. 为低亲和性抗体

    E. 抗体维持时间较长

7. 再次应答时抗体产生的特点是(　　)

    A. IgM 抗体显著升高　　　　　　　　B. 抗体维持时间较长

    C. 潜伏期较长　　　　　　　　　　　D. 抗体浓度较低

    E. 抗体的亲和力较低

8. 下列免疫作用在无抗体存在时仍可发生的是(　　)

    A. ADCC 作用　　　　　　　　　　　B. 补体经典途径激活

    C. 过敏反应　　　　　　　　　　　　D. 中和毒素作用

    E. NK 细胞对靶细胞的杀伤作用

9. 免疫应答过程不包括(　　)

    A. B 细胞在骨髓内的分化成熟　　　　B. B 细胞对抗原的特异性识别

    C. 巨噬细胞对抗原的处理和提呈　　　D. T 细胞、B 细胞的活化、增殖、分化

    E. 效应细胞和效应分子的产生和作用

10. 关于细胞免疫,下列错误的是(　　)

    A. 由 TD 抗原引起　　　　　　　　　B. T 细胞介导,巨噬细胞参与

    C. IL-1 为 T 细胞活化的第二信号　　D. 致敏 Tc 细胞特异性杀伤靶细胞

    E. Th 细胞释放的淋巴因子参与

11. 与细胞免疫无关的免疫反应是(　　)

    A. 外毒素中和作用　　　　　　　　　B. 抗肿瘤免疫作用

    C. 移植排斥反应　　　　　　　　　　D. 接触性皮炎

    E. 结核结节形成

(二) 多项选择题

1. T 淋巴细胞介导的细胞免疫应答过程包括(　　)

    A. 抗原提呈与识别阶段　　　　　　　B. 活化、增殖、分化阶段

    C. T 细胞在胸腺发育阶段　　　　　　D. 效应阶段

    E. 抗体结合抗原

2. T 细胞介导的细胞免疫作用包括(　　)

    A. 抗病毒感染　　　　　　　　　　　B. 抗肿瘤

    C. 引起移植物抗宿主反应　　　　　　D. 引起迟发型超敏反应

    E. 抗胞内菌感染

二、简答题

1. 简述适应性免疫应答的基本过程。

2. 分析抗体产生的一般规律及意义。

3. Tc 细胞是如何杀伤靶细胞的？

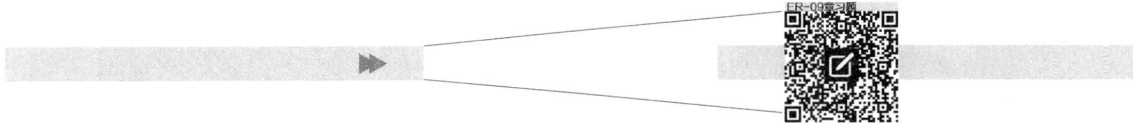

ER-09章习题

（阎小芹）

# 第十章

## 超敏反应

**导学情景** ∨

情景描述:

取3只豚鼠,以甲、乙、丙编号,其中甲、乙两只经腹腔或皮下注射1:10的马血清0.1ml,丙注射0.1ml生理盐水作为对照。2周后,固定好豚鼠,找到心尖的搏动处,用碘酒、乙醇依次消毒后,甲豚鼠经心脏注射鸡蛋清1~2ml,乙、丙两只豚鼠经心脏注入马血清1~2ml。注射后数分钟,乙豚鼠出现兴奋、不安、躁动、鼻翼扇动、前爪搔鼻、耸毛、咳嗽等现象,继而发生气急及呼吸困难、站立不稳、痉挛性跳跃、大小便失禁,倒地挣扎而死;而甲和丙豚鼠安然无恙。

学前导语:

这就是豚鼠过敏试验,现实中的青霉素等药物过敏就是这样发生的,机制是什么? 为什么发生如此之快? 怎样预防和治疗? 通过超敏反应的学习我们就能明白。

超敏反应(hypersensitivity)是已致敏的机体再次接受同一抗原的刺激时,出现生理功能紊乱或组织细胞损伤等异常的免疫应答。已致敏是指抗原进入机体,刺激机体产生抗体或相应的T细胞。根据超敏反应的发生机制和临床特点,将其分为4型:Ⅰ型,即速发型;Ⅱ型,即细胞毒型;Ⅲ型,即免疫复合物型;Ⅳ型,即迟发型。

目前国内外由超敏反应引起的疾病的发病率明显上升。

## 第一节　Ⅰ型超敏反应

Ⅰ型超敏反应是临床最常见的一种超敏反应,世界总人口的10%~20%会受到速发型超敏反应的困扰。其特点是:①发生快,消失也快,所以称为速发型;②由IgE介导;③常引起生理功能紊乱,一般不发生组织细胞损伤;④具有明显的个体差异和遗传倾向。引起Ⅰ型超敏反应的抗原称为变应原。

### 一、参与Ⅰ型超敏反应的主要成分

#### (一) 变应原

变应原(allergen)是指能诱导机体产生IgE,引起Ⅰ型超敏反应的抗原性物质。临床常见的变应原主要有：

1. 吸入性变应原如植物花粉、螨虫、真菌、动物皮毛及皮屑等。

2. 食入性变应原如牛奶、鸡蛋、鱼、虾、花生米等。

3. 药物性变应原如抗毒素血清、抗生素、普鲁卡因、有机碘、食品添加剂等。

（二）IgE 及其受体

1. IgE 针对某种变应原的特异性 IgE 是引起 Ⅰ 型超敏反应的主要因素。IgE 主要由鼻咽、扁桃体、气管及胃肠道黏膜等处固有层淋巴组织中的浆细胞产生,这些部位也是变应原易于侵入并引发 Ⅰ 型超敏反应的部位。该抗体与肥大细胞、嗜碱性粒细胞表面的 IgE 受体具有高度亲和性。

2. IgE 受体与 IgE Fc 段结合的受体有两种:FcεRⅠ 和 FcεRⅡ。FcεRⅠ 为高亲和力受体,在肥大细胞和嗜碱性粒细胞呈高水平表达;而 FcεRⅡ 分布比较广泛。

（三）效应细胞

参与 Ⅰ 型超敏反应的效应细胞主要是肥大细胞和嗜碱性粒细胞,嗜酸性粒细胞在 Ⅰ 型超敏反应中起负反馈调节作用。

## 二、发生机制

（一）致敏阶段

变应原进入某些机体后,诱导特异性 B 细胞产生 IgE 类抗体应答。IgE 以其 Fc 段与肥大细胞或嗜碱性粒细胞表面的 FcεRⅠ 结合,使机体处于对于该变应原的致敏状态。表面结合 IgE 的肥大细胞或嗜碱性粒细胞称为致敏的肥大细胞或致敏的嗜碱性粒细胞。此过程称致敏阶段(图 10-1),维持数月到数年。如无相同的变应原再次进入此机体,则致敏状态逐渐消失。

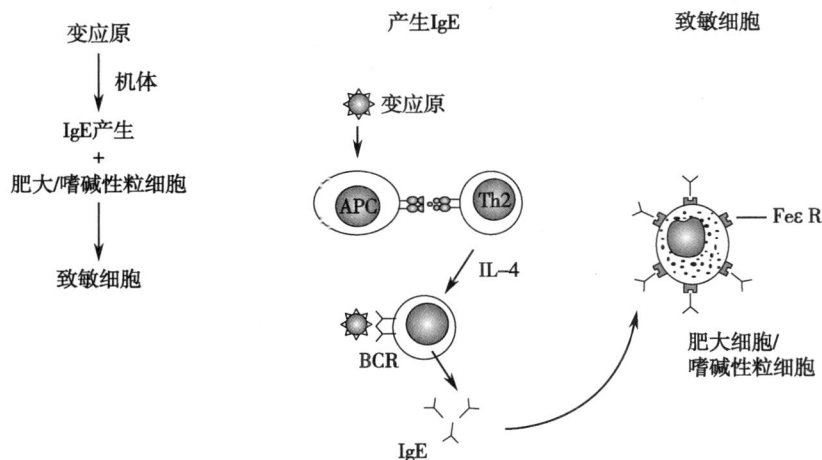

图 10-1 Ⅰ型超敏反应致敏阶段示意图

（二）发敏阶段

相同的变应原再次进入该机体时,变应原与吸附在肥大细胞或嗜碱性粒细胞表面的 IgE 结合,只有变应原同时与致敏细胞表面的 2 个以上相邻的 IgE 结合,使得多个 FcεRⅠ 交联形成复合物(图 10-2),才能启动活化信号。活化信号经多种信号分子传递,导致细胞脱颗粒,释放两类活性介质。

一类是预先合成的、储存在胞质颗粒内的介质,称为预存介质,包括组胺(histamine)、激肽原酶(kininogenase)等。另一类是在细胞活化后新合成的介质,包括白三烯(leukotriene,LT)、前列腺素 D$_2$(prostaglandin D$_2$,PGD$_2$)、血小板活化因子(platele activating factor,PAF)和细胞因子 IL-1、IL-4 等。

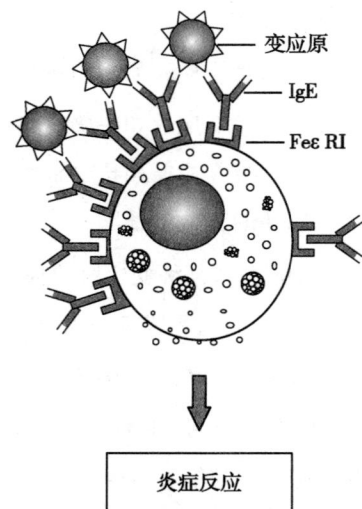

图 10-2 Ⅰ型超敏反应发敏阶段示意图

（三）效应阶段

活化的肥大细胞和嗜碱性粒细胞释放的生物活性介质作用于效应组织和器官,引起局部或全身性的过敏反应。根据反应发生的快慢和持续时间的长短,分为速发相反应(immediate reaction)和迟发相反应(late-phase reaction)两种类型。

速发相反应通常在接触变应原后的数秒内发生,可持续数小时,主要由组胺、前列腺素等引起,表现为毛细血管扩张、通透性增强、平滑肌收缩、腺体分泌增加。

迟发相反应发生在变应原刺激后的 4~6 小时,可持续数天以上,表现为局部以嗜酸性粒细胞、中性粒细胞、巨噬细胞、Th2 细胞和嗜碱性粒细胞浸润为主的炎症反应。

## 三、临床常见疾病

不同的变应原通过不同的途径进入不同的机体,人们会出现过敏反应的各种临床表现。

（一）全身过敏性休克

这是一种最危险的Ⅰ型超敏反应性疾病。致敏患者通常在接触变应原后的数分钟内即出现胸闷、呼吸困难、脉搏细速、血压下降等症状,抢救不及时可导致死亡。

1. **药物过敏性休克** 引起过敏性休克的药物主要有青霉素、头孢菌素、链霉素、普鲁卡因等,以青霉素引发最为常见。青霉素没有免疫原性,但其降解产物青霉噻唑酸或青霉烯酸与组织蛋白结合后获得免疫原性,刺激机体产生特异性 IgE 抗体,使机体致敏。当再次接触青霉素时,可发生过敏反应。因此青霉素应现用现配制,放置后禁用。

2. **血清过敏性休克** 当受外伤需注射破伤风抗毒素时,因其来源于异种动物血清,有些人会出现过敏性休克,所以应用前必须做皮试。

（二）局部过敏反应

1. **呼吸道过敏反应** 变应原为空气中的花粉、真菌、尘螨、毛屑等,主要表现为支气管哮喘和过敏性鼻炎。

2. **消化道过敏反应（又称过敏性胃肠炎）** 常见的变应原为鸡蛋、牛奶、鱼、虾、蟹、坚果、果仁等。进食后的数分钟至 1 小时出现症状,有口周红斑、唇肿、恶心、呕吐、腹泻等。

3. **皮肤过敏反应** 主要包括荨麻疹、湿疹和血管神经性水肿,可由药物、食物、昆虫毒液、肠道寄生虫或冷热刺激等引起。

## 四、防治原则

### （一）避免接触变应原

Ⅰ型超敏反应的最主要的预防方法是查明变应原，避免与此变应原的再次接触。临床检测变应原的最常用的方法是直接皮肤试验，青霉素使用前必须做皮肤试验，阳性者改用其他药物。但有些变应原虽可检出，然而难以避免再次接触。

### （二）脱敏注射

异种免疫血清如破伤风抗毒素，皮试阳性者若必须应用，则可采用脱敏注射，即少量、短间隔、多次进行注射。其机制可能是小量变应原进入体内与致敏肥大细胞或嗜碱性粒细胞上的IgE结合后，释放的活性介质较少，不足以引起明显的临床症状，并能及时被体内的某些物质所灭活，经过短时间内反复多次注射，可使体内致敏的肥大细胞或嗜碱性粒细胞上的IgE大部分甚至全部被消耗。当再次注入大剂量的变应原时，即不会发生超敏反应。

### （三）药物防治

对已发病者需要及时用药物治疗，下述药物分别作用于Ⅰ型超敏反应的各个环节。

**1. 抑制活性介质释放的药物** 如色甘酸钠稳定肥大细胞膜，防止脱颗粒，阻止介质释放。

**2. 拮抗活性介质的药物** 如苯海拉明、氯苯那敏等抗组胺药物通过与组胺竞争结合效应器官细胞膜上的组胺受体而发挥抗组胺作用。

**3. 改善效应器官反应性的药物** 如肾上腺素、麻黄碱可解除支气管痉挛且减少腺体分泌。肾上腺素不仅可解除支气管平滑肌痉挛，还可使外周毛细血管收缩，升高血压，因此在抢救过敏性休克时具有重要作用。

**点滴积累**

1. 参与Ⅰ型超敏反应的抗原有食物、花粉、药物、螨虫等。
2. 参与Ⅰ型超敏反应的抗体为IgE。
3. 常见疾病有过敏性休克、荨麻疹、哮喘等。

**知识链接**

**免疫系统需要历练**

瑞典哥德堡大学团队在2014年做过一项人群研究：他们调查了瑞典哥德堡地区约1000名幼儿及其父母的生活习惯，发现在用手洗碗的家庭中长大的孩子发生过敏的概率是用洗碗机洗碗的家庭的一半。虽然研究者声明这些发现只是表明一种联系，而非因果关系，但他们还是认为用手洗碗的方式可能会留下一些有益细菌，过度清洁的环境容易引起孩子过敏，让孩子接触些无害细菌可以提高免疫力。可见，适度的"脏"环境对于我们免疫系统的改善是至关重要的。我们不禁反问：无菌真的有必要吗？

其实免疫系统也需要历练，需要一个锻炼后成长强大的过程。对人体免疫系统的"溺爱"会使免疫系统变得越来越脆弱敏感，甚至不堪一击。也许让身体适当"任性"，特别是接触些无害细菌，接受环境的适度刺激，我们的免疫系统才会更"坚韧"，身体会更健康。

**案例分析**

案列

某男 25 岁，北方居住，每到 8 月初（农历立秋前后）出现打喷嚏、流清涕，伴有眼痒、结膜充血、流泪等症状。曾按季节性感冒治疗 3 年，服用感冒药如维 C 银翘片、感康等药物有效。

该患者可能的诊断是什么？如何预防和治疗？

分析

1. 连续 2 年以上，同一季节发病，考虑为花粉过敏。

2. 应检测变应原。

3. 可以采用特异性免疫治疗。

4. 可以用药物控制症状。

# 第二节　Ⅱ型超敏反应

Ⅱ型超敏反应又称为细胞毒型或细胞溶解型超敏反应，其特点是由 IgG 或 IgM 类抗体与靶细胞表面的相应抗原结合后，在补体、吞噬细胞及 NK 细胞参与下，引起的以细胞溶解或组织损伤为主的病理性免疫反应。

## 一、发生机制

（一）参与Ⅱ型超敏反应的抗原

**1. 同种异型抗原**　如 ABO 血型抗原、Rh 血型抗原。

**2. 修饰的自身抗原**　如微生物感染、电离辐射、药物等导致自身组织细胞结构改变。

**3. 外来抗原或半抗原吸附于细胞表面**　如某些药物作为半抗原吸附于血细胞表面。这些抗原刺激机体产生 IgG 或 IgM。

（二）参与Ⅱ型超敏反应的抗体

参与Ⅱ型超敏反应的抗体有 IgG 和 IgM。

（三）发生过程

抗体与细胞膜上的相应抗原结合后，可经补体激活的经典途径、吞噬细胞的调理吞噬、NK 细胞的 ADCC 作用杀伤靶细胞（图 10-3）。

## 二、临床常见疾病

（一）输血反应

一般发生于 ABO 血型不合的输血。供血者红细胞表面的抗原与受血者血清中的抗体结合，激活补体，导致红细胞溶解，发生输血反应。因为血型抗体属于 IgM，天然存在于人的血清中，所以第

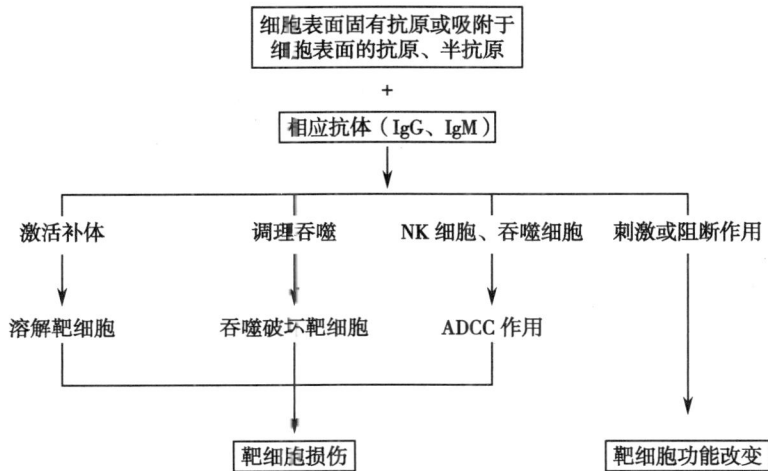

图 10-3 Ⅰ型超敏反应发生机制示意图

一次血型不合的输血就能发生输血反应。

**（二）新生儿溶血症**

发生于母子间的 Rh 血型不合。血型为 Rh⁻的母亲由于输血、流产或分娩等原因，受到 Rh⁺红细胞的刺激而产生 IgG 类 Rh 抗体，当她妊娠或再次妊娠，且胎儿的血型为 Rh⁺时，母体内的 Rh 抗体可通过胎盘进入胎儿体内，与其红细胞结合导致细胞溶解，引起流产或发生新生儿溶血症。母婴之间的 ABO 血型不符也可发生新生儿溶血症，但症状较轻。

**（三）药物过敏性血细胞减少症**

临床上，不少药物如青霉素、磺胺、安替比林等作为半抗原吸附在血细胞表面，成为完全抗原，从而刺激机体产生相应的抗体。这种抗体与药物结合的红细胞、粒细胞和血小板作用，而引起药物性溶血性贫血、粒细胞减少症和血小板减少性紫癜。

**（四）自身免疫性溶血性贫血**

服用甲基多巴类药物，或某些病毒如流感病毒、EB 病毒感染机体后，可使红细胞膜表面的成分发生改变，从而刺激机体产生相应的抗体。这种抗体与改变的红细胞表面成分特异性结合，激活补体，溶解红细胞，引起自身免疫性溶血性贫血。

**（五）肺出血-肾炎综合征**

患者产生针对基底膜的 IgG 类抗体，该自身抗体与肺泡基底膜和肾小球基底膜结合，激活补体或通过调理吞噬作用，导致肺出血和肾炎。其机制可能是病毒、药物、有机溶剂等损伤肺泡基底膜，诱导产生自身抗体。

**（六）其他**

某些抗细胞表面受体的自身抗体与受体结合后并不引起细胞溶解，而是导致受体相关的细胞功能紊乱。例如抗甲状腺刺激激素（TSH）受体的 IgG 类自身抗体能高亲和力结合 TSH 受体，刺激甲状腺细胞持续分泌大量甲状腺素，引起甲状腺功能亢进症（Graves 病）。抗乙酰胆碱受体的自身抗体与该受体结合，干扰乙酰胆碱的作用，减少受体的数量，从而导致重症肌无力（图 10-4）。

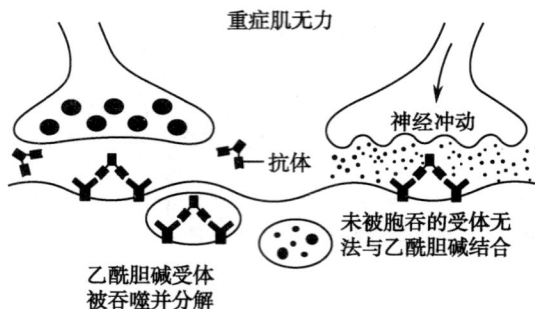

图 10-4 重症肌无力原理示意图

**点滴积累** ∨

1. Ⅱ型超敏反应的抗原是细胞性抗原。

2. 参与Ⅱ型超敏反应的抗体为 IgG 或 IgM。

3. Ⅱ型超敏反应的机制就是体液免疫应答，结果杀伤的是自身细胞，所以叫超敏反应。

4. 输血反应、新生儿溶血症等都是Ⅱ型超敏反应性疾病。

---

**案例分析**

案例

李某某，男，28 岁。因外伤失血较多，需输血治疗。当时查验患者的血型为 A 型，随后输入 A 型血 200ml。几分钟后，患者突然头痛、恶心、呕吐、呼吸困难、血压急剧下降，脉搏 110 次/分。主治医生考虑患者可能为错误输血，立即停止输血，并进行抗休克、输液、利尿、碱化尿液、纠正水与电解质平衡、抗感染等治疗，患者逐渐恢复。经复查，患者的血型为 B 型，出现错误的原因是值班护士送错了标本。

患者输入 A 型血后发生了什么疾病？这种疾病的发生机制是什么？预防原则是什么？

分析

1. 患者输入 A 型血后发生了输血反应

2. 这种疾病的发生机制是Ⅱ型超敏反应

3. 预防原则是增强医护人员责任心，严格遵守操作规程。

# 第三节　Ⅲ型超敏反应

Ⅲ型超敏反应又称免疫复合物型或血管炎型超敏反应，是由抗原与抗体结合形成中等大小的可溶性免疫复合物沉积于局部或全身多处毛细血管基底膜后，激活补体，并在中性粒细胞、血小板、嗜碱性粒细胞等效应细胞的参与下，引起以充血水肿、局部坏死和中性粒细胞浸润为主要特征的炎症反应和组织损伤。

## 一、发生机制

### （一）中等大小可溶性免疫复合物的形成

抗原抗体的复合物又称为免疫复合物,当可溶性抗原持续在体内存在时(如持续链球菌感染、自身抗原),刺激机体产生抗体 IgG、IgM 或 IgA。当抗原量略多于抗体量时,抗原与相应的抗体 IgG 或 IgM 特异性结合,形成中等大小的可溶性免疫复合物,既不能被吞噬细胞吞噬,也不能通过肾小球滤过,长期在血液中循环。

### （二）中等大小可溶性免疫复合物的沉积

当免疫复合物随血流经过一些毛细血管迂回曲折、血流缓慢的部位如肾小球、关节滑膜时,在一定条件下沉积在毛细血管基底膜上。

### （三）免疫复合物沉积引起的组织损伤

免疫复合物沉积在血管基底膜即可激活补体,产生 C3a、C5a、C567,吸引中性粒细胞到达免疫复合物所在部位,吞噬免疫复合物,释放溶酶体酶,使组织损伤。这是病变的主要机制。C3a、C5a 作用于肥大细胞、嗜碱性粒细胞,使其脱颗粒,释放组胺等活性介质,而使毛细血管扩张,血管通透性增加,组织水肿。活化血小板,释放活性介质,同时血小板聚集形成微血栓,导致局部组织出血、淤血、坏死,加重了组织损伤。所引起的疾病称为免疫复合物病(图 10-5)。

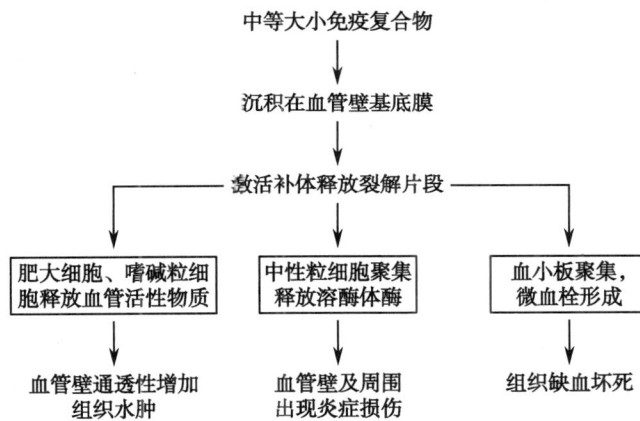

图 10-5　Ⅲ型超敏反应发生机制示意图

## 二、临床常见疾病

### （一）Arthus 反应

是实验性局部Ⅲ型超敏反应。用马血清经皮下反复免疫家兔数周后,会在注射局部出现红肿、出血和坏死等剧烈炎症反应。其机制是马血清反复免疫可诱导机体产生大量抗体,再次注射马血清后,血中的抗体与局部抗原在血管壁相遇,结合成为免疫复合物并沉积,引起局部血管炎。

### （二）类 Arthus 反应

胰岛素依赖型糖尿病患者局部反复注射胰岛素后可刺激机体产生相应的 IgG 类抗体,若再次注射胰岛素,在注射局部出现红肿、出血和坏死等类似于 Arthus 反应的炎症反应。长期吸入抗原性粉尘、真菌孢子等,再次吸入相同抗原后也能在肺泡间形成免疫复合物,引起过敏性肺泡炎。

### (三)血清病

机体初次注射大量异种动物血清(如含破伤风抗毒素的马血清)7~14 天后,可出现发热、淋巴结肿大、关节肿痛和皮疹、一过性蛋白尿等症状,称为血清病。这是由于患者体内新产生的针对抗毒素的抗体与大量未排出的抗毒素结合形成中等大小的免疫复合物所致。血清病具有自限性,停止注射抗毒素后症状可自行消退。长期应用大剂量青霉素、磺胺等药物也可出现类似症状。

### (四)链球菌感染后的肾小球肾炎

少数患者感染 A 群溶血性链球菌后的 2~3 周可出现急性肾小球肾炎的症状,这是由于 A 群溶血性链球菌的可溶性抗原与抗体结合形成中等大小的复合物,沉积在肾小球基底膜所致。免疫复合物型肾小球肾炎也可在其他病原微生物如葡萄球菌、肺炎双球菌、乙型肝炎病毒或疟原虫感染后发生。

### (五)类风湿关节炎

发病原因还不清楚,可能由于病毒或支原体持续性感染,改变了自身 IgG 分子结构,称为变性的IgG,刺激机体产生抗变性的自身抗体,这种抗体以 IgM 为主,也可以是 IgG 或 IgA 类抗体,临床称之为类风湿因子。类风湿因子与变性的 IgG 结合,沉积于关节滑膜引起类风湿关节炎。

### (六)系统性红斑狼疮(SLE)

SLE 患者体内出现的多种抗核抗体与血中的核抗原结合,形成可溶性中等大小的免疫复合物,反复沉积于肾小球、关节、皮肤和其他多种器官的毛细血管壁基底膜,引起多部位的持续性血管炎。

**点滴积累** ∨

1. 参与Ⅲ型超敏反应的抗原为可溶性抗原。

2. 参与Ⅲ型超敏反应的抗体为 IgG 或 IgM。

3. Ⅲ型超敏反应的发生机制为中等大小的免疫复合物沉积在关节或肾小球等部位,激活补体,发生炎症反应。

4. 链球菌感染后的肾小球肾炎、类风湿关节炎、系统性红斑狼疮等疾病属于Ⅲ型超敏反应。

## 第四节　Ⅳ型超敏反应

Ⅳ型超敏反应又称迟发型超敏反应(delayed type hypersensitivity,DTH),是 T 细胞介导的免疫应答,与抗体和补体无关。效应 T 细胞与特异性抗原结合后,引起以单个核细胞浸润和组织损伤为主要特征的炎症反应。DTH 发生较慢,通常在接触抗原后的 24~72 小时出现炎症反应。

### 一、发生机制

#### (一)效应 T 细胞的形成

引起Ⅳ型超敏反应的抗原主要有细胞内的寄生菌如结核分枝杆菌、伤寒沙门氏菌及某些病毒、寄生虫和化学物质等。这些物质经抗原提呈细胞(APC)摄取加工处理成抗原肽-MHC Ⅱ／Ⅰ类分子复合物,表达于 APC 表面,分别提呈给 CD4$^+$和 CD8$^+$T 细胞,使之活化、增殖、分化为效应 CD4$^+$Th1 细胞和 CD8$^+$CTL 细胞(图 10-6)。

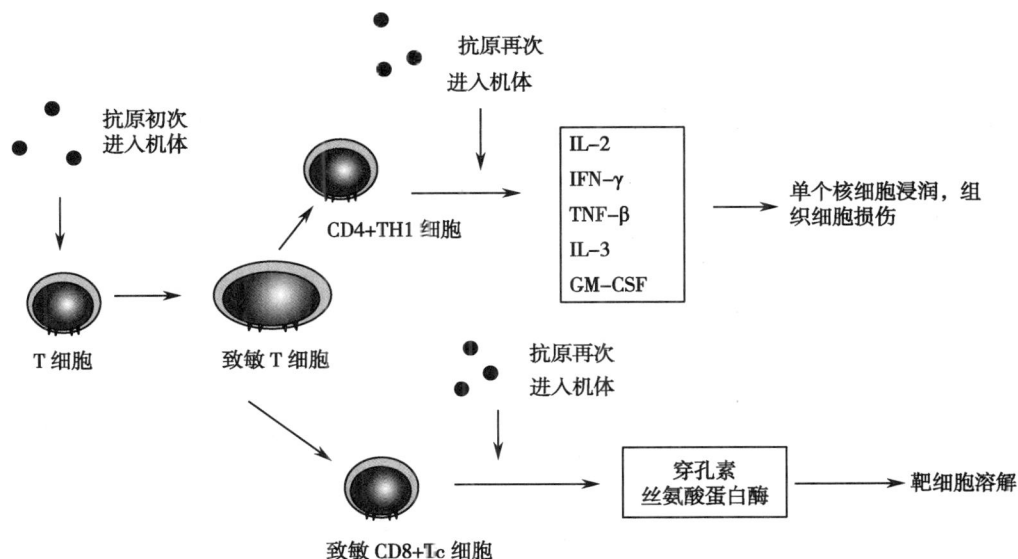

图 10-6　Ⅳ型超敏反应发生机制示意图

(二) 效应 T 细胞引起的炎症反应和细胞毒作用

**1. CD4$^+$Th1 细胞介导的炎症反应和组织损伤**　CD4$^+$Th1 细胞再次与抗原提呈细胞表面抗原作用后,可通过释放多种细胞因子,如干扰素 γ(IFN-γ)、肿瘤坏死因子 α(TNF-α)、单核细胞趋化蛋白-1(MCP-1)、白细胞介素-2(IL-2)等,产生以单个核细胞和淋巴细胞浸润为主的免疫损伤反应。趋化性细胞因子 MCP-1 可以吸引单个核细胞(淋巴细胞、单核细胞和巨噬细胞)聚集在抗原部位;TNF-α 促进单个核细胞至抗原存在部位聚集,引起组织损伤;IFN-γ 和 TNF-α 可使巨噬细胞活化,进一步释放促炎症细胞因子 IL-1 和 IL-6 等加重炎症反应。

**2. CTL 介导的细胞毒作用**　效应 CTL 与靶细胞相互作用后被活化,通过释放穿孔素和颗粒酶(丝氨酸蛋白酶)等使靶细胞溶解或凋亡;或通过其表面的 FasL 与靶细胞表面的 Fas 结合,导致靶细胞凋亡。

## 二、临床常见疾病

(一) 感染性迟发型超敏反应

多发生于胞内寄生物感染,如结核杆菌和某些原虫感染等。胞内感染结核杆菌的巨噬细胞在 Th1 细胞释放的 IFN-γ 作用下被活化,可将结核杆菌杀死。如果结核杆菌抵抗活化巨噬细胞的杀伤效应,则可发展为慢性感染,形成肉芽肿。肉芽肿的中央是由巨噬细胞融合所形成的巨细胞,在缺氧和巨噬细胞的细胞毒作用下,可形成干酪样不死。

(二) 接触性皮炎

是较为常见的Ⅳ型超敏反应。一些小分子的化学物质,如化妆品、油漆、染料、农药和某些药物(磺胺和青霉素)等首次与皮肤接触后,可与表皮内的角蛋白结合,成为完全抗原,如果再次接触,便会在 12~48 小时内出现红斑、水疱等皮炎症状。某些植物毒素也会引起同样的症状。

此外,皮肤移植或器官移植的排斥反应与迟发型超敏反应有关。

### 三、防治原则

**1. 明确变应原**　目前常用斑贴试验、皮内试验或皮肤划痕试验确定变应原。

**2. 治疗原则**　明确变应原后杜绝接触是最有效的预防方法。治疗以免疫抑制剂为主,常用糖皮质激素、FK506 等。

超敏反应性疾病的发生机制复杂,临床表现各不相同。因此,在临床上遇到具体病例时,应结合具体情况进行分析判断。由于进入机体的途径不同,同一变应原可诱发不同类型的超敏反应。如青霉素所致的超敏反应通常以过敏性休克、荨麻疹、哮喘等 Ⅰ 型超敏反应为主,但亦可引起局部 Arthus 反应和关节炎等 Ⅲ 型超敏反应;长期大剂量静脉注射青霉素还可引起溶血性贫血;若反复多次局部涂抹,则造成由 Ⅳ 型超敏反应引起的接触性皮炎。同一种疾病,如链球菌感染后的肾小球肾炎和系统性红斑狼疮(SLE)均可通过 Ⅱ 或 Ⅲ 型超敏反应引起。Ⅰ、Ⅱ、Ⅲ 和 Ⅳ 型 4 种类型的超敏反应的比较见表 10-1。

表 10-1　4 种类型超敏反应的比较

| 类型 | Ⅰ型 | Ⅱ型 | Ⅲ型 | Ⅳ型 | |
|---|---|---|---|---|---|
| 别名 | 速发型 | 细胞溶解型、细胞毒型 | 免疫复合物型 | 迟发型 | |
| 特点 | 发生快,消失也快,个体差异明显 | 抗原在细胞膜上 | 中等大小免疫复合物沉积 | 发生迟,消失也慢 | |
| 抗原 | 可溶性抗原 | 细胞性抗原 | 可溶性抗原 | 可溶性抗原或细胞性抗原 | 可溶性抗原 |
| 抗体或效应 T 细胞 | IgE | IgG、IgM | IgG | Th1、CTL | Th2 |
| 有无补体参与 | 无 | 有 | 有 | 无 | |
| 效应机制 | 变应原与结合在肥大细胞或嗜碱性粒细胞上的 IgE 结合并交联,使细胞释放活性介质,引起平滑肌收缩、血管扩张通透性增强、黏膜腺体分泌增加 | 抗体与细胞性抗原结合,通过激活补体和 ADCC 破坏细胞 | 抗原-抗体复合物沉积组织中,通过活化补体、中性粒细胞积聚和活化血小板导致血管炎症性组织损伤 | Th1 细胞释放细胞因子活化 CTL 和巨噬细胞,导致局部组织损伤;CTL 也可直接识别和杀伤靶细胞 | Th2 细胞释放细胞因子和趋化因子,趋化和活化嗜酸性粒细胞,分泌细胞毒性分子和炎症介质,致组织炎症性损伤 |

**点滴积累** ∨

1. 参与Ⅳ型超敏反应的抗原主要为细胞内寄生的细菌、病毒、寄生虫等。

2. Ⅳ型超敏反应是 T 细胞介导的免疫应答，无抗体和补体参加。

3. Ⅳ型超敏反应组织损伤的特征是单个核细胞浸润为主的炎症反应。

4. 临床常见疾病有感染性迟发型超敏反应和接触性皮炎等。

## 目标检测

一、选择题

（一）单项选择题

1. 介导Ⅰ型超敏反应的生物活性物质主要是由下列哪一种细胞释放的（　　）

    A. 巨噬细胞　　　　　　　B. 单核细胞　　　　　　C. 肥大细胞

    D. B 细胞　　　　　　　　E. 中性粒细胞

2. 介导Ⅰ型超敏反应晚期相的最主要的介质是（　　）

    A. 组胺　　　　　　　　　B. 白三烯　　　　　　　C. 肝素

    D. 腺苷酸环酶　　　　　　E. 以上都不是

3. 哪些细胞表达高亲和力的 FcεRⅠ（　　）

    A. 单核细胞、巨噬细胞　　　　　　　B. 中心粒细胞、肥大细胞

    C. 中心粒细胞、嗜碱性粒细胞　　　　D. 肥大细胞、嗜碱性粒细胞

    E. 嗜酸性粒细胞、嗜碱性粒细胞

4. 参与Ⅰ型超敏反应的抗体是（　　）

    A. IgE　　　　　　　　　　B. IgD　　　　　　　　C. IgM

    D. IgA　　　　　　　　　　E. IgG

5. 下列哪一项疾病属于免疫复合物型超敏反应（　　）

    A. 过敏性休克　　　　　　B. 血清病　　　　　　　C. 新生儿溶血症

    D. 链球菌感染后的肾小球肾炎　E. 肺出血-肾炎综合征

6. 属于Ⅱ型超敏反应的疾病是（　　）

    A. 新生儿溶血症　　　　　B. 系统性红斑狼疮　　　C. 血清病

    D. 接触性皮炎　　　　　　E. 青霉素过敏性休克

7. 属于Ⅲ型超敏反应的疾病是（　　）

    A. 新生儿溶血症　　　　　B. 输血反应　　　　　　C. 血清病

    D. 接触性皮炎　　　　　　E. 青霉素过敏性休克

8. 抗体介导的超敏反应有（　　）

    A. Ⅰ、Ⅱ、Ⅳ型超敏反应　　B. Ⅰ、Ⅱ、Ⅲ型超敏反应　　C. Ⅰ、Ⅲ、Ⅳ型超敏反应

    D. Ⅱ、Ⅲ、Ⅳ型超敏反应　　E. Ⅱ、Ⅳ型超敏反应

9. 青霉素可以引起哪些类型的超敏反应（　　）

    A. Ⅰ、Ⅱ型超敏反应　　　　　B. Ⅰ、Ⅱ、Ⅲ型超敏反应　　　C. Ⅱ、Ⅳ型超敏反应

    D. Ⅰ、Ⅱ、Ⅲ、Ⅳ型超敏反应　　E. Ⅰ、Ⅱ、Ⅳ型超敏反应

10. 下列哪种因素出现时可能发生血清病（　　）

    A. 存在抗肾小球基底膜抗体　　　　　B. 大量 IgE 产生

    C. 补体水平升高　　　　　　　　　　D. 中等大小的可溶性免疫复合物形成

    E. 巨噬细胞功能亢进

（二）多项选择题

1. T 细胞介导的超敏反应结果可以是（　　）

    A. 肉芽肿形成　　　　　　B. 皮肤局部红肿、硬结　　　　C. 移植排斥反应

    D. 剥脱性皮炎　　　　　　E. 支气管哮喘

2. 参与Ⅲ型超敏反应的细胞和分子是（　　）

    A. 血小板　　　　　　　　B. IgG 和 IgM　　　　　　C. 补体

    D. NK 细胞　　　　　　　E. 中性粒细胞

3. 具有 IgEFc 受体的细胞是（　　）

    A. 巨噬细胞　　　　　　　B. B 细胞　　　　　　　　C. 嗜碱性粒细胞

    D. 树突状细胞　　　　　　E. 肥大细胞

4. 能引起速发型超敏反应的物质是（　　）

    A. 破伤风抗毒素　　　　　B. 青霉素　　　　　　　　C. 屋尘

    D. 牛奶　　　　　　　　　E. 豕草花粉

5. 以下哪些免疫应答是细胞免疫介导的（　　）

    A. 化妆品引起的接触性皮炎

    B. 机体对某些寄生虫感染的免疫力

    C. 肾移植排斥反应

    D. 念珠菌病

    E. 红斑狼疮

二、简答题

1. 以青霉素引起的过敏性休克为例，说明Ⅰ型超敏反应的机制。

2. 以新生儿溶血症为例，说明Ⅱ型超敏反应的机制。

ER-10章习题

（魏仲香）

# 第十一章

## 免疫学应用

**导学情景**

情景描述：

　　预防接种工作是卫生事业成效最为显著、影响最为广泛的工作之一，也是各国预防控制传染病的最主要的手段。通过预防接种，全球已经成功消灭了天花；大多数国家和地区已经实现无脊髓灰质炎（小儿麻痹）病毒传播；全球因白喉、百日咳、破伤风和麻疹导致的发病率、致残率与死亡率也显著下降。

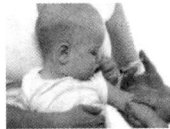

　　我国于1978年开始实施免疫规划以来，通过普及儿童免疫，减少了麻疹、百日咳、白喉、脊髓灰质炎、结核、破伤风等疾病的发病和死亡。2000年我国实现了无脊髓灰质炎目标。实施乙肝疫苗接种后，5岁儿童的乙肝病毒表面抗原携带率从1992年的9.67%降至2014年的0.32%，因接种疫苗减少乙肝病毒慢性感染者3000多万人。乙脑、流脑等发病人数降至历史最低水平。

学前导语：

　　免疫学理论和技术在疾病的诊断和防治方面已得到广泛应用，取得了卓著的成效。新型疫苗、免疫治疗新技术、免疫诊断新试剂的研究方兴未艾，有着广阔的应用前景。本章主要介绍常见的免疫学防治方法和常见的免疫学检测技术。

## 第一节　免疫预防

　　免疫预防是指利用各种生物制剂来建立机体的适应性免疫应答，以达到预防疾病的目的。用免疫的方法预防传染病有着悠久的历史，通过接种天花疫苗在全球消灭了天花，是用免疫预防的方法消灭传染病的最好例证。

　　适应性免疫的获得方式有自然免疫和人工免疫两种。自然免疫主要指机体感染病原体后建立的适应性免疫，自然免疫也包括胎儿或新生儿经胎盘或乳汁从母体获得抗体而产生的免疫；人工免疫则是人为地使机体获得适应性免疫，是免疫预防的重要手段，包括人工主动免疫和人工被动免疫（表11-1）。

表 11-1　人工主动免疫和人工被动免疫的特点

| 项目 | 人工主动免疫 | 人工被动免疫 |
|---|---|---|
| 接种物质 | 抗原 | 抗体 |
| 接种次数 | 1~3 次 | 1 次 |
| 生效时间 | 2~3 周 | 立即 |
| 维持时间 | 数月~数年 | 2~3 周 |
| 主要用途 | 预防 | 治疗和紧急预防 |

## 一、疫苗

免疫预防的主要措施是接种疫苗。疫苗(vaccine)是接种后能使机体对特定疾病产生免疫力的生物制剂类的统称。

（一）疫苗的基本要求

1. **安全**　疫苗常规应用于健康人群,特别是儿童的免疫接种,直接关系到人类的健康和生命安全,因此其设计和制备均应保证安全性;各种疫苗应减少接种后的副作用,优选口服接种或尽量减少注射次数。

2. **有效**　疫苗应具有很强的免疫原性,接种后能引起保护性免疫,使群体的抗感染能力增强。在疫苗设计中须考虑两个问题:一是保护性免疫是以体液免疫为主还是细胞免疫为主,或两者兼备;二是能引起显著的免疫记忆,使保护性免疫长期维持。模拟自然感染途径接种,除引起体液免疫和细胞免疫外,还可引起黏膜免疫,抵抗经黏膜入侵的病原体。细胞因子等新型佐剂与疫苗共同使用,可以调节免疫应答的类型,增强免疫效果。

3. **实用**　疫苗的可接受性十分重要,否则难以达到接种人群的覆盖率。在保证免疫效果的前提下尽量简化接种程序,如口服疫苗、多价疫苗和联合疫苗。同时要求疫苗易于保存运输,价格低廉。

（二）疫苗的种类

1. **灭活疫苗**(inactivated vaccine)　又称死疫苗,是选用免疫原性强的病原微生物经人工大量培养后,用物理或化学方法将其灭活而制成的。灭活疫苗稳定、易保存,不会回复突变,但其在体内不能繁殖,且为维持抗体水平,常需多次接种,用量大,注射局部或全身反应较重。常用的灭活疫苗有百日咳、伤寒、乙型脑炎疫苗等。

2. **减毒活疫苗**　是用减毒或无毒的活病原微生物制成的。传统的制备方法是将病原微生物在培养基或动物细胞中反复传代,使其失去或明显降低毒力,但保留免疫原性,如卡介苗。活疫苗接种后相当于隐性感染或轻症感染,病原微生物在体内有一定的繁殖能力,一般只需接种 1 次,免疫效果良好。但活疫苗的稳定性差,不易保存,且在体内存在回复突变的危险。免疫缺陷者和孕妇一般不宜接种活疫苗。常用的减毒活疫苗有麻疹疫苗、风疹疫苗、脊髓灰质炎疫苗、卡介苗等。

3. **类毒素**　是用细菌的外毒素经 0.3%~0.4% 甲醛处理制成的。因类毒素已失去外毒素的毒性,但保留了免疫原性,接种后可诱导机体产生抗毒素。常用的类毒素有白喉类毒素和破伤风类毒素,这两种类毒素和百日咳死疫苗混合后制成百白破三联疫苗。

**4. 亚单位疫苗**　是去除病原体中与激发保护性免疫无关的成分,保留有效免疫成分而制成的疫苗。如提取百日咳杆菌的丝状血凝素等保护性抗原成分,制成无细胞百日咳疫苗,因该疫苗内的毒素含量仅为全菌体疫苗的 1/2000,故副作用明显减少而保护效果相同,可见亚单位疫苗的毒性显著低于全菌疫苗。又因其不含核酸,从而避免了某些病毒核酸致癌的风险。

**5. 合成肽疫苗**　根据有效免疫原的氨基酸序列,设计合成的免疫原性多肽,将其结合到载体上,再加入佐剂制成的制剂,称为合成肽疫苗。合成肽疫苗可制成多价疫苗,也可同时诱导体液免疫和细胞免疫,有良好的免疫效果。目前,研究较多的主要是抗病毒感染和抗肿瘤的合成肽疫苗。

**6. 结合疫苗**　是将细菌荚膜多糖成分化学连接于白喉类毒素,为细菌荚膜多糖提供了蛋白质载体,使其成为胸腺依赖性抗原。细菌荚膜多糖疫苗虽早已应用,但因属于胸腺非依赖性抗原,只能刺激机体产生 IgM 类抗体,且不产生记忆细胞,免疫效果较差,而结合疫苗则能引起 T 细胞、B 细胞的联合识别,产生 IgG 抗体,明显提高免疫效果。目前已获准使用的结合疫苗有 B 型流感嗜血杆菌疫苗、脑膜炎球菌疫苗和肺炎球菌疫苗等。

**7. DNA 疫苗**　是用编码病原体的有效免疫原基因与细菌质粒构建的重组体,直接注入机体,通过宿主细胞的翻译系统表达目的抗原,从而诱导机体产生适应性免疫。除感染性疾病外,肿瘤的 DNA 疫苗也在研制中。DNA 疫苗在体内可持续表达,免疫效果好,维持时间长,是疫苗发展的方向之一。

## 二、疫苗的应用

### (一) 免疫规划

国家实行有计划的预防接种制度,推行扩大免疫规划。预防接种工作是卫生事业成效最为显著、影响最为广泛的工作之一,也是各国预防控制传染病的最主要的手段。通过预防接种,全球已经成功消灭了天花;大多数国家和地区已经实现无脊髓灰质炎(小儿麻痹)病毒传播;全球因白喉、百日咳、破伤风和麻疹导致的发病率、致残率与死亡率也显著下降。

我国于 1978 年开始实施免疫规划以来,通过普及儿童免疫,减少了麻疹、百日咳、白喉、脊髓灰质炎、结核、破伤风等疾病的发病和死亡。2000 年我国实现了无脊髓灰质炎目标。实施乙肝疫苗接种后,<5 岁儿童的乙肝病毒表面抗原携带率从 1992 年的 9.67% 降至 2014 年的 0.32%,因接种疫苗减少乙肝病毒慢性感染者 3000 多万人。乙脑、流脑等发病人数降至历史最低水平。

不同疫苗的接种途径、接种剂量和接种对象年龄都有所不同,严格按照免疫程序接种,才能有效控制传染病。我国儿童免疫规划的疫苗种类有卡介苗、百白破、三价脊髓灰质炎疫苗、麻疹疫苗和乙肝疫苗等(表 11-2)。

表 11-2　国家免疫规划疫苗儿童免疫程序表(2016 年版)

| 疫苗种类 | | 接种年（月）龄 | | | | | | | | | | | | | | |
|---|---|---|---|---|---|---|---|---|---|---|---|---|---|---|---|---|
| 名称 | 缩写 | 出生时 | 1月 | 2月 | 3月 | 4月 | 5月 | 6月 | 8月 | 9月 | 18月 | 2岁 | 3岁 | 4岁 | 5岁 | 6岁 |
| 乙肝疫苗 | HepB | 1 | 2 | | | | | 3 | | | | | | | | |
| 卡介苗 | BCG | 1 | | | | | | | | | | | | | | |
| 脊灰灭活疫苗 | IPV | | | 1 | | | | | | | | | | | | |
| 脊灰减毒活疫苗 | OPV | | | | 1 | 2 | | | | | | | | 3 | | |
| 百白破疫苗 | DTaP | | | | 1 | 2 | 3 | | | | 4 | | | | | |
| 白破疫苗 | DT | | | | | | | | | | | | | | | 1 |
| 麻风疫苗 | MR | | | | | | | | 1 | | | | | | | |
| 麻腮风疫苗 | MMR | | | | | | | | | | 1 | | | | | 1 * |
| 乙脑减毒活疫苗或乙脑灭活疫苗 1 | JE-L | | | | | | | | 1 | | | 2 | | | | |
| | JE-I | | | | | | | | 1、2 | | | 3 | | | | 4 |
| A 群流脑多糖疫苗 | MPSV-A | | | | | | | 1 | | 2 | | | | | | |
| A 群 C 群流脑多糖疫苗 | MPSV-AC | | | | | | | | | | | | 1 | | | 2 |
| 甲肝减毒活疫苗或甲肝灭活疫苗 2 | HepA-L | | | | | | | | | | 1 | | | | | |
| | HepA-I | | | | | | | | | | 1 | 2 | | | | |

**（二）抗肿瘤**

　　一些病原微生物的感染与肿瘤的发生密切相关,这些微生物的疫苗可被视作是肿瘤疫苗。如 EB 病毒疫苗可预防鼻咽癌,人乳头瘤病毒疫苗可预防宫颈癌。

**知识链接**

疫苗可预防癌症

　　1. 乙肝疫苗　在我国,原发性肝细胞癌是排在肺癌之后的第二大肿瘤,恶性度高,5 年存活率很低,主要病因是乙型肝炎病毒持续性感染。从临床上看,绝大多数肝癌患者的疾病过程都是感染乙型肝炎病毒后,先是多年肝炎,然后逐渐肝纤维化,再发展为肝硬化,最后发生肝癌。接种乙肝疫苗可以安全有效地预防乙型肝炎病毒感染。预防了乙型肝炎,也就预防了由于乙型肝炎病毒感染导致的肝硬化和肝癌。

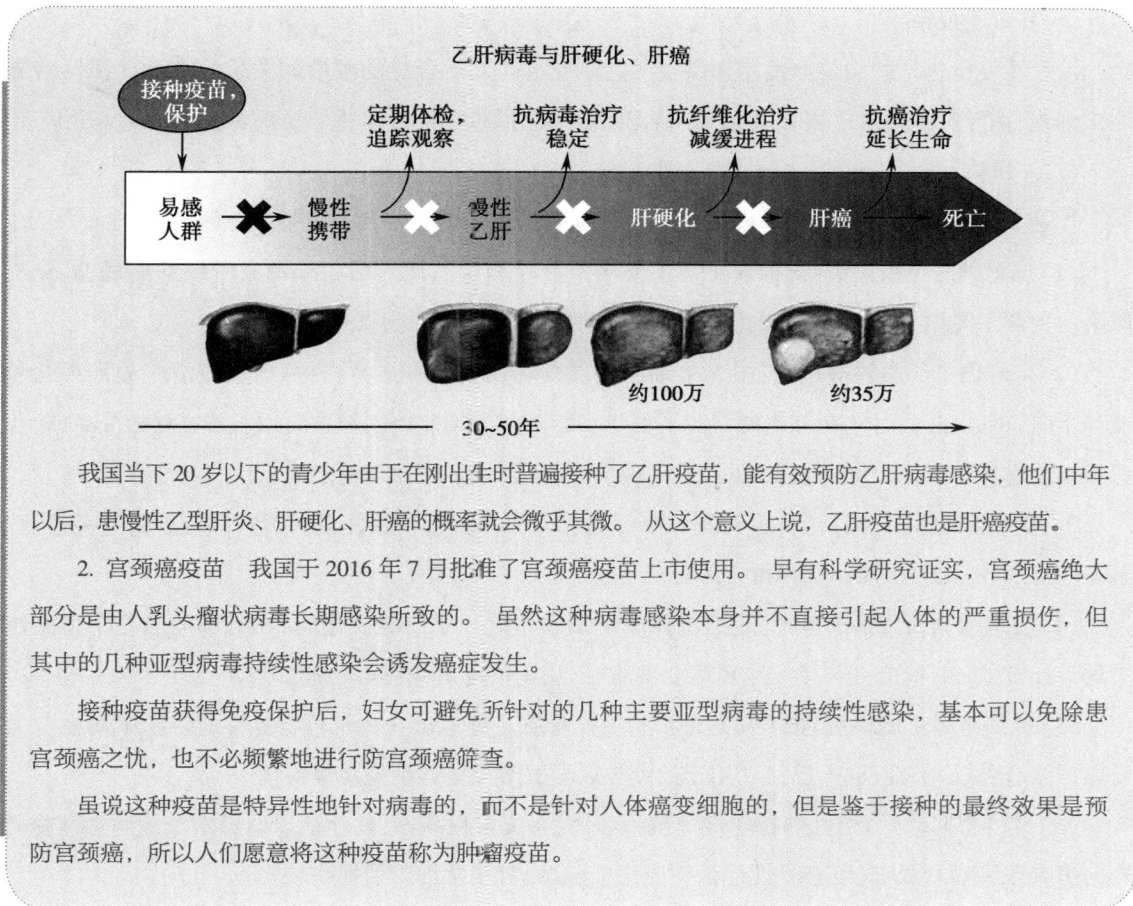

我国当下 20 岁以下的青少年由于在刚出生时普遍接种了乙肝疫苗，能有效预防乙肝病毒感染，他们中年以后，患慢性乙型肝炎、肝硬化、肝癌的概率就会微乎其微。 从这个意义上说，乙肝疫苗也是肝癌疫苗。

2. 宫颈癌疫苗　我国于 2016 年 7 月批准了宫颈癌疫苗上市使用。 早有科学研究证实，宫颈癌绝大部分是由人乳头瘤状病毒长期感染所致的。 虽然这种病毒感染本身并不直接引起人体的严重损伤，但其中的几种亚型病毒持续性感染会诱发癌症发生。

接种疫苗获得免疫保护后，妇女可避免所针对的几种主要亚型病毒的持续性感染，基本可以免除患宫颈癌之忧，也不必频繁地进行防宫颈癌筛查。

虽说这种疫苗是特异性地针对病毒的，而不是针对人体癌变细胞的，但是鉴于接种的最终效果是预防宫颈癌，所以人们愿意将这种疫苗称为肿瘤疫苗。

**点滴积累** ∨

死疫苗与活疫苗的比较见表 11-3。

表 11-3　死疫苗与活疫苗的比较

| 比较项目 | 死疫苗 | 活疫苗 |
| --- | --- | --- |
| 制剂特点 | 死的病原微生物 | 弱毒或无毒的病原微生物 |
| 接种剂量及次数 | 量较大，2~3 次 | 量较小，一般 1 次 |
| 保存及有效期 | 易保存，较稳定，有效期约 1 年 | 不易保存，4℃数周 |
| 免疫效果 | 较差，维持数月至 1 年 | 较好，维持 1~5 年 |

# 第二节　免疫治疗

免疫治疗（immunotherapy）是指利用免疫学原理，针对疾病的发生机制，人为地干预或调整机体的免疫功能，达到治疗疾病目的所采取的措施。

## 一、分子治疗

分子治疗是指给机体输入分子制剂，以调节机体的免疫应答，如使用抗体、细胞因子或微生物制剂等。

### （一）分子疫苗

治疗性疫苗包括肿瘤抗原疫苗和微生物抗原疫苗。人工合成的肿瘤相关抗原多肽能激活特异性 T 细胞,诱导特异性 CTL 的抗肿瘤效应;乙型肝炎多肽疫苗同样可诱导抗病毒感染的免疫效应。

### （二）抗体

**1. 多克隆抗体**　是用传统方法将抗原免疫动物制备的血清制剂。包括以下两类:

（1）抗感染的免疫血清:抗毒素血清主要用于治疗和紧急预防细菌外毒素所致的疾病;人免疫球蛋白制剂主要用于治疗丙种球蛋白缺乏症和预防麻疹、传染性肝炎等。

（2）抗淋巴细胞丙种球蛋白:用人 T 细胞免疫动物制备免疫血清,再从免疫血清中分离纯化免疫球蛋白,将其注入人体,在补体的参与下使 T 细胞溶解破坏。该制剂主要用于器官移植受者,阻止移植排斥反应的发生,延长移植物的存活时间,也用于治疗某些自身免疫病。

**2. 单克隆抗体（单抗）**　目前美国 FDA 已批准了多个治疗性抗体,用于治疗肿瘤、自身免疫病、感染性疾病、心血管疾病和抗移植排斥等。

（1）抗细胞表面分子的单抗:这类抗体能识别表达该分子的免疫细胞,在补体的参与下使细胞溶解。如抗 CD20 单抗可选择性地破坏 B 细胞,已用于治疗 B 细胞淋巴瘤。

（2）抗细胞因子的单抗:TNF-α 是重要的炎症介质。抗 TNF-α 单抗可特异性地阻断 TNF-α 与其受体的结合,减轻炎症反应,已成功用于治疗类风湿关节炎等慢性炎症性疾病。

（3）抗体靶向治疗:用肿瘤特异性单抗为载体,将放射性核素、化疗剂以及毒素等细胞毒性物质靶向携带至肿瘤灶局部,可特异性地杀伤肿瘤细胞,而对正常细胞的损伤较轻。

### （三）细胞因子

**1. 细胞因子治疗**　重组细胞因子已用于肿瘤、感染、造血障碍等疾病的治疗。例如 IFN-α 对毛细胞白血病的疗效显著;G-CSF 和 GM-CSF 用于治疗各种粒细胞低下症等。

**2. 细胞因子及其受体的拮抗疗法**　通过抑制细胞因子的产生、阻止细胞因子与相应受体结合或阻断结合后的信号转导,拮抗细胞因子发挥生物学效应。例如重组 Ⅰ 型可溶性 TNF 受体可减轻类风湿关节炎的炎症损伤,也可缓解感染性休克。

## 二、细胞治疗

细胞治疗是给机体输入细胞制剂,激活或增强机体的适应性免疫应答。

### （一）细胞疫苗

**1. 肿瘤细胞疫苗**　灭活瘤苗是用自体或同种肿瘤细胞经射线、抗代谢药物等理化方法处理,抑制其生长能力,保留其免疫原性。异构瘤苗则将肿瘤细胞用过碘乙酸盐或神经氨酸酶处理,以增强瘤细胞的免疫原性。

**2. 基因修饰的瘤苗**　将肿瘤细胞用基因修饰方法改变其遗传性状,降低致瘤性,增强免疫原性。例如将编码 HLA 分子、共刺激分子（CD80/CD86）、细胞因子（如 IL-2、IFN-γ、GM-CSF）的基因转染肿瘤细胞,注入体内的瘤细胞将表达这些免疫分子,从而增强抗瘤效应。

**3. 树突状细胞疫苗**　使用肿瘤提取物抗原或肿瘤抗原多肽等体外刺激树突状细胞,或用携带肿瘤相关抗原基因的病毒载体转染树突状细胞,再输给患者,可有效激活适应性抗肿瘤的免疫应答。

### (二) 过继免疫细胞治疗

过继免疫细胞治疗是指自体淋巴细胞经体外激活、增殖后回输患者,直接杀伤肿瘤或激发机体的抗肿瘤免疫效应。例如肿瘤浸润淋巴细胞(TIL)是从实体肿瘤组织中分离,再经体外 IL-2 诱导培养后的淋巴细胞,这些细胞能直接杀伤肿瘤细胞,与 IL-2 联合治疗某些晚期肿瘤有一定疗效。

### (三) 干细胞移植

干细胞是具有多种分化潜能,自我更新能力很强的细胞,在适当条件下可诱导分化为多种细胞组织。干细胞移植已经成为癌症、造血系统疾病、自身免疫病等的重要治疗手段。移植所用的干细胞来自于 HLA 型别相同的供者,可采集骨髓、外周血或脐血,分离 CD34$^+$ 干细胞。也可进行自体干细胞移植。

## 三、生物应答调节剂与免疫抑制剂

### (一) 生物应答调节剂

生物应答调节剂(biological response modifier,BRM)是指能促进免疫功能的制剂,通常对免疫功能正常者无影响,而对免疫功能异常特别是免疫功能低下者有促进作用。此类制剂包括治疗性疫苗、单克隆抗体、细胞因子、微生物及其产物、人工合成分子等(表 11-4)。

表 11-4　主要生物应答调节剂

| 种类 | 举例 | 主要作用 |
|---|---|---|
| 细菌产物 | 卡介苗、短小棒状杆菌、胞壁酰二肽、二霉菌酸酯海藻糖 | 活化巨噬细胞、NK 细胞 |
| 合成性分子 | 吡喃共聚物、马来酐二乙烯醚、嘧啶、聚肌胞苷酸 | 诱导产生 IFN |
| 细胞因子 | IFN-α、IFN-β、IFN-γ、IL-2 | 活化巨噬细胞、NK 细胞 |
| 激素 | 胸腺素、胸腺生成素 | 增强胸腺功能 |

### (二) 免疫抑制剂

免疫抑制剂能抑制机体的免疫功能,常用于防止移植排斥反应的发生和自身免疫病的治疗。

**1. 化学合成药物**

(1)糖皮质激素:具有明显的抗炎和免疫抑制作用,对单核巨噬细胞、T 细胞、B 细胞都有较强的抑制作用。常用于治疗炎症、超敏反应性疾病和移植排斥反应。

(2)环磷酰胺:主要作用是抑制 DNA 复制和蛋白质合成,阻止细胞分裂。主要用于治疗自身免疫病、移植排斥反应和肿瘤。

(3)硫唑嘌呤:主要通过抑制 DNA、蛋白质的合成,阻止细胞分裂,对细胞免疫、体液免疫均有抑制作用。常用于防治移植排斥反应。

**2. 微生物制剂**

(1)环孢素:是真菌代谢产物的提取物,目前已能化学合成。主要通过阻断 T 细胞内的 IL-2 基因转录,抑制 IL-2 依赖的 T 细胞活化,是防治移植排斥反应的首选药物。

（2）他克莫司：为真菌产物。其作用机制与环孢素相近，但作用比环孢素强 10~100 倍，而且对肾脏的毒性较小，用于抗移植排斥反应有良效。

（3）吗替麦考酚酯：是一种强效、新型的免疫抑制剂，用于移植排斥反应和自身免疫病。

（4）西罗莫司：属抗生素类免疫抑制剂，可能通过阻断 IL-2 诱导的 T 细胞增殖而选择性地抑制 T 细胞，用于抗移植排斥反应。

点滴积累

1. 免疫治疗（immunotherapy）是指利用免疫学原理，针对疾病的发生机制，人为地干预或调整机体的免疫功能，达到治疗疾病目的所采取的措施。
2. 免疫治疗的方法包括分子治疗、细胞治疗及生物应答调节剂和免疫抑制剂。

# 第三节　免疫学检测

## 一、抗原抗体的检测

抗原和相应的抗体在体外可发生特异性结合，因此可以用已知的抗原（抗体）检测未知的抗体（抗原），进而达到诊断疾病或实验研究等目的。由于抗原物理性状的差异或参加反应的其他辅助成分的不同，可出现不同类型的反应，如凝集反应、沉淀反应和免疫标记技术等。

### （一）凝集反应

凝集反应是颗粒性抗原（细菌、细胞）与相应的抗体在具有电解质、合适的温度和合适的酸碱度的条件下结合，出现肉眼可见的凝集团块的现象。凝集反应包括直接凝集反应和间接凝集反应。

1. **直接凝集反应**　直接凝集反应是颗粒性抗原直接与抗体结合出现凝集现象，分为玻片法和试管法。玻片法为定性实验，常用于细菌的鉴定和人 ABO 血型的鉴定。试管法多为半定量实验，用于检测抗体，比如临床上常用的诊断伤寒、副伤寒的肥达试验，辅助诊断立克次体病的外裴试验等（图 11-1）。

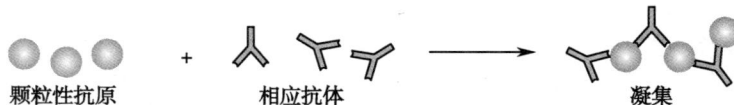

颗粒性抗原　　+　　相应抗体　　→　　凝集

图 11-1　直接凝集反应示意图

2. **间接凝集反应**　将可溶性抗原或抗体吸附在某些与免疫无关的载体颗粒如聚苯胶乳或活性炭颗粒上，然后再与相应的抗体或抗原进行反应出现凝集的现象称为间接凝集反应（图 11-2）。

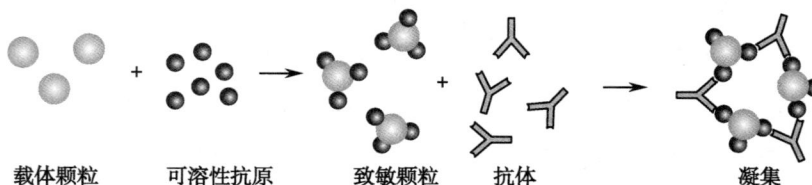

载体颗粒　　可溶性抗原　　致敏颗粒　　抗体　　凝集

图 11-2　间接凝集反应示意图

### （二）沉淀反应

可溶性抗原（细菌外毒素、组织浸出液、血清蛋白等）与相应的抗体结合，在一定条件下形成肉眼可见的沉淀物，称为沉淀反应。沉淀反应可在液体中进行，如环状沉淀反应和絮状沉淀反应；也可在琼脂凝胶中进行，抗原抗体扩散后，在比例合适处可形成白色沉淀。抗原或抗体除自然扩散外，还可以将琼脂板放入电泳槽，利用电流加速其扩散，即为免疫电泳技术。现在临床上最常用的沉淀反应是免疫浊度技术。免疫浊度技术是利用可溶性抗原、抗体在液相中特异性结合，形成一定大小的抗原-抗体复合物，使反应液出现浊度。当反应液中保持抗体过剩时，形成的复合物随抗原量增加而增加，反应液的浊度亦随之增加，与一系列的标准品对照，即可计算出样品的含量。目前免疫浊度技术主要用于各种蛋白质、载脂蛋白、半抗原（如激素、毒物和各种治疗性药物等）及微生物等检测。

### （三）免疫标记技术

指用某些易检测的物质对抗体（或抗原）进行标记，使其与相应的抗原（或抗体）作用后，再通过检测标记物来观察抗原-抗体反应的免疫技术。免疫标记技术因使用了可微量检测的标记物，大大提高了检测的灵敏度，一些用传统方法无法检出的微量物质多可以用此方法检出。根据标记物的不同，常用的免疫标记技术有酶免疫技术、免疫胶体金技术、免疫荧光技术、免疫印迹技术、放射免疫技术等。

**1. 酶免疫技术**　是将酶（常用的有辣根过氧化物酶、碱性磷酸酶）作为一种标记物，与抗体或抗原结合后，制成酶标记试剂，该试剂与抗原或抗体反应后，通过酶分解底物产生有色物质，用酶标仪测定吸光度（$A$），从而反映抗原或抗体的含量。常用的方法有酶联免疫吸附试验（ELISA）。ELISA在酶免疫技术中的应用最广泛，主要的操作方法有双抗体夹心法和间接法，前者可检测大分子抗原，后者用于检测特异性抗体。

**2. 免疫胶体金技术**　是用胶体金作为标记物，用于抗原抗体检测的一种免疫标记技术。该技术的特异性强、敏感性高、操作简便。如用斑点金免疫层析试验检测人尿中的绒毛膜促性腺激素（HCG），是最常用的人早期妊娠诊断方法（图11-3）。

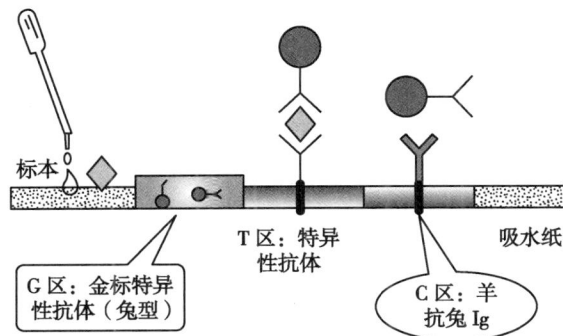

图 11-3　免疫层析试验示意图

**3. 免疫荧光技术**　是用荧光素标记特异性抗原（或抗体），使之成为诊断试剂，当其与相应的抗体（或抗原）结合后，用激发光照射荧光素，从荧光检测仪器获得荧光产生位置、强度等信息，从而判断被检材料中抗原或抗体的情况。该技术是发展最早的免疫标记技术。

**4. 化学发光免疫测定**　是将发光分析和免疫反应相结合而建立的免疫分析技术。该方法不仅具有发光分析的高灵敏度和抗原-抗体反应的高度特异性,而且还具有分离简便、可实现自动化分析的特点。化学发光技术可用于微量抗原抗体的定量检测,也可用于吞噬细胞功能测定。根据发光反应、标记物和标记方法不同,发光分析分为化学发光免疫测定、生物发光免疫测定、化学发光酶免疫测定和电化学发光免疫测定等。

## 二、免疫细胞功能的检测

检查免疫细胞功能是判断机体免疫状态的重要指标,且有助于某些疾病的诊断、疗效观察或预后分析。

**1. T 细胞功能测定**　常用 T 细胞亚群检测和皮肤试验两种方法。临床应用抗 CD3、CD4、CD8 单抗检测 T 细胞总数及 CD4$^+$T 细胞、CD8$^+$T 细胞的数量和比值,此项试验可以初步确定 T 细胞功能。皮肤试验常用的有结核菌素试验,正常机体建立抗结核菌细胞免疫后,若用结核菌素做皮肤试验,常出现以局部红肿为特征的迟发型超敏反应,而免疫细胞功能低下者则反应微弱或阴性。其他方法还有淋巴细胞转化试验、核素掺入试验等。

**2. B 细胞功能测定**　常用 B 细胞增殖试验和溶血空斑试验。溶血空斑试验可用来检测抗体形成细胞的数量和功能。将吸附有已知抗原的绵羊红细胞、补体、待检 B 细胞及适量琼脂液混匀,倾注于平皿中培养 1~3 小时后,肉眼可见有分散的溶血空斑出现,每一空斑中即含有一个抗体形成细胞,通过计算空斑数目可知抗体形成细胞的数量。

> **点滴积累** ∨
>
> 1. 免疫功能的检测包括抗原抗体检测和免疫细胞功能的检测。
> 2. 体外检测抗原或抗体的基本原理是抗原与抗体的结合具有高度的特异性,所以可以用已知抗原检测未知抗体或用已知抗体检测未知抗原。
> 3. 抗原抗体检测的方法有凝集反应、沉淀反应和免疫标记技术等。其中,免疫标记技术具有可定性、定量和敏感性高等优点而被广泛应用。
> 4. 免疫细胞功能的检测主要有 T 细胞功能的测定和 B 细胞功能的测定。

# 目标检测

一、单项选择题

1. 用于人工主动免疫的生物制品是(　　)

    A. 抗毒素             B. 丙种球蛋白         C. 抗血清

    D. 卡介苗             E. 单克隆抗体

2. 用于人工被动免疫的生物制品是(　　)

    A. 破伤风类毒素       B. 丙种球蛋白         C. 脊髓灰质炎疫苗

    D. 卡介苗             E. DNA 疫苗

3. 人工主动免疫的特点是（　　　）

    A. 免疫力出现快　　　　　　　　B. 免疫力维持时间长　　　　C. 主要用于传染病的治疗

    D. 注入机体的是抗体　　　　　　E. 用于疾病的紧急预防

4. 人工被动免疫的特点是（　　　）

    A. 接种后立即发挥作用　　　　　B. 免疫力可维持数年　　　　C. 主要用于传染病的预防

    D. 注入机体的是抗原　　　　　　E. 免疫力出现慢

5. 类毒素的特点是（　　　）

    A. 由细菌内毒素脱毒而制成　　　　　B. 具有毒性

    C. 可诱导机体产生相应的抗毒素　　　D. 用于人工被动免疫

    E. 也是一种细菌外毒素

6. 提取免疫有效成分所制成的疫苗称为（　　　）

    A. 活疫苗　　　　　　　　　　　B. 死疫苗　　　　　　　　　C. 亚单位疫苗

    D. 合成肽疫苗　　　　　　　　　E DNA 疫苗

7. 抗原抗体检测技术的基础是（　　　）

    A. 抗原抗体结构的相似性　　　　　　B. 抗原抗体结构的互补性

    C. 抗原抗体结合的可逆性　　　　　　D. 抗原抗体结构的比例性

    E. 抗原抗体结合的特异性

8. ELISA 试验所用的标记物是（　　　）

    A. 酶　　　　　　　　　　　　　B. 荧光素　　　　　　　　　C. 放射性核素

    D. 胶体金　　　　　　　　　　　E. 染料

9. ELISA 试验是以检测什么现象来判定结果的（　　　）

    A. 颜色反应　　　　　　　　　　B. 放射性　　　　　　　　　C. 凝集现象

    D. 荧光现象　　　　　　　　　　E. 沉淀现象

二、简答题

1. 列表比较人工主动免疫和人工被动免疫。

2. 请简答胶体金免疫层析法用于早孕检测的原理。

（魏仲香）

# 参考文献

[1]沈关心.微生物学与免疫学.7版.北京:人民卫生出版社,2011.

[2]甘晓玲,黄建林.微生物学与免疫学.北京:人民卫生出版社,2011.

[3]许正敏,杨朝晔.病原生物与免疫学.2版.北京:人民卫生出版社,2010.

[4]许正敏.病原生物与免疫学.2版.北京:人民卫生出版社,2011.

[5]李凡,刘晶星.医学微生物学.7版.北京:人民卫生出版社,2010.

[6]肖纯凌,赵富玺.病原生物学与免疫学.6版.北京:人民卫生出版社,2012.

[7]黄贝贝,陈电容.微生物学与免疫学基础.北京:化学工业出版社,2009.

[8]周长林.微生物学.2版.北京:中国医药科技出版社,2009.

[9]马兴元,廉慧锋,付作申.疫苗工程.上海:华东理工大学出版社,2009.

[10]凌庆枝.微生物学.北京:人民卫生出版社,2013.

[11]中国生物技术发展中心,中国科学院微生物研究所.微生物学方法.北京:科学出版社,2012.

[12]罗晶.免疫学基础与病原生物学.北京:人民卫生出版社,2016.

[13]李凡,徐志凯.医学微生物学.北京:人民卫生出版社,2013.

[14]《药品生产质量管理规范(2010年修订)》(卫生部令第79号).

[15]甘晓玲.微生物学与免疫学.北京:人民卫生出版社,2009.

[16]黄建林,段巧玲.病原生物学和免疫学.2版.北京:人民卫生出版社,2013.

[17]李朝品.微生物学与免疫学.2版.北京:人民卫生出版社,2014.

[18]刘荣臻.病原生物与免疫学.北京:人民卫生出版社,2014.

[19]赵斌,祝继英.病原生物学与免疫学.北京:科学出版社,2015.

[20]吴正吉.病原生物和免疫学.北京:人民卫生出版社,2016.

[21]甘晓玲,李剑平.微生物学检验.4版.北京:人民卫生出版社,2014.

[22]曹元应,曹建明.病原生物学与免疫学.北京:人民卫生出版社,2017.

[23]陈芳梅,夏金华.病原生物与免疫学.北京:人民卫生出版社,2013.

[24]肖纯凌,赵富玺.病原生物学和免疫学.7版.北京:人民卫生出版社,2014.

[25]曹雪涛.医学免疫学.6版.北京:人民卫生出版社,2013.

[26]林逢春,石艳春.免疫学检验.4版.北京:人民卫生出版社,2015.

[27]金伯泉.医学免疫学.5版.北京:人民卫生出版社,2012.

[28]安云庆.医学免疫学.3版.北京:人民卫生出版社,2012.

[29]王兰兰,徐化溪.临床免疫学检验.5版.北京:人民卫生出版社,2013.

[30]魏仲香,吴正吉,阳大庆.免疫学检验.武汉:华中科技大学出版社,2017.

[31]吕瑞芳,朱峰.病原生物学与医学免疫.北京:科学出版社,2016.

# 目标检测参考答案

## 第一章　微生物与微生物学

### 一、选择题

（一）单项选择题

1. A　　2. A　　3. B　　4. B　　5. B

（二）多项选择题

1. ABE　2. ABDE　3. ABCDE　4. ABCDE　5. ABCDE

### 二、简答题

略。请参考教材相关内容。

### 三、实例分析

略。请参考教材相关内容。

## 第二章　原核微生物

### 一、选择题

（一）单项选择题

| | | | | | | | | | |
|---|---|---|---|---|---|---|---|---|---|
| 1. A | 2. A | 3. B | 4. B | 5. B | 6. D | 7. A | 8. D | 9. D | 10. B |
| 11. B | 12. B | 13. C | 14. D | 15. C | 16. C | 17. B | 18. C | 19. C | 20. D |
| 21. D | 22. D | 23. B | 24. B | 25. C | 26. A | 27. D | 28. B | 29. D | 30. C |
| 31. D | 32. B | 33. B | 34. B | 35. B | | | | | |

（二）多项选择题

1. ABCDE　2. BDE　3. BD

### 二、简答题

1~3. 略。

4. 人是梅毒的唯一传染源。①通过胎盘传给胎儿的,能引起流产、早产或死胎。若产生后能生存,呈现锯齿牙、间质性角膜炎、先天性耳聋等症状。②通过性接触传染:获得性梅毒分为3期,一期在局部出现无痛性硬下疳,多见于外生殖器,此期传染性极强。经过2~3个月的潜伏期,进入二期,表现为全身皮肤黏膜出现梅毒疹、周身淋巴结大,有时累及骨、关节、眼及其他器官。三期为梅毒晚期,侵犯内脏器官,出现心血管及中枢神经系统病变,导致动脉瘤、脊髓结核等。

梅毒螺旋体感染的免疫包括细胞和体液免疫,以细胞免疫为主,为传染性免疫。

### 三、实例分析

要点提示:

(1)可能的原因:热原反应。

(2)处理建议:①立即更换输液器和液体,做好对症治疗;②将更换下的输液器和输液制剂进行热原和内毒素检测。

# 第三章　真核微生物

### 一、单项选择题

1. C　2. A　3. B　4. B　5. C　6. A　7. A　8. A　9. C　10. E

11. B

### 二、简答题(略)

### 三、实例分析

1. 分析　白细胞减少及免疫能力低下的宿主发热常由感染引起。常见于白细胞低下患者的机会病原体有:①细菌:葡萄球菌,如金黄色葡萄球菌、表皮葡萄球菌;革兰阴性杆菌,如大肠埃希菌、肺炎克雷伯菌、铜绿假单胞菌。②病毒:疱疹病毒,如单纯疱疹病毒1型、巨细胞病毒、水痘带状疱疹病毒。③真菌:白假丝酵母菌、曲霉菌、毛霉菌和根霉菌属的某些菌种。

2. 分析　血、尿和粪及其他有症状的特异部位的标本。如真菌感染,浅部真菌感染一般取病变部位的皮屑、毛发、指(趾)甲屑等,皮肤癣病宜取病变区与健康皮肤交界部位的材料;深部真菌感染则应根据病情取痰液、血液或脑脊液等。

# 第四章　病　毒

### 一、选择题

(一)单项选择题

1. A　2. E　3. B　4. D　5. C　6. B　7. E　8. D　9. D　10. A

11. A　12. B　13. C　14. C　15. B　16. C　17. A　18. D　19. B　20. D

21. D　22. B　23. D　24. C　25. C

(二)多项选择题

1. BCD　2. ABCD　3. ABCD　4. ABD　5. ABCE

### 二、简答题

1. 病毒体的基本结构是核衣壳,由核心和衣壳构成。

核心主要由单一类型的核酸DNA或RNA组成,构成病毒的基因组,此外还含有少量功能蛋白如核酸多聚酶、转录酶、反转录酶等。核酸可分双股和单股,又有正链和负链之分。核酸的主要功能是为病毒的复制、遗传和变异等功能提供遗传信息,决定病毒的感染性等。衣壳指核酸外面的蛋白质,功能主要是保护病毒核酸、参与感染远程、具有抗原性等。

病毒的辅助结构是包膜及称为包膜子粒或刺突的糖蛋白。包膜的主要功能是维护病毒体结构的完整,构成病毒体的表面抗原,与致病性和免疫性有密切关系。病毒体的脂质主要存在于包膜中,有些病毒含少量糖类,也是包膜的表面成分之一,它与包膜病毒吸附和穿入宿主细胞的作用有关。

2. 病毒的复制周期依次包括吸附、穿入、脱壳、生物合成及组装、成熟和释放等步骤。

3. 两种病毒感染同一细胞时,可发生一种病毒抑制另一种病毒增殖的现象,称为干扰现象。

在病毒感染性疾病的防治中可使用病毒减毒活疫苗来阻止毒力较强的病毒感染。也应考虑到同时使用两种以上的病毒疫苗,由于疫苗痸毒之间的干扰可影响疫苗的效果;有时疫苗病毒也可被体内原有的病毒所干扰。

4. 该病毒的核酸为分节段的单负链 RNA,甲和乙型流感病毒的核酸有 8 个节段,丙型流感病毒的核酸有 7 个节段,这一特点使病毒在复制过程中各节段之间易发生基因重组,导致病毒变异,引起流感流行。甲型流感病毒包膜外层的 HA 和 NA 抗原结构很不稳定,易发生变异,导致病毒的抗原性变异,是流感防治的困难所在。流感病毒的亢原性变异有两种形式:①抗原漂移(antigenic drift),由病毒基因点突变或人群免疫力选择性降低而致,变异幅度小,属量变,为亚型内变异,仅引起小规模的流感流行;②抗原转换(antigenic shift),由甲型流感病毒发生抗原性变异或基因重组而致,变异幅度大,属质变,致新亚型病毒株产生,由于人羣对其缺乏免疫力,往往引起流感大流行。

5. HBV 的致病机制较复杂,除了对肝细胞的直接损害外,机体的免疫应答及其与病毒相互作用引起的免疫病理损伤则是造成肝脏损害的主要因素。HBV 的致病机制主要有:①细胞免疫介导的免疫损伤;②免疫复合物沉积引起的损伤;③病毒变异及对免疫功能的抑制;④病毒引起的肝细胞转化。

### 三、实例分析
1. 要点提示
(1)感染的病原体:HIV。
(2)感染途径:血液和性传播。
(3)疾病时期:可能处于 AIDS 相关综合征期。
(4)确诊该疾病的试验:免疫印迹试验

2. 要点提示
(1)感染的病原体:HBV。
(2)感染途径:血液、性传播和母婴垂直传播。
(3)疾病时期:乙肝急性期。
(4)血液有传染性。

## 第五章　微生物在药学中的应用

### 一、选择题
(一) 单项选择题
1. E　　2. D　　3. B　　4. C　　5. B　　6. D　　7. E　　8. A　　9. C　　10. B

11. A　　12. C　　13. E　　14. C　　15. A　　16. B　　17. D　　18. C

（二）多项选择题

1. AD　2. ABCD　3. ABCDE　4. ABCDE　5. BDE　6. BCE　7. CDE　8. BCDE　9. DE　10. BCD

**二、简答题（略）**

# 第六章　抗　　原

**一、选择题**

（一）单项选择题

1. D　　2. B　　3. D　　4. D　　5. C　　6. D　　7. E　　8. C　　9. D　　10. C

11. E

（二）多项选择题

1. ABCE　2. ABD　3. ABDE　4. ABC

**二、简答题（略）**

# 第七章　免疫器官与免疫细胞

**一、选择题**

（一）单项选择题

1. D　　2. B　　3. C　　4. B　　5. C　　6. E　　7. C　　8. A　　9. C　　10. A

11. E　　12. C

（二）多项选择题

1. ABCDE　2. ABC　3. ABCDE

**二、简答题（略）**

# 第八章　免疫分子

**一、选择题**

（一）单项选择题

1. A　　2. E　　3. B　　4. B　　5. B　　6. C　　7. D　　8. B　　9. C　　10. C

11. B　　12. C　　13. A　　14. C　　15. B　　16. E　　17. C　　18. D

（二）多项选择题

1. BE　2. ABCD　3. ABE　4. ABCD　5. ABCDE

**二、简答题（略）**

## 第九章 免疫应答

**一、选择题**

（一）单项选择题

1. D　　2. B　　3. C　　4. A　　5. B　　6. D　　7. B　　8. E　　9. A　　10. C

11. A

（二）多项选择题

1. ABD　　2. ABCDE

**二、简答题（略）**

## 第十章 超敏反应

**一、选择题**

（一）单项选择题

1. C　　2. B　　3. D　　4. A　　5. D　　6. A　　7. C　　8. B　　9. D　　10. D

（二）多项选择题

1. ABCDE　　2. ABCE　　3. CE　　4. ABCDE　　5. ABCD

**二、简答题**

1. 青霉素具有抗原表位，本身无免疫原性，但其降解产物青霉噻唑醛酸或青霉烯酸与体内的组织蛋白共价结合形成青霉噻唑醛酸蛋白或青霉烯酸蛋白后，可刺激机体产生特异性 IgE 抗体，IgE 的 Fc 段与肥大细胞或嗜碱性粒细胞表面的 FcεR I 结合，使肥大细胞和嗜碱性粒细胞致敏。当再次接触与青霉噻唑醛酸或青霉烯酸共价结合的蛋白时，即可通过结合靶细胞表面的特异性 IgE 分子致使膜表面的 FcεR I 交联而触发过敏反应，重者可发生过敏性休克甚至死亡。

2. 血型为 Rh⁻ 的母亲由于输血、流产或分娩等原因接受红细胞表面的 RhAg 刺激后，可产生抗 RhAb，这种抗体的类型为 IgG，可通过胎盘。当体内产生抗 RhAb 的母亲妊娠或再次妊娠，且胎儿的血型为 Rh⁺ 时，母体内的抗 RhAb 便可通过胎盘进入胎儿体内，与胎儿的红细胞结合使之溶解破坏，引起流产或新生儿溶血症。

## 第十一章 免疫学应用

**一、单项选择题**

1. D　　2. B　　3. B　　4. A　　5. C　　6. C　　7. E　　8. A　　9. A

**二、简答题（略）**

# 微生物与免疫学课程标准

（供药学类、药品制造类、食品药品管理类、食品工业类等专业用）

06